부모를 위한 실용적인 안내서

HELPING YOUR CHILD

친구관계가
어려운
우리 아이에게

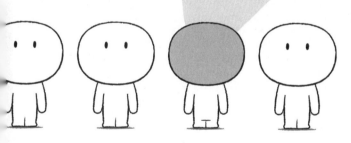

SANDRA DUNSMUIR
JESSICA DEWEY
SUSAN BIRCH

이영식·최태영

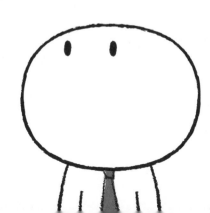

친구관계가 어려운 우리 아이에게

첫째판 1쇄 인쇄 | 2024년 3월 25일
첫째판 1쇄 발행 | 2024년 4월 2일

지 은 이 Sandra Dunsmuir, Jessica Dewey, Susan Birch
옮 긴 이 이영식, 최태영
발 행 인 장주연
출 판 기 획 임경수
책 임 편 집 김지수, 이연성
편집디자인 조원배
표지디자인 김재욱
발 행 처 군자출판사(주)
　　　　　등록 제4-139호(1991. 6. 24)
　　　　　본사 (10881) **파주출판단지** 경기도 파주시 회동길 338(서패동 474-1)
　　　　　전화 (031) 943-1888　　팩스 (031) 955-9545
　　　　　홈페이지 | www.koonja.co.kr

ISBN 979-11-7068-093-2

정가 15,000원

Sandra Dunsmuir (산드라 던스뮤어) 박사는 훌륭한 교육 심리학자로, UCL (University College Lodon) 교육 심리학 그룹의 책임자이며 어린이와 청소년을 위한 인지행동치료 대학원 과정의 공동 책임자입니다. 그녀는 네 곳의 지역에서 교육 심리학자로서 많은 경험을 하였으며, 아이들과 가족, 교사들과 학교 및 지역사회에서 정기적으로 임상 면담을 지속하고 있습니다. 그녀의 연구는 특히 관계, 의사소통, 부모-교사의 신뢰관계, 아이들의 학습을 지원하는 개입 및 인지 행동 개입에 초점을 두며, 경험적 연구와 심리학 이론을 통합하고 있습니다.

Jessica Dewey (제시카 듀이) 박사는 UCL 교육 및 아동 심리학 박사 프로그램의 부책임자이며 선임 교육심리학자입니다. 그녀는 대도시와 농촌 환경 모두에서 수련 받은 경험이 있습니다. 아동의 사고 기술 교육, 메타인지 개입이 학습에 미치는 효과, 다양한 환경 속에서의 성인과 아이들 간의 관계와 의사소통을 강화하기 위한 비디오 대화 지도(Video Interactive Guidance: VIG)와 같은 연구 분야에 관심이 있습니다.

Susan Birch (수잔 버치) 박사는 Hampshire and the Isle of Wight Educational Psychology (햄프셔와 와이트 섬의 교육 심리학)의 선임 교육심리학자입니다. 그녀는 UCL 교육 및 아동심리학 박사 프로그램의 부 책임자이며 UCL 교육심리학 분야의 임상 사이코드라마 디렉터(CPD) 박사과정의 공동 책임자입니다. 그녀의 연구 관심사는 아동과 청소년의 정서적 건강과 행복의 지지, 괴롭힘과 전문직군 간 협력입니다. 또한 AVIG-UK 인증 비디오 대화 지도(VIG) 가이드입니다.

Helping Your Child는 심리적, 신체적 발달 어려움을 겪는 아동들을 지원하기 위해 나온 부모 및 보호자용 책 시리즈입니다. 각 안내서는 임상적으로 검증된 기법을 사용합니다.

시리즈 에디터: Prof. Peter Cooper (피터 쿠퍼 교수)와 Dr. Polly Waite (폴리 웨이트 박사)

《우리 아이에게》 시리즈

친구 관계가 어려운 우리 아이에게
불안이 많은 우리 아이에게
잠 못 드는 우리 아이에게

부모를 위한 실용적인 안내서

HELPING YOUR CHILD

친구관계가
어려운
우리 아이에게

차례

소개말

이 책은 자녀가 또래관계를 형성하고 유지하는 법, 그리고 또래 관계 문제가 발생했을 때 대처하는 방법에 대해 알고 싶은 부모들을 대상으로 합니다. 저자는 교육심리학자이자 부모로서 경험, 그리고 여러 가지 연구 결과를 바탕으로 실용적인 가이드를 제공합니다.

친구는 인생의 모든 단계에서 중요한 역할을 합니다. 특히 어린 시절에 세상을 배우기 시작할 때 더욱 그렇습니다. 친구는 즐거움과 즐길 거리의 원천이며, 아이들로 하여금 사람마다 생각하는 방식이 다르다는 것을 알려줍니다. 또한 옳고 그름을 구분하는 방법, 협상하고 갈등을 해결하는 방법을 배우게 해줍니다. 그러나 이렇게 세련되고 복잡한 기술은 어른의 도움 없이 저절로 생겨나지 않습니다.

이 책에서는 부모와 교사에게 아이들이 서로 다른 환경에서 친구를 사귀고 관계를 지속할 수 있도록 돕는 방법을 알려줍니다. 또한, 또래관계에 문제가 생길 때나 아이들이 괴롭힘을 당할 때 적용할 수 있는 전략을 제공합니다. 괴롭힘 당하는 일은 부모와 아이 모두에게 상당히 고통스러울 수 있으므로 주의 깊게 관리해야 합니다.

책 내용 중에는, 아이들의 실제 사례를 통해 이론을 어떻게 적용할 수 있는지 알려줍니다. 책은 크게 세 부분으로 구성됩니다. 제1부는 또래관계 이해, 제2부는 또래관계 문제 해결 방법, 제3부는 괴롭힘에 대한 이해와 대처에 대해 다룹니다.

소개말 이후 제1장에서는 아이의 발달 과정 관점에서 또래관계에 대한 일반적인 이해를 다룹니다. 제2장에서는 아이가 또래관계를 발전시키고 유지할 수 있도록 돕고, 어려움을 다룰 수 있도록 돕습니다. 특히, 아이들은 성장하면서 가정, 이웃, 학교 생활까지 점점 넓은 세상으로 나아갑니다. 이 과정에서 아이들은 사회화가 진행되고, 또래관계가 점점 더 중요해지며, 간혹 관계가 어려워질수록 또래관계가 더 중요하게 느껴집니다.

제2부로 넘어와서 제3장에서는 또래관계에서 생기는 어려움에 대한 통상적인 해결 방법을 소개합니다. 또래관계에서 무슨 일이 일어나고 있는지 알아내는 가장 좋은 방법은 무엇이며, 아이들이 또래관계 문제를 이야기할 수 있도록 어떻게 격려하고 도울 수 있을지 고민합니다. 어떻게 아이에게 질문하고, 아이의 대답을 듣고 타인의 관점을 탐구할지 함께 알아볼 것입니다. 협상, 타협은 다른 사람과 어울리고 충돌을 해결하는데 있어서 중요합니다. 추가로, 또래관계에 예민한 아이들을 돕는 방법도 제안합니다.

제4장에서는 더 넓은 집단에서는 또래관계가 어떻게 영향을 받는지, 그리고 왜 어떤 아이들은 쉽게 어울리고 어떤 아

이들은 사회적으로 소외되고 외로움을 느끼는지에 대해 이야기합니다. 학교에서 또래관계를 더 잘 다루고 아이의 사회적 기술을 잘 발전시키기 위한 방법들을 검토합니다. 또한 외로움을 느끼는 아이들을 도와줄 수 있는 다양한 방법들도 논의합니다.

제5장에서는 또래로부터 배제되거나 거부당하는 아이들을 지원하는 방법에 초점을 맞춥니다. 힘든 일이지만 아이가 자신의 생각과 감정을 인식할 수 있도록 돕는 데 부모가 중요한 역할을 합니다. 학교기반 전략들에 대해 교사와 상의하고, 이를 가정 내 지원과 연결시키는 것이 중요합니다.

제6장에서는 아이들의 또래관계 어려움을 해결하기 위해 학교와 협력하는 방법들을 제공합니다. 학교에서 일하는 다양한 구성원과 그들의 역할과 책임을 강조합니다. 학교기반 전략들에 대해 논의하며, 이것이 학급 또는 아이들 개인에게 전달될 수 있는지를 살핍니다.

제7장에서는 특수 교육 대상자 아이들(Children with Special Educational Needs and Disabilities, SEND)이 다양한 상황 속에서 어떻게 친구를 사귈 수 있을지 살펴봅니다. 오늘날의 특수 교육 대상자 아이들은 주로 일반적인 교육을 받게 되지만, 일부는 여전히 특수 교육을 받고 있으며 지역사회 기반의 활동과 지원을 받고 있을 가능성이 있습니다. 책에서는 도움이 자주 필요한 다음 세 가지에 대해서 각각의 가이드를 제공합니다. 자폐 스펙트럼 장애(Autism Spectrum Disorders, ASD), 언어 및 의사 소통 장애(Speech Language and Com-

munication Needs, SLCN) 및 주의력 결핍 과잉 행동 장애
(Attention Deficit Hyperactivity Disorders, ADHD)와 같은
세 가지 상황에서의 다양한 설정에 대해 논의합니다.

제3부는 괴롭힘 문제에 대해 다룹니다. 사례들을 통해 괴
롭힘이 발생했을 때 이를 확인하고 개입하는 방법에 대해 이
야기합니다. 제8장에서는 연구/법적 측면에서 괴롭힘의 정의
를 소개합니다. 괴롭힘이 일어날 수 있는 이유와 누가 관련되
어 있는지에 대해서도 살펴봅니다. 괴롭힘의 가해자와 피해
자 모두가 사회적 집단의 일부이며, 괴롭힘이 발생할 때 여러
아이들이 가질 수 있는 역할에 대해 다룹니다. 제9장에서는
이러한 문제를 예방하고 해결하는 접근 방법을 모두 상세히
고려하여 괴롭힘 해결에 대한 학교의 책임을 살펴봅니다. 제
10장에서는, 부모들이 아이가 괴롭힘을 당할 때 어떻게 도울
지에 대해 기술합니다. 가장 효과적인 접근 방법은 학교와 부
모가 함께 예방하고 개입하는 것입니다.

이 책은 자녀의 또래관계를 도와줄 수 있는 많은 팁과 전
략을 제공합니다. 어려움이 발생할 때 아이들과 대화하는 방
법에 대한 조언도 있으며, 부모의 관심과 지원이 정말로 중요
하다는 것을 강조합니다. 이 책이 이러한 과정에 관한 이해에
도움이 되길 바랍니다.

제 **1** 부

또래관계 이해하기

제 **1** 장

아이의 친구 사귀기 도와주기

친구는 소중합니다. 아이들에게 있어 친구는 즐거움을 주고 또래관계의 기본적인 요소일 뿐만 아니라 다른 사람들이 어떻게 생각하는지에 대해 이해하도록 합니다. 아이들은 또래관계를 통해서 공동의 상상 세계를 만들고, 논쟁하고 화해하고, 다른 관계의 규칙과 경계를 이해하면서 다른 사람들과 어울리는 법을 배웁니다. 하지만 아이들이 친구를 사귀는 방법을 알고 태어나지 않으며, 나이가 들면서 알아가게 됩니다. 두 살이 되면 아이들은 서로 곁에서 놀기 시작하고, 세 살이 되면 아이들이 협력하면서 함께 어울리기 시작할 것입니다. 네 살이 되면 차례를 지키며 노는 것(turn-taking)을 알게 되고 역할 놀이 중에 덜 싸우게 됩니다.

또래관계에는 많은 정의가 있지만, 특징은 비슷합니다. 아이들은 친구를 사귀고 싶어하며, 또래관계는 상호 작용적이며 즐길 수 있고 지지적이어야 합니다. 아이들은 어릴 때부터 또래관계에 대한 생각을 가지고 있다는 것을 보여줍니다.

초등학교 취학 전에 '친구란 무엇인가?'라는 질문을 받으면, 아이들은 초기 또래관계의 구체적이고 관찰가능한 특징을 이야기할 것입니다. 예를 들어, 4-5살 때 아이들은 활동에 참여하는 친구들(나와 놀아주는 친구들)을 반사회적 행동(나한테 소리를 지르는 사람)보다는 친사회적 행동(나한테 사탕을 나누어 주는 사람)을 보여주고 즐거움과 사회적 자극을 주는 사람(나와 함께 가족 놀이를 하며 재밌게 놀 수 있는 사람)으로 묘사하는 경향이 있습니다.

아이들은 자신에게 잘해주는 사람에게 우호적일 가능성이 높습니다. 비록 취학 전 시기의 또래관계가 변덕스럽고 친구들에게 갑작스럽게 절교 선언을 하기도 하지만('나 이제 네가 싫어'), 이러한 급변하는 행동은 이 연령대에 정상적인 것이며 반드시 또래관계가 끝났다는 것을 의미하지는 않습니다. 어린 시절 초기의 또래 관계는 수년간 이어지기도 합니다. 그러므로 이러한 또래관계는 아이들이 부모로부터 떨어지고 스스로 결정을 내리는 경험을 하기 시작하면서 세상에 대한 이해의 시작을 보여줍니다.

아이들의 또래관계에 대한 생각은 나이가 들수록 발전하고 더 정교해집니다. 어린 아이들은 자기 자신에게 더 집중하고, 자신이 관계의 중심에 있다고 말할 것입니다('내 친구는 나랑 같이 유치원에 간다'). 하지만 나이가 들면서 아이들은 사회적으로 더 발전하며 다른 사람들의 생각과 감정에 대해 걱정하게 됩니다. 7살에서 11살 사이 아이들은 다음과 같은 특징을 경험하게 되면서 또래관계에 대해 넓게 이해하게 됩니다.

- 지원 및 도움
- 친밀감 공유
- 비슷한 관심사
- 애정

아이들은 다른 사람에게 반응하는 여러 방법을 이해하기 시작하면서 친구들의 특성(부끄러움, 거만함, 친절함)에 대해 생각하지만, 이러한 특성들이 상황에 따라 달라질 수 있다는 것도 배우기 시작합니다. 아이들은 관계에서 서로 주고 받는 것에 대해 배우고 기대하기 시작합니다. 친구들 사이의 대화는 종종 사회적 상황에 관한 것이 될 것이고, 이를 바탕으로 아이들의 관계에 대한 생각과 감정은 발달하게 됩니다. 또한 가족 밖의 세계와 사건을 인식하고 해석하는 많은 다른 방법에 대한 통찰력을 얻게 됩니다.

아이들의 또래관계 본질은 나이가 들면서 계속 변하고 발전합니다. 중학교 시절 아이들은 더 많은 수의 또래관계 형태(예: 신뢰, 충실함)를 구별하기 시작하며, 이는 아이들이 더 성숙해짐에 따라 사회화의 복잡성에 대해 인식한다는 것을 뜻합니다. 청소년기가 다가오고 자기 표현(내밀한 신념, 생각, 감정 공유)이 증가함에 따라 아이들은 친밀도를 또래관계의 중요한 특징으로 부각하게 될 것입니다. 이와 함께 서로의 비밀을 유지하기 위해 충실함과 헌신('친구들이 너를 지지한다.', '비밀을 공유하는 친구들을 믿을 수 있다', '친구들이 너의 뒷담화를 하지 않는다.')에 대한 기대가 높아지게 됩니다. 공감능력은 각자 다를지라도 아이들이 청소년기에 가까워질수록 이는 훨씬 명확하게 나타납니다.

아이들이 남들과 또래관계를 형성하는 데 도움이 되는 특정한 조건들이 있습니다. 처음에, 아이들은 자신에게 관심을 보이는 사람에게 반응할 것입니다. 그러나 다른 사람들의 접근(주로 신체적인 친밀감)과 같은 요소들이 또래관계의 형성을 예측할 수 있습니다. 이는 서로 정기적으로 접촉하는 아이들이 친구가 될 가능성이 더 높다는 것을 의미합니다. 또래관계는 사회적 관계를 통해 촉진되어 '친구의 친구'로 또래관계가 발생할 가능성이 높아집니다.

아이들은 어떤 방식(예: 수줍음, 사교성, 유머 감각)으로든 개성과 성향을 가진 친구를 알아보고 선택하는 경향이 있습니다. 반항적인 행동을 하는 일부 아이들은, 자신과 제멋대로이거나 반항하는 다른 아이들에게 끌릴 수 있고, 그 후 함께 반사회적인 활동(예를 들어 욕하거나, 규칙을 어기는 등)을 함으로써 서로 즐거움을 얻을 수 있습니다. 아이들은 또한 비슷한 삶의 경험을 가진 다른 아이들(예: 부모의 이혼)에게 끌립니다. 친구들은 공통의 관심사, 의견, 그리고 옷 입는 감각을 발전시키고, 이것들은 시간이 지남에 따라 더 비슷해집니다. 아이들은 긍정적인 방법과 부정적인 방법 모두에서 서로에게 영향을 미치며, 상호작용의 패턴은 시간이 지남에 따라 견고해지고 연결은 강화됩니다. 비슷한 친구를 사귀는 것은 개인의 사회적 정체성과 자아의식을 검증할 수 있고, 인정받는 감정을 느끼게 할 수 있습니다.

하지만 일반적으로 또래관계가 비슷하게 발달함에도 불구하고, 개별적인 또래관계의 형태는 특별합니다. 어떤 개별적인 또래관계도 같지 않으며, 친구가 여러 명인 아이는 친구들마다 성격의 다른 측면에 호소하거나 서로 관심사를 자극하는 등 모두 다르다는 것을 알게 될 것입니다. 이 사실은 또래관계의 지지의 정도, 갈등, 유머, 그리고 그 관계가 얼마나 배타적인지에 따라 크게 다르다는 것을 강조합니다. 어떤 친구들은 '가장 친한 친구(절친)'가 되고 싶어하고 다른 친구들을 배제합니다. 하지만 모든 사람이 '가장 친한 친구'를 가지고 있는 것은 아니며, 한 아이가 여러 명의 친구를 가질 수 있습니다. 또래관계 안에서 한 아이가 지배적일 수 있고, 이런 아이를 순종적인 아이는 반길 수 있지만, 다른 아이들은 싫어할 수도 있습니다. 아이들이 그들 사이의 힘의 균형에 대해 느끼는 방법은 세상에 뿌리를 둔 그들의 기대와 경험에 달려 있습니다. 절반의 아이들은 한 사람이 항상 우위를 차지하지 않는 균형 잡힌 우정을 경험합니다.

친구들은 재미와 즐거움의 큰 원천이 될 수 있지만, 또한 질투, 분노, 불안, 거부, 상실과 같은 더 많은 부정적인 감정의 경험과 속상함을 초래할 수 있습니다. 아이들이 나이가 들고 친구들과 친해질수록 또래관계가 끝나면 상실감과 슬픔의 경험에 더욱 취약해집니다. 관계의 종료를 다루는 법을 배우는 것은 중요하고 미래의 상실 경험의 기초로 작용할 것입니다. 이 책의 제2부는 자녀가 또래관계 문제를 경험할 때 부모와 보호자가 어떻게 도울 수 있는지에 대한 정보를 제공합니다.

남녀 차이

여자아이들은 남자아이들보다 모든 연령대에서 자신이 소중하게 여기는 친밀한 또래관계를 가질 가능성이 더 높습니다. 또래관계 패턴의 성별 차이는 취학 전 시기부터 뚜렷하게 나타나며, 아동 놀이에서 잘 관찰됩니다. 남자아이들은 거칠고 과격하고 떠들썩한 활동으로 신체적인 놀이에 참여하는 경향이 있는데, 여기에는 상상 싸움이 포함될 수 있습니다. 모든 물건은 상상의 무기(예: 총으로 사용되는 당근)가 되도록 개조될 수 있습니다. 여자아이들은 선생님과 학생과 같은 중요한 사람들 간의 양방향 상호작용을 포함하는 익숙한 시나리오의 역할 놀이를 선호하는 경향이 있습니다. 3세 전후부터, 이러한 성별 선호도는 점점 더 여자아이와 남자아이가 따로 노는 것으로 이어집니다. 동성 그룹과 더 많은 시간을 보낼수록 아이들이 위에서 설명한 성별 고정관념에 맞는 방식으로 놀 가능성이 커집니다.

시간이 지남에 따라 남자아이들은 위험, 보호 및 반격이 필요한 경쟁적이고 힘에 기반한 놀이 상황에서 노는 법을 더 배우고, 부드러운 설득과 협상에는 덜 반응하게 됩니다. 마찬가지로 동성과 주로 어울리는 여자아이들은 시간이 지남에 따라 이성들과 어울리는 여자아이들보다 어울릴 때 잘 연결되고, 차분해지고, 덜 공격적이게 됩니다. 비록 오늘날 보육원과 학교들이 적극적으로 동성 간의 활동을 장려하고 있지만, 아이들은 서로 양립할 수 있는 놀이 친구들을 찾기 때문에, 성별에 따른 자발적인 분리를 차단하는 것은 어렵습니다.

대다수의 경우, 아이들의 놀이 측면에서 여자아이와 남자아이 사이에 공통된 부분이 있다는 증거가 있습니다. 하지만 약 5분의 1의 아이들은 매우 강한 성에 관한 고정관념적 놀이를 선호하고 이러한 아이들은 그들의 또래 그룹이 작용하는 방식에 영향을 미치는 경향이 있습니다. 그러므로 놀이 선호도는 잠재적인 친구들을 사귈 가능성에 영향을 미칩니다. 학교에서, 또래 집단의 이성에 대한 비선호를 보이게 되고, 이는 이성과 친구가 되지 않도록 하는 사회적 압력으로 이어집니다. 비록 일부는 성별 간의 관계가 확립되고 유지되지만, 이러한 관계는 대개 축구를 하는 것과 같이 남자 아이들과 비슷한 놀이를 하는 여자아이의 주도에 의한 것입니다.

친구가 왜 아이의 발달에 있어서 중요한가요?

1. 다른 사람이 세상을 어떻게 보는지 알 수 있습니다.

놀이를 통해, 아이들은 다른 사람들과 협상하고 이해하는 것을 배우는 공통된 상상의 세계에서 활동합니다. 아이들이 다른 사람들의 생각과 감정을 예상하고, 또 다른 관점에서 상황을 보고, 이것에 비추어 자신의 반응을 조정하는 능력인 사

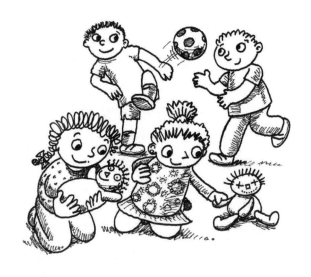

회적 이해를 발달시키는 것은 친구들의 상황과 있었던 사건에 대한 해석을 통해서입니다.

두 아이의 협력은 모방과 역할 전환의 형태로 상상의 놀이에서 관찰될 수 있으며, 이것은 유치원 시기의 초기 또래관계의 기초를 형성합니다. 심지어 2살만 되어도, 아이들은 계획을 짜고 다른 사람들의 생각과 아이디어를 통합할 수 있으며, 문제 해결(예를 들어 퍼즐 맞추기, 활동들을 함께 분류하기)에 참여하기 시작할 것입니다. 함께 잘 어울리며, 신나는 상상의 세계를 공유하는 아이들은 좋은 의사소통을 하고, 서로 조화로운 관계를 경험할 가능성이 더 높습니다. 아이들은 종종 자신이 경험한 상황에 대해 친구들이 어떻게 생각하는지를 알아내려는 강한 동기부여를 받을 것입니다.

어린 나이에 다른 사람들이 어떻게 생각할지(또는 '마음 읽기') 예측하는 법을 배우는 것과 이후 아이들의 또래관계의 질(특성) 사이에는 연관성이 있습니다. 마음 읽기에 더 능숙한 아이들은 해결책을 짜고, 갈등을 풀고, 타협을 하는데 더 뛰어납니다. 또한 다른 사람의 행동에 대한 설명을 함께 논의하는 가정에서 자란 아이들은 사회적 세계를 더 잘 예측할 수 있고 이해할 가능성이 높습니다. 예를 들어, 부모가 남들이 특정한 사회적 상황에서 어떻게 느낄지에 대해 개방적이고 비판단적인 방법으로 아이들과 이야기하는 시간을 보내는 경우, 아이들은 다른 사람에 대한 민감성을 발달시키고 갈등이 발생한 이유를 예측하고 이를 통해 해결할 수 있는 방법을 협상과 화해를 통해서 찾을 수 있을 것입니다. 게다가 친구가 되는 것은 아이들의 또래관계에 대한 생각에 영향을 미치고, 이는 미래의 또래관계의 본질에 영향을 미칠 것입니다. 하지만 사회적 이해가 잘 발달된 아이일지라도 자신에 대한 비판에 민감하고 매우 개인적으로 받아들일지도 모릅니다.

어린 아이들은 또래관계를 구체적인 교제관계로 보고, 서로 어울리기 위해 필요한 규칙에 대해 생각합니다. 예를 들어, 아이들은 장난감과 다른 물건들을 공유하는 것과 관련된 규칙에 대해 매우 명확한 생각을 가지고 있을 수 있고, 아이들의 대화는 규칙이 어떤 것인지에 대해 강조할 것입니다(연필은 나눠써야 하고, 혼자만 가지는 것은 안된다). 마찬가지로, 놀이의 규칙은 종종 아이들이 함께 활동을 하는 동안 서로 어울리면서 발전합니다. 상상력이 풍부한 놀이에 참여하는 아이들을 관찰하는 것은 흥미롭습니다. 왜냐하면 아이들의 대화는 종종 사회적 상호작용의 규칙을 강조할 것이기 때문입니다. 친숙한 역할(예: 엄마, 선생님, 친구)에 대한 아이들의 생각이 드러날 수 있습니다. 일부 아이들은 학교에서 게임을 할 때 엄격하고 벌을 주려는 태도를 취하는 것이 관찰될 수 있으며, 권위와 권력을 가진 사람들에 대한 그들의 관점을 드러냅니다. 다른 아이들은 가족의 역할에 대한 경험을 바탕으로, 소꿉놀이를 할때 상대방을 배려하고 온순한 태도로 할 수 있습니다.

　어린 아이들은 또래관계의 규칙에 대해 단순하게 생각할 수도 있는데 예를 들어 긍정적인 것이 관계를 유지하고, 갈등이나 부정적인 상호작용이 또래관계를 위협할 것이라는 것입니다. 아이들끼리 서로 돕는 것은 놀이가 진화하고 시간이 지남에 따라 더 정교해진다는 것을 의미합니다. 놀이 상황에서 아이들이 돌아가면서 서로를 모방하고 아이디어를 융합하는 과정을 통해 친구와 함께 문제를 해결하는 능력이 점점 좋아집니다.

　대략 2살 때부터 아이들은 시간이 지남에 따라 덜 충동적이고 더 자기 통제적이 되면서 자신의 감정을 조절하는 법을 배우기 시작하는데, 이는 나이가 들수록 아이들의 관계가 안정되고 갈등의 가능성이 줄어든다는 것을 의미합니다. 아이들의 상호작용과 상상력이 풍부한 놀이는 점점 더 언어적으로 표현이 됩니다. 다양한 감정(분노, 두려움, 행복)이 표출되고 역할극을 통해 다양한 정체성이 드러나게 됩니다. 일단 아이들이 다른 사람들과 흥미로운 상상의 세계를 공유할 수 있게 되면, 또래관계는 더 좋아지게 됩니다. 또래관계에 대한 개념은 아이들이 청소년기로 가면서 더욱 정교해집니다. 서로를 이해하고 존중하는 것은 또래관계를 지속시키는 데 있어 점점 더 중요한 것으로 보입니다. 그러므로 서로 공통된 정체성과 상호적인 관점에 대해 이야기 할 것입니다('우리는 ~라고 생각한다.', '우리의 친구들은~').

아미나와 루비

아미나와 루비는 6살이고 학교에서 같은 반입니다. 그들은 함께 유치원에 있을 때부터 서로를 알고 있었습니다. 서로의 엄마들끼리도 친하기 때문에 둘은 학교 밖에서 함께 놀 기회가 많습니다. 두 소녀는 방과 후에 서로의 집에 자주 가고, 협동적이고 상상력이 풍부한 놀이 활동에 몰두하면서 오랜 시간을 보낼 것입니다. 또한 공통의 관심사를 찾고, 서로의 아이디어를 연결하며 새로운 상상을 할 것입니다. 둘은 서로 친밀하지만, 때로는 어떤 점에서 의견이 다를 것입니다. 학교에서 함께 가족 소꿉놀이를 하던 중 엄마 역할을 맡은 아미나와 딸 역할을 맡은 루비의 대화가 오갑니다.

아미나: 이제 자러 갈 시간이야.

루비: 싫어, 왜 벌써 자야 해?

아미나: 잠은 중요해, 잠을 자야 쑥쑥 클 수 있어.

루비: 괜찮아, 나는 안 커도 돼.

아미나: 네가 지금 자지 않는다면 내일 아침에 엄청 예민해질 거야. 그럼 다른 사람들이랑 잘 지내기 힘들어진단다. 우리는 다른 친구들과 잘 지내야 하지 않을까?

루비: 흠… 그러면 어쩔 수 없지(구석에 가서 자는 척을 한다).

이것은 아이들의 역할 놀이가 자신의 삶에서 학습된 사회적 행동과 역할을 실험할 수 있는 좋은 기회를 제공한다는 것을 보여줍니다. 아미나가 설득력 있는 노력으로 논리적 주장을 제시한 것은 호소에서 논리(성장을 위해 잠이 중요하다)로, 이어서 감정적 논쟁(수면 부족이 나쁜 성질을 만들 수 있다)으로, 마지막으로는 협력에 대한 요청(두 친구 모두가 중요성을 분명히 인식하는 구성)으로 이어집니다. 놀이 안에서 아이디어, 감정, 사회적 이해의 공유는 친밀감, 신뢰, 그리고 세상에 대한 배움의 성장에 중요합니다.

2. 도덕적인 행동을 배울 수 있습니다.

친구를 갖는 것은 아이들이 옳고 그름, 좋은 행동과 나쁜 행동을 구별하는데 도움을 줍니다. 친구는 서로의 친밀함에 바탕을 두고 있으며, 이것은 아이들이 자신들의 행복에 대해 관심을 가질 때, 친구들의 필요와 권리에 대해서도 생각하게 되는 기초를 형성합니다.

친구들과 함께 있는 아이들은 다른 아이들보다 세상을 보는 관점이 더 발달되었으며 이것은 도덕성의 발달과 옳고 그름을 구별하는 능력에 영향을 미칠 것입니다. 이것은 어느 정도는 아이들의 사고의 발달 과정의 일부이며, 더 일반적으로 생각하게 됨에 따라 발생하게 됩니다. 아이들은 어린 시절을 거치면서 규칙에 점점 더 관심을 갖게 됩니다. 이것은 부정행위와 규칙 위반에 대한 논의가 필요한 놀이에서 두드러집니다. 때때로 아이들은 규칙을 알고 이해하지만(예: 사탕 항아리에서 사탕을 훔치는 것은 허용되지 않는다), 아직 스스로가 그것을 하는 것을 막을 수 있는 충분한 자제력을 갖추지 못합니다. 따라서 아이들은 잘못되었다는 것을 알면서도 사탕을 훔칠 수도 있다는 것을 의미합니다.

약 10세까지 아이들은 규칙을 (성인에 의해) 외부적으로 정해진 것으로 보고 규칙들을 바꿀 수 없는 것으로 생각합니다. 규칙 위반은 당연히 처벌로 이어지고, 잘못의 정도는 아이의 의도나 정직과 같은 도덕적 원칙의 위반보다는 결과(예: 피해 정도)의 관점에서 평가되는 경향이 있습니다.

아이들이 성장함에 따라, 다른 관점을 더 잘 이해할 수 있고 따라서 사건과 경험에 대한 해석이 어떻게 달라질 수 있는지 이해할 수 있습니다. 이와 더불어, 아이들은 규칙이 바뀔 수도 있으며 옳고 그름에 대한 판단을 내릴 때 다른 요소들도 중요하다는 것을 깨닫기 시작합니다. 그래서 실수로 친구의 장난감 자동차를 부수고 그것을 숨기려고 거짓말을 하는 아이는 정직함과 연관된 도덕규범을 위반하는 것으로 간주될 것입니다. 아이들이 성숙해짐에 따라, 아이들은 거짓말을 하

는 것이 실수로 저질러진 피해보다 더 부도덕하게 여겨질 가
능성이 높다는 것을 이해하게 될 것입니다.

다른 사람들의 행동의 옳고 그름에 대해 토론하는 것은 친
구들 사이의 일반적인 대화의 일부가 됩니다. 마찬가지로, 도
덕적 판단과 관련하여 죄책감, 수치심, 공감, 연민과 같은 감
정을 인식하게 됩니다. 아이들의 정서적 이해가 향상되면서
행동이 옳은지 그른지에 대한 결정을 내릴 때 발생할 수 있는
딜레마를 더 잘 파악하게 됩니다. 친구들과의 관계에서 필요
로 할 때 도덕적 문제에 대해 더 관심을 갖게 되며, 아이들은
도덕적 규칙(예: 거짓말을 하지 않음)과 사회적 관습(예: 감사
하다고 말하는 것)을 구별하면서 자신의 삶과 관련된 문제에
대해 강한 의견을 형성할 것입니다.

아미나와 루비

아미나의 일곱 번째 생일이 돌아왔습니다. 아미나는 학교에
서 매우 흥분되어 수업이 끝나기를 기다릴 수 없습니다. 왜냐
하면 모든 아이들은 선생님이 만든 특별한 생일 배지를 받기
전에 노래를 부르는 것이 전통이기 때문입니다. 그 배지는 선
생님 책상 위에 보관되어 있습니다. 점심시간에, 아미나와 루
비는 번 담임 선생님에게 메시지를 전해달라는 요청을 받습니
다. 그 둘은 선생님을 뵈러 교실로 갔지만, 교실은 비어 있습
니다. 아미나는 루비에게 선생님 책상에 가서 학교 수업을 다
마치고 받을 배지를 몰래 보자고 속삭입니다. 루비는 아미나
에게 "그러면 안돼"라고 말하며 그러지 말라고 고개를 젓습니

다, 아미나는 루비의 말을 무시하고 선생님의 책상으로 다가
가 배지를 찾기 위해 책 몇 권을 옮깁니다. 갑자기 큰 소리가
나고 아미나는 선생님의 소중한 머그잔이 떨어져 산산조각이
난 것을 공포에 떨며 지켜보게 됩니다. 두 친구의 반응을 통
해 도덕적 이해 수준을 알 수 있습니다.

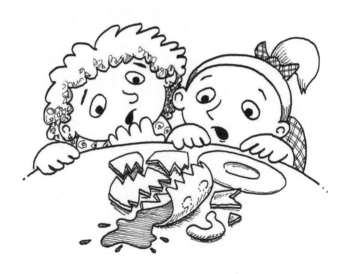

루비: 아미나, 선생님 책상 위에 있는 것들을 만지면 안 돼,
그건 규칙 위반이야, 선생님이 화를 내며 너를 혼낼거야,
아미나: (훌쩍이며) 아,,,떨어뜨리려고 한 건 아닌데,,,내 잘못
이 아니야, 아,,,안돼,, (조각들을 줍기 시작한다)
루비: 만지지 마, 다칠 수도 있어, 그럼 네가 그랬다는 걸 선
생님이 알게 될 거야

아미나: (울먹이며) 난 어떻게 하지?

루비: 걱정하지 마. 도망치자. 아무도 너라는 걸 모를 될거야.

아미나: 하지만 선생님은 누가 책상 위의 물건들을 만졌는지 물어볼거야. 우리는 허락을 받지 않았잖아. 만약 내가 하지 않았다고 말한다면 그것은 거짓말을 하는 거고, 그건 옳지 못한 일이잖아.

루비: 선생님 책상 위에 있는 물건을 만진 거 자체가 잘못된 거야. 그리고 머그잔이 깨져서 선생님은 화내실 거야.

이 사건은 더 큰 범죄가 선생님 책상 위의 물건을 허락없이 만지는 것인지, 아니면 정직하지 못하고 덮어버리는 것인지를 고려해 두 아이가 함께 상황의 도덕적 딜레마를 탐색하는 과정을 부각시킵니다. 루비는 친구에게 걱정하지 말라고 말하며 위로하려 하지만, 아미나는 루비가 말하는 해결책(도망)에 반대합니다. 아미나는 루비가 파손에 대한 책임을 인정하지 않으면 정직하지 않기 때문에 더욱 큰 도덕적 딜레마를 겪게 될 것이라고 예상합니다. 아이들이 도덕적 인식과 이해를 발달시키는 것은 이러한 종류의 상호작용을 통해서입니다. 친구들은 이와 같이 복잡한 결정을 내리는 과정에서 지지적이고 도움이 될 수 있습니다.

아이들이 나이가 들면서, 그들은 기대와 책임에 대한 공통된 우선 순위를 만들며, 신뢰를 쌓는 방법에 대한 생각이 같아지기 시작합니다. 신뢰는 비밀을 지키고, 규칙과 사회적 관습을 준수하고, 친구들에게 충실함을 보이고, 자신의 잘못이

나 자신이 준 피해에 대해 보상하는 것과 관련있으므로 중요
한 부분입니다.

3. 친구들과 논쟁하고 대립하기

갈등 상황에서 함께하고, 협상을 진행하며, 갈등을 다루는
방법을 배우는 것은 모두 또래관계의 중요한 측면입니다. 아
이들은 분쟁에서 화를 내며, 친구들이 혼란스러울 때 친구들
의 견해를 이해하고 반응하려는 강한 욕구를 보입니다. 다른
사람들의 생각, 감정, 의도를 예측하는 능력은 갈등을 해결하
고 모두가 받아들일 수 있는 결과를 협상하는 방법을 배울 때
특히 중요합니다.

친구들과의 분쟁에서, 아이들은 해결책을 찾는데 있어 형
제자매와의 분쟁에서보다 친구들의 관점과 선호도를 고려할
가능성이 더 높습니다. 이는 친구와의 갈등이 형제자매와의
갈등보다 사회적 관계를 더 크게 위협하므로 자녀들이 가족
보다 친구와의 관계 안정성 유지를 더 중요하게 생각하기 때
문입니다.

비록 아이들이 다른 사람들이 어떻게 생각하는지 이해할
수 있는 능력이 있을지라도, 많은 사람들은 또래관계의 지속
적인 안정성을 얼마나 높이 평가하는지에 근거하여 이 능력
을 선택적으로 사용합니다. 갈등을 해결하는 방법에 있어 남
자아이와 여자아이 간의 차이가 있습니다. 여자아이들은 더
순하고 타협적이며, 관심을 돌리거나 논쟁을 완화하는 경향
이 있습니다. 남자아이들은 여자아이들보다 갈등 해결을 더

어렵게 생각하는 경향이 있지만, 분쟁의 결과로 인해 또래관계가 위험에 처할 가능성은 낮습니다. 남자아이들은 쉽게 넘어갑니다.

긴장은 여러 가지 이유로 친구들 사이에서 발생할 수 있습니다. 갈등이 잘 처리될 때, 아이들은 긴장을 줄이고 문제를 해결하기 위해 스스로 행동할 수 있는 건설적인 방법을 배웁니다. 만약 그것이 잘 처리되지 않는다면, 갈등은 피해를 주고 파괴적일 수 있습니다. 이러한 이유로 타협과 협상과 같은 갈등 해결 기술은 장기적으로 또래관계를 유지하는 데 중요합니다.

학교 친구

4살이나 5살에 유치원/학교를 가는 것은 아이들에게 중요한 변화입니다. 이 시기에는 많은 문제들이 발생할 수 있고, 아이들을 더 새롭고 공식적인 세계로 나가게 하며 많은 규칙들이 있다는 점에서 또래관계는 중요합니다. 비록 학교를 시작하는 것이 기대와 흥분을 일으키고, 함께 놀고 배울 사람들의 선택의 폭을 넓힐 수 있지만, 스트레스의 원천이 될 수도 있습니다.

아이들이 학교를 다니기 시작하는 것에 대해 걱정하게 만드는 많은 문제들이 있습니다(예를 들어, 누구와 함께 앉을 것인가에 대한 문제). 아이들이 새로운 반으로 함께 가는 친구가 있다면 이러한 변화를 더 효과적으로 관리할 수 있을 것입니다. 더 취약한 아이들(예: 불안한 아이들)에게, 친구와 경험을 공유하는 것은 매우 중요합니다. 친구는 사회적 지원을 제공할 수 있고, 불안한 아이들이 보호받고 있다고 느낄 수 있도록 도울 수 있으며, 낯선 사람들과 어떻게 관계를 맺고 새로운 사회 집단의 일원이 되는지 보여줄 수 있습니다.

하지만 학교에서 초기 몇 달 동안 아이들은 이러한 문제들에 대해 서로 토론할 것이고, 아이들이 좋아하는 사람과 싫어하는 사람에 대해 강한 사회적 선호를 표현하기 시작합니다. 이는 긍정적일 수도 있지만 위협적일 수도 있습니다('아무도 나를 좋아하지 않을 것이다'라는 생각). 또한, 뒷담화는 어린 나이에 사회적 상호작용의 특징으로 나타나기 시작하는데, 아이들은 남들에 대해 무감각하게("걔 엄마는 걔 아빠 를 싫어한대") 말하거나, 비판적일 수 있는 말을 합니다("우리 오빠는 자기가 멍청하다고 해"). 청소년기에 뒷담화는 사회적 상호작용을 보여주는 특징입니다.

학교에서 아이들은 친구와 함께 자신의 생각과 감정, 기억을 공유하곤 합니다:

루비와 아미나

루비와 아미나가 함께 사진을 색칠하고 있다.

루비: 미렐의 파티가 너무 기다려져.

아미나: (대답하지 않음)

루비: 올 거야?

아미나: 아니,

루비: 우리 엄마는 네가 온다고 했어,

아미나: 가고 싶지 않아, 나는 무서워,

루비: 왜?

아미나: 난 파티가 싫어,

루비: 왜?

아미나: 왜냐하면 나는 사람들을 다 알지 못하잖아, 그래서 부끄러워져, 내가 무슨 말을 해야할지, 뭘 해야할지 모르겠어, 그냥 계속 집에 있고 싶어,

루비: 하하, 아빠 친구 파티에 갔을 때 나도 그랬어, 아무와 도 말하고 싶지 않았어, 엄마는 계속 아이들이랑 놀라고 했지 만 내내 엄마 옆에 있었어, 파란색 펜 써도 될까? (파란색 펜 을 가리키며)

이 대화는 둘 사이의 안정적인 또래관계 안에서 아미나가 사교 행사에 대한 두려움을 드러낼 수 있다는 것을 보여줍니 다. 아미나의 내면 상태에 대한 이해와 성찰 능력의 성장은 감 정('부끄러움)과 생각('무슨 말을 해야 할지 모르겠다')에 대한 아미나의 언급을 통해 알 수 있습니다. 루비는 비슷한 경험을 했던 시기에 대한 정보를 공유함으로써 아미나의 경험을 이 해하고 있음을 보여줍니다. 비록 루비가 자신의 내면 상태를 언급하지는 않지만, 루비가 자신의 행동에 대해 설명하는 내 용은 친구에게 지지와 위로를 주고 싶은 욕망을 나타냅니다. 루비는 색칠 작업에 다시 집중함으로써 화제를 돌립니다.

딴짓을 하는 행동은 일반적으로 친구의 고통에 직면한 어린 아이들이 사용합니다. 딴짓을 하는 행동에는 다른 것에 대해 생각하고 이야기하거나 다른 활동에 참여하는 것이 포함될 수 있습니다. 청소년기에 친구들은 책임을 생각하고, 다른 사람을 비난하고, 변명함으로써('네 잘못이 아니야, 걔가 먼저 도와줬으면 네가 화를 낼 일이 없었을 거야.') 또는 결과를 최소화함으로써('그렇게 나쁘지는 않아. 걔가 무엇에 대해 소란을 피우고 있는지 모르겠어.') 스트레스가 많은 친구에게 사회적인 지지를 제공할 가능성이 더 높습니다.

딴짓하기와 변명은 모두 단기적으로 개인을 문제와 거리를 두게하는 효과가 있습니다. 그러므로 또래관계는 사회적 지지를 제공하고 스트레스를 받을 때 보호 요소로 작용할 수 있습니다. 좋은 친구를 가진 사람들은 일반적으로 문제 상황에서 덜 고민합니다. 따라서 친구를 사귀는 것은 중요하며, 정서적으로 안정된 사람들은 사회적 이해가 부족한 사람들보다 스트레스를 받고 있는 친구들을 더 잘 도울 수 있습니다.

가족과의 관계는 아이들의 또래관계에 어떻게 영향을 미칠까요?

아이들의 가장 초기의 대인관계는 일차 양육자들(대개 부모)이며, 아이들은 다른 사람들과 상호작용하는 방법에 대해 처음으로 배우게 됩니다. 부모와 자녀 간의 관계는 미래의 모든 사회적 상호작용의 기초를 형성한다고 주장되어 왔습니다. 즉, 따뜻하고, 사랑스럽고, 민감하고, 반응이 빠른 초기 가족 관계를 가진 아이들은 미래에 더 사회적으로 인기를 얻으며, 다른 사람들과 또래관계에서 협동적으로 어울리는 것이 더 쉽다는 것을 알 수 있으며 갈등 수준이 낮습니다. 또한, 부모나 양육자가 결정한 이유에 대해 자녀에게 이야기하고, 자녀들의 눈에 띄지 않는 방식으로 감독하고, 정신 건강에 좋은 놀이를 경험하도록 하는 것은 더 나은 또래관계를 지속하는 자녀를 만듭니다.

자녀와 일차 주요 양육자(보통 어머니) 사이의 애착의 질이 중요하다는 강력한 증거가 있지만, 그것이 미래 관계의 질에 영향을 미치는 유일한 요인은 아닙니다. 다른 영향력 있는 요소들은 아이의 성격을 포함합니다. 어떤 아이들은 수줍음이 많고, 내성적이고, 화를 잘 냅니다. 또 다른 아이들은 사교적이고, 반응이 빠르고, 여유롭습니다. 같은 가족 내에서 아이들의 성향은 매우 다를 수 있습니다. 아이의 기질은 또한 부모와의 관계가 어떻게 발전하는지에 영향을 미칠 수 있으며, 상호작용의 양방향성 때문에 부모가 관계의 질에 전적으로 책임이 있지는 않습니다. 대부분의 연구는 일차 양육자에 초점을 맞추고 있지만, 가족 구성원(예: 아버지와 조부모)이 아이의 타인과의 관계 능력에 얼마나 영향을 미치는지는 아직 명확하지 않습니다.

영국 아이들의 80%는 형제자매가 있고, 이는 또한 미래의 또래관계 모델에 영향을 미치는 관계들입니다. 그러나 아이들은 형제자매와 친구들과의 상호작용에서 서로 다른 도덕적 기준을 적용할 수 있습니다. 예를 들어, 아이들은 형제자매와 많이 논쟁할 수 있지만, 친구들과는 그렇지 않을 가능성이 있습니다. 긍정적인 형제자매와의 초기 놀이 경험은 사회적 이해의 발달과 다른 사람들의 내면 상태를 예측하는 능력에 기여할 수 있습니다. 그러나 형과 누나들은 보통 더 말을 잘하고, 신체적으로 더 강하기 때문에 사소한 무시 행위에도 화를 낼수 있습니다. 형제자매에 대한 아이들의 정서적 반응은 엇갈릴 수 있고, 긍정적인 감정과 부정적인 감정은 또래관계보다 훨씬 더 크게 흔들릴 수 있습니다. 형제자매들이 서로 자랑스럽고 경쟁적이며 애정이 넘치고 질투심이 든다고 보고하는 것은 드문 일이 아닙니다.

　형제자매와의 관계는 그들이 원하던 원치 않던 어차피 가족 내에서 유지될 것입니다. 거절당할 가능성이 적기 때문에 형제자매간에 잘 행동해야할 필요가 적다는 의미입니다. 따라서 형제자매 관계는 다른 사람들을 이해하고 어떻게 지내는지에 대해 배우는 장으로 작용할 수 있지만, 친구를 사귀고 유지하는 아이의 능력에 영향을 미치는 요소들 중 하나일 뿐입니다.

　만약 가족들 내에서 초기 관계의 어려움이 있다고 해도, 영원히 지속되지는 않을 것이며, 아이들이 반드시 다른 사람들과 관계를 맺는 것을 어려워하지는 않을 것입니다. 관계는 바뀔 수 있고 부모들은 그 과정에 기여할 수 있습니다.

　자녀가 또래관계에 문제가 있다면 부모가 자책하거나 이

에 대해 책임감을 느끼는 것은 도움이 되지 않습니다. 인생은 어려울 수 있습니다. 비록 부모가 집에서 아이의 삶을 완전히 통제할 수 있다고 생각할 수도 있지만 실상은 그렇지 않습니다. 특히 가족들이 경제적, 신체적, 정서적인 모든 종류의 스트레스를 경험하는 세상에서는 더욱 그렇습니다. 이혼과 별거는 널리 퍼져 있으며, 많은 부모들은 실직, 장애, 정신 건강 문제, 그리고 수준 이하의 주거 문제를 경험할 수도 있습니다. 풍요로운 삶이 행복한 관계를 보장하지는 않습니다. 하지만 부모들은 아이들이 친구를 사귀고 유지할 수 있도록 돕기 위해 할 수 있는 몇 가지 중요한 방법들이 있습니다. 이제부터 이 방법에 대해 알아봅시다.

당신의 자녀가 어떻게 친구를 만들고 또래관계를 잘 유지하도록 할 수 있을까요?

1. 친구를 만들기 위한 시간을 가지기

　　현대 생활은 매우 바쁠 수 있고, 필요로 하는 것이 많습니다. 가족은 조부모님과 같은 다른 대가족 구성원과 떨어져 살 가능성이 더 높으며 이는 사회적 지원이 더 제한적이라는 것을 의미합니다. 부모는 직장에 있는 육아시설을 이용할 가능성이 높습니다. 과거에는 형제자매나 사촌들과 더 많은 사회적 접촉이 있었을 것이지만, 아이들은 또래 집단 내에서 다른 아이들과 많은 사회적 접촉을 가지는 경향이 있습니다.

오늘날 아이들이 활동에 참여할 수 있는 많은 기회들이 있습니다(예: 음악 수업, 댄스 수업, 스포츠 활동, 스카우트 활동 등). 비록 이러한 활동들이 아이들을 서로 접촉하게 하지만, 사회적 상호작용을 위한 자연스럽게 보낼 수 있는 시간의 부족은 또래관계를 발전시킬 기회가 제한될 수 있음을 의미합니다. 부모로서 아이가 친구를 사귀는 것을 돕는 중요한 첫 번째 단계는 아이가 다른 아이와 함께 할 수 있는 기회를 만들고 함께 즐기면서 여유롭게 시간을 보내도록 하는 것입니다. 맞벌이 부모의 경우 주말에 이를 준비해야 할 수도 있습니다. 놀이 시간에 대한 자세한 내용은 31쪽에 4번을 참조하기 바랍니다.

2. 친구들과 공유할 수 있는 흥미나 활동을 시작하기

어떤 아이들은 학교 밖에서 많은 활동에 참여하느라 매우 바쁩니다. 만약 일정 때문에 다른 아이들과 자연스럽게 어울리는 것이 힘들다면 아이들의 활동을 검토하고 어떤 것이 중단될 수 있는지 살펴보아야 합니다. 많은 시간을 소비하고 앉아 있거나(예: 콘솔 및 컴퓨터 게임), 감독이 잘 되지 않거나(예: 방과 후 동아리), 지역 사회 내에서 사회적 접촉을 하기 힘든 활동들(예: 낚시)이 먼저 중단되어야 합니다.

텔레비전을 보거나 컴퓨터 게임을 하는 것과 같은 오락 활동은 중독적일 수 있고, 다른 사람들과의 또래관계와 의사소통을 제한합니다. 활동에 참여할 수 있는 시간을 계획하고 관리하는 방법을 찾아야 합니다.

　　자녀가 또래관계의 기반이 될 수 있는 관심사를 개발할 수 있도록 지원하는 것이 중요합니다. 특정 활동은 상호작용이 가능하고 공통된 관심사일 수 있으며, 또래관계는 상호 관심사에 기초합니다. 자녀의 나이와 발달 수준에 따라 대화형 활동을 찾는데 시간이 걸릴 수 있습니다. 자녀의 연령대에서 인기 있는 관심사에 대해 자녀에게 조언을 구하도록 하며, 이후 아이들이 관심사를 찾는 것을 도울 수 있습니다. 이는 다른 사람들과 공유하는 의사소통의 기반으로 작용할 수 있습니다.

　　부모와 함께 정기적으로 노는 아이들은 다른 아이들과 어울리며 놀 가능성이 높기 때문에 아이와 놀고 교류하는 시간은 의미없는 시간은 아닐 것입니다. 우리는 어린 시절부터 아이들이 도덕적으로 어떻게 발달하고 규칙의 중요성을 인식하기 시작하는지 보았습니다. 게임을 시작하기 전에 게임의 규칙을 확실히 알고 있어야 하며, 필요한 경우 자녀와 협상해야 합니다. 규칙을 지키고 공정하게 경기한다면 아이들을 칭찬합니다.

　　나이가 더 많은 아이들은 다른 아이들과 접촉하고 또래관계를 발전시킬 수 있는 가능성을 열어주는 활동에 참여하도록 하는게 좋습니다. 이는 학교를 기반으로 한 또래관계가 어려움에 처했을 때 큰 도움을 제공할 수 있습니다. 다음은 부모들이 자녀들에게 친구를 사귈 수 있는 좋은 기회를 만들어준 두 가지 예입니다.

학교 밖 활동

춤추는 것을 좋아하는 바힐라를 위해, 바힐라의 엄마는 바힐라가 일주일에 한 번씩 탭댄스 수업을 들을 수 있도록 해주었습니다. 그곳에서 바힐라는 조앤과 케이트라는 여자아이를 만났습니다. 학기가 끝난 후, 댄스 선생님은 세 아이들에게 댄스 대회에 참가할 것을 제안했습니다. 엄마들은 돌아가면서 아이들을 태워주기로 결정했고 그 후에 아이들이 함께 식사를 할 수 있도록 준비했습니다. 그 후, 세 아이들은 친목을 위해 탭댄스 수업 밖에서도 만나기로 했습니다.

교내 활동

숀은 아이들과 축구를 해야 하는 체육 시간을 싫어했으며, 축구를 잘하지 못해 소외감을 느꼈습니다. 숀의 엄마는, 담임 선생님이 일주일에 하루 이틀 정도 체스를 두는 것을 제안했다고 숀에게 말했습니다. 숀은 체스를 두며 찰리를 만났고, 찰리는 자신의 관심사를 숀에게 공유했습니다. 그리고 둘은 방과 후에 만나 체스 연습을 하고 함께 차를 마시기로 했습니다.

3. 학교나 지역 사회에서 친구 찾기

만약 당신의 아이가 학교에 친구가 없다고 말한다면, 당신은 선생님과 이에 대해 이야기해보라고 아이들에게 알려줄 필요가 있습니다. 선생님들은 아이가 반 친구들과 어떻게 지내는지에 대해 매우 유용한 관점을 가지고 있고, 좋은 놀이 친구가 될 수 있는 아이들을 소개해줄 수 있을지도 모릅니다. 이상적인 아이는 친사회적인 행동을 보여주고, 당신의 아이와 공통된 관심사를 가지고 있고, 수업 시간에 서로 잘 공부하고, 학교 밖에서 연락을 하는 것에 수용적일 가능성이 있는 부모의 아이들일 것입니다.

조직적인 활동은 다른 아이들과 정기적인 사회적 접촉의 기회를 제공하고 공통의 관심사에 대한 대화의 기초를 제공할 수 있는 잠재력을 가지고 있기 때문에 좋은 출발점입니다. 스포츠 활동은 또한 팀 기능에 대해 배울 수 있는 좋은 기회를 제공하고 규칙과 경쟁 행동의 중요성을 강조합니다(예: 당당하게 이기고 지는 방법).

여러분은 이러한 활동들을 통해 다른 부모님들과 만나게 될 것입니다. 시간이 지남에 따라, 다른 자녀의 부모님과 이야기하고, 어떻게 아이들을 관리하고 지원하는지 그리고 같이 차를 타거나 다른 사회적 행사들을 통해 잠재적으로 만날 수 있는 기회를 갖게 될 것입니다. 이러한 부모 네트워크를 통해, 아이들은 또래관계를 발전시키는데 더 많은 도움을 받을 수 있습니다.

4. 또래관계를 발전시키기

접근과 의사소통은 친구를 사귀는 데 있어 핵심입니다. 당신의 아이가 또래관계를 발전시키는 데 도움이 될 수 있게, 아이들이 누구를 좋아하는지 알아보아야 합니다. 쉬는 시간에 누구와 시간을 보내며 무엇을 하는지 물어보십시오('나는

바힐라와 함께 암벽등반 모형에서 놀았어'). 그러면 방과 후
나 주말에 집으로 초대하고 싶은지, 아니면 집이 편하지 않거
나 적절하지 않다면 공원과 같은 공공의 공간을 제안할 수 있
습니다.

비슷하게, 여러분은 자녀들이 학교 밖 활동 중에 누구와
시간을 보내기를 좋아하는지에 대해 물어볼 수 있습니다. 부
모들이 서로 연락해 놀이 시간을 주선하면 어린 자녀들의 또
래관계 발전에 큰 도움이 됩니다. 보통 미취학 아동과 초등학
교 저학년인 경우 학부모들이 시간과 장소를 미리 합의하는
것은 물론, 어떤 활동을 할지 정하고 감독을 할 수도 있습니
다. 사회적으로 어려움을 겪고 있는 아이들에게는, 놀이 시간
을 짧게 설정하고, 계획된 활동에 집중하는 것이 가장 좋습니
다.

아이들이 사회적 행동과 관련하여 기대하는 것에 대해 미
리 이야기함으로써 모임을 관리할 수 있도록 돕는 것이 좋습
니다. 자녀가 상호 작용하는 방향은 양방향 소통이며, 초점을
공유하고, 각각이 비슷한 시간 동안 말을 할 수 있도록 번걸아
가면서 이야기 하는 대화가 가장 좋다는 것을 알도록 도와줍
시다. 여러분은 아이들과 함께 미리 연습할 수 있습니다. 또한
시간 구조에 대해 자녀와 이야기하고 다음을 수행하도록 권
장할 수 있습니다.

- 친구가 도착하면 따뜻하게 인사합니다.
- 친구가 주변 환경에 친숙할 수 있도록 잘 안내합니다
- 활동 선택은 친구와 함께 정합니다.
- 친구가 관심이 없는 것 같으면 다른 활동을 합니다.
- 놀이 시간이 끝날 때 친구에게 고맙다는 말을 하고, 친구에게 무엇이 즐거웠는지 말해줍니다.

함께할 수 있는 활동의 예로는 요리, 분장, 건축 놀이(예: 레고), 야외 활동(예: 자연 공간), 보드 게임, 그림 그리기, 자전거 타기 등이 있습니다. 두 아이가 모두 관심을 가질 만한 것을 알아내는 데 어려움이 있을 경우에 대비하여 어떤 활동을 할 수 있는지 확인해야 합니다.

아이들이 자라면서, 준비를 하는 것에 더 많은 책임을 지게 하고, 8살 이상의 아이들은 놀이 시간 날짜를 제안하고 선호하는 활동을 정하는 데 더 많이 참여하게 될 것입니다.

일단 아이들이 또래관계를 쌓으면, 부모의 직접적인 감독의 필요성이 줄어듭니다. 이것은 부모의 개입으로부터 독립적인 관계의 시작을 나타내기 때문에 발달적으로 중요합니다.

아이들이 11살에 중학교에 입학하면, 많은 아이들이 휴대전화, 태블릿, 컴퓨터와 같은 개인기기를 소유하게 됩니다. 이것은 친구들에게 접근하고 친구들과 소통할 수 있는 새로운 가능성을 열어줍니다. 하지만 부모들에게는 인터넷 안전과 사이버 폭력에 대한 염려를 불러일으킬 수 있습니다. 8장

과 10장에서 이러한 문제가 우려되는 경우 수행할 작업에 대한 자세한 내용을 확인할 수 있습니다.

또래관계를 유지하기

또래관계를 만들고 유지하는 데 성공한 아이들은 타인의 관점을 이해하고 타협과 협상(갈등 해결)을 통해 발생하는 대인관계의 어려움을 해결하는 데 능숙합니다. 자녀가 이러한 근본적인 문제를 인식하도록 돕는 것은 친구를 사귀고 보람 있는 관계를 만드는 방법을 배우는 시작점입니다. 하지만, 친구를 갖는 것이 항상 쉬운 일은 아닙니다.

이 책은 여러분이 자녀들의 또래관계에 대한 더 나은 이해를 돕고 문제가 생겼을 때 어떻게 해야 하는지에 대해 도와드리기 위해 쓰여졌습니다. 문제를 해결하기 위한 핵심 아이디어는 어려움이 생기기 전에 도울 수 있도록 하는 조기 개입의 필요성입니다. 다음 장에서는 자녀의 또래관계가 어려워질 경우 자녀를 도울 수 있는 방법에 대해 설명합니다.

핵심 포인트

- 친구는 중요하고 친밀감, 도움, 즐거움을 줄 수 있지만 갈등, 거부로 인해 고통의 원천이 될 수도 있습니다.
- 아이들은 정기적으로 만나고 관심사를 공유하는 사람들과 친구가 되는 경향이 있습니다.
- 또래관계는 아이들이 다른 사람들이 세상을 어떻게 보고 대안적인 관점을 이해하는지에 대해 배울 수 있는 좋은 기회입니다. 다른 사람들이 어떻게 생각하는지 정확하게 예측하는 능력('마음읽기 능력')은 인생 전반에 걸쳐 질적으로 좋은 관계를 유지하는 것과 관련이 있습니다.
- 친구들과 토론하고 노는 것은 아이들이 옳고 그름을 구별할 수 있게하고 도덕적인 행동을 이끄는 사회적 규칙에 대해 배우는 것을 도울 수 있습니다.
- 아이들은 또래관계를 통해 갈등을 나누고, 협상하고, 관리하는 법을 배웁니다. 분쟁과 의견 불일치를 해결하기 위해, 아이들은 친구들의 관점과 선호도를 고려할 필요가 있습니다.
- 친구들은 또래관계와 사회적 지지를 제공함으로써 학교생활을 할 수 있도록 돕고 불안을 완화할 수 있습니다.
- 자녀가 친구를 사귈 수 있도록 다른 아이들과 재미있게 놀 수 있는 기회를 만들고, 학교 안팎에서 친구들과 공유할 수 있는 관심과 활동을 만듭니다.

제 2 장

또래관계의 어려움

이번 장에서는 아이들이 또래관계와 사회적 관계를 형성할 때 겪을 수 있는 어려움에 대해 살펴봅니다. 아이들이 서로에게 어떻게 행동하는지 살펴보고, 다른 사람들로부터 소외될 때 어떤 결과가 초래되는지 생각해봅시다. 또래관계를 유지하는 데 중요한 자신과 타인의 감정을 이해하는 역할(정서적 역량)에 초점을 맞추고, 부모와 보호자가 적절한 지원과 도움을 제공할 수 있는 방법을 간략하게 설명합니다.

학교에서 또래관계 형성하기

대부분의 아이는 학교 안팎에서 아무런 어려움 없이 건강한 또래관계를 쌓습니다. 친한 친구 한두 명만 사귀는 아이들도 있고, 3-6명으로 구성된 또래 그룹이나 무리에 속하는 아이들도 있는 등 친구의 수는 다양합니다. 개인차가 있긴 하지만 전반적으로 여학생은 짝을 이룰 소수의 친한 친구를 찾는 경향이 있는 반면, 남학생은 4-6명의 여러 아이들로 구성된 친구 그룹을 선호하는 경향이 있습니다.

친구를 사귈 때 아이는 다른 아이들과 함께 활동과 관심 분야를 공유할 수 있는 기회를 가져야 합니다. 함께 놀고 배우는 경험을 통해 아이들은 다른 사람을 돕고 대화를 나누는 등 다양한 대인관계 행동이 포함된 사회적 역량을 개발할 수 있습니다. 사회적 역량이 있는 아이는 다른 사람과의 관계와 우정을 쌓는 데 도움이 되는 행동과, 이러한 기술이 무엇인지, 그리고 언제 어떻게 적용해야 하는지에 대한 지식과 이해를 보여줍니다.

시에나와 핀

시에나: 아야! 다리에 피 나!

핀: 어디? (살펴본다)

시에나: 아파. 진짜 피 나네.

핀: 안 좋아 보여. 정말 아프겠네. 휴지부터 줄까? 아니면 선생님 부를까?

시에나: 선생님 좀 불러줘. 붕대도 있어야 할 거 같아.

핀: 알았어. 내가 가져올게. 조금만 참아!

아이들은 다른 아이들과의 만남을 통해 사회적 기술을 연습합니다. 예를 들어 다른 아이가 다쳤을 때 관심을 보이거나 공감(동정심)을 보이는 등 또래관계를 구축하는 방법을 적극

적으로 이해하게 됩니다. 위의 예에서 핀은 시에나에게 반응하
고 동정심을 보입니다. 그는 시에나의 아픔을 알아차리고 어른
에게 도움을 요청하여 그녀를 돕겠다고 제안합니다. 이러한 행
동은 이전에 핀이 직접 경험했거나 보았던 것일 수 있습니다.
그가 하는 행동은 다른 아이를 지지하고 공감한다는 점에서 긍
정적입니다. 이러한 행동은 이후 시에나와 어른 모두의 긍정적
인 반응에 의해 강화될 가능성이 높으며, 핀은 앞으로 다른 아
이에게 친절하게 반응할 가능성이 높아집니다. 이는 핀이 다른
사람에게 관심을 기울이고 도움을 주는데 필요한 사회적 기술
과 긍정적인 행동의 사용을 증가시킬 것입니다.

　아이들은 다양한 상황에서 필요한 행동에 대한 지식을 쌓
으면서 특정 사회적 기술을 사용하는 적절한 시기를 배우게
됩니다. 그러나 일부 아이는 사회적 기술을 개발하는 것을 더
어려워하여 직접적인 지도와 감독이 필요할 수 있습니다. 놀
이를 통해 다른 사람의 관심을 끄는 방법이나 공유하는 방법
을 가르쳐야 할 수도 있습니다. 이러한 기술은 다른 아이와의
만남과 그에 대한 반응을 통해 학습됩니다. 예를 들어, 어린 아
이들은 물건을 잡거나 가져가면 원하는 물건을 얻을 수 있다
는 것을 배우게 되지만, 이러한 행동은 다른 아이들 또는 주변
어른들에게 잘 받아들여지지 않을 가능성이 높습니다. 학교의
규칙은 예를 들어 '온화한 손길' 또는 '우리는 나누고 배려한다'
와 같은 언어적 알림을 통해 사회적 기술을 강화합니다.

　아이들은 때때로 필요한 사회적 기술을 가지고 있지만 특
정 상황에서 언제 기술을 사용해야 하는지를 아는 역량이 부

족할 수 있습니다. 예를 들어, 루시는 놀이 시간에 세발자전거를 타려면 다른 아이에게 다가가 "한 번만 타게 해 줘"라고 부탁해야 한다는 것을 알고 있습니다. 하지만 실제로는 "'부탁해" 혹은 "타게 해 줘(제발)"라고만 말하고 다른 아이의 동의 없이 자전거를 가져갑니다. 다른 아이가 울기 시작하면 '제발' 이라는 단어를 사용했기 때문에(말하고 가져갔기에) 우는 이유를 이해할 수 없습니다. 이러한 경우, 아이에게 동의 같은 의사 전달방식과 관련된 미묘한 신호를 읽는 방법에 대한 지도가 필요합니다. 루시의 상황에서는 바로 자전거를 잡기보다는 "부탁해, 제발"이라고 말한 다음 동의하는 반응을 기다리는 것이 필요합니다. 요청을 하고 동의를 얻는 방법을 이해하는 것은 다른 사람들과 함께 일하고 노는 법을 배우는 데 핵심이며, 이는 다양한 사회적 만남을 통해 아이들에게 직접적으로 가르칠 수 있습니다.

또래의 수용이란 무엇인가요?

학교에서의 우정과 관계는 또래 수용의 영향을 받습니다. 또래 수용은 개별 아이가 또래 그룹 내에서 호감 또는 비호감을 느끼는 정도입니다. 이는 아이들이 주변의 다른 아이들에 대해 갖는 인식에 영향을 미칩니다. 따라서 특정 아이에 대한 또래 집단의 시각은 또래 관계 발달에 중요한 영향을 미칩니다. 이는 여러 사회적 상호 작용을 기반으로 다른 사람에 대해 아이들 사이에서 집합적으로 형성되는 태도입니다. 아이는 또래로부터 사회적으로 수용(호감 및 참여), 사회적으로 고립(간과 또는 못 본 척하기) 또는 사회적으로 거부(회피 또는 적극적 배제)를 받을 수 있습니다. 연구에 따르면 또래의 수용 정도는 아이의 사회적 적응에 영향을 미칠 수 있으며, 예를 들어 사회적으로 소외된 아이는 나중에 또래관계를 형성하는 데 어려움을 겪을 수 있다고 합니다.

사회적 방임이란 무엇인가요?

사회적으로 소외된 아이는 주변 아이들이 자신을 간과할 때 소외감을 느낄 수 있습니다. 이러한 상황에 처한 아이는 조용하거나 소극적인 태도를 보일 수 있으며, 불편함을 느끼기 때문에 사회적 상호 작용이나 활동에 참여하는 것을 회피할 수 있습니다. 또는 자신감이 부족하거나 다른 사람과 상호행동을 시작하는 연습이 필요할 수 있습니다. 함께 놀 친구가 특별히 없고 자신감이 부족한 것처럼 보일 수 있습니다.

학교에서는 이러한 문제가 눈에 띄지 않을 수 있습니다. 조용하거나 수줍음이 많은 아이들이라도 수업 시간에 잘 하는 경우가 많습니다. 담임선생님은 다른 사람들과 업무에 대해 충분히 소통할 수 있는 사회성이 있다고 생각할 수 있으므로 사회적으로 소외된다는 사실을 잘 모르기도 합니다. 친한 친구가 부족하고 무리에 속하지 않더라도 학급 내에서 사회적으로 인정받는 학생으로 보일 수 있습니다.

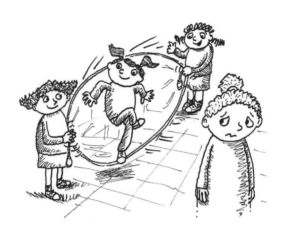

알레샤

알레샤는 여섯 살이고 1학년입니다. 알레샤는 학교 가는 것을 좋아하고 반 친구들과도 잘 지내는 것 같습니다. 하지만 알레샤의 엄마는 알레샤가 학교에서 특별히 친한 친구를 언급하지 않아 걱정이 됩니다. 처음에 알레샤의 엄마는 새로운 학기가 시작되었기 때문이라고 생각했지만, 이제 어린이집에 다니는 여동생은 놀이 데이트1)와 파티에 초대받는 반면 알레샤는 초대받지 못합니다. 알레샤의 엄마는 또한 알레샤와 놀이터에

---

1) "놀이 데이트"란 아이들이 함께 놀기 위해 책정된 시간을 말합니다. 보통 친구나 여러 친구들과 함께 열리며, 공원, 집 등 안전하고 적절한 장소에서 열립니다. 놀이 데이트 동안에는 아이들이 게임, 공예, 야외 놀이 등 다양한 활동을 할 수 있습니다. 보통 부모나 보호자들이 놀이 데이트를 준비하며, 아이들에게 사회화의 기회를 제공할 수 있습니다.

가보면, 여동생이 함께 놀 친구를 찾으러 뛰어가는 동안 알레샤는 옆에 머물러 있는 것을 발견했습니다.

최근 학부모 저녁모임에서 담임 선생님은 알레샤가 그룹 과제에서 반 친구들과 함께 모둠 활동은 잘 하지만, 쉬는 시간에 함께 놀 친구가 없는 것 같다고 말했습니다. 선생님은 알레샤가 다른 아이들을 좋아하지만 혼자 있는 것 같고, 다른 아이들과 어울리지 않는다고 설명했습니다. 집에서 알레샤는 여동생과 잘 놀고 가까운 가족들과 즐겁게 지냅니다. 알레샤는 또한 같은 반 아이들과 함께 수영 강습을 받지만, 엄마는 알레샤가 수줍음이 많고 다른 아이들과 말하는 것보다 선생님과 대화하는 것을 더 선호한다는 것을 알아차렸습니다.

알레샤는 사회적으로 소외된 아이입니다. 다른 사람들과 놀고 상호작용할 수 있는 사회적 기술을 가지고 있지만, 새롭거나 낯선 환경에서 이러한 기술을 사용하는 데 자신감이 부족합니다. 친밀한 가족 환경에서는 행복하고 만족하지만, 비공식적이고 큰 그룹이 있는 놀이터에서는 위축된 모습을 보입니다. 알레샤는 교실의 수업같은 공식적인 구조에서는 그룹으로 활동할 수 있지만, 교사의 지시가 없고 아이가 주도적으로 상호작용이 이루어지는 놀이터에서는 다른 아이와 관계를 맺는 데 어려움을 겪습니다.

알레샤와 같이 사회적으로 소외된 아이는 수줍음이 많거나 과묵해 보이고 다른 사람과 대화를 시작하는데 어려움을 겪을 수 있으며, 종종 주변 사람들을 구경하는 구경꾼이 되는 것을 선호합니다. 다른 사람들과 어울리는 것을 꺼리거나 연습이 부족한 아이는 게임이나 대화에 자신을 포함시킬 수 없다고 느끼기 때문에 사회적으로 위축될 수 있습니다. 다른 아이들은 종종 수용적이지만 간과하는 경향이 있습니다. 이로 인해 소극적이거나 수줍음을 많이 타는 아이는 또래 친구들에게 외면당하고 고립되어 친구 관계의 가장자리에 있는 것처럼 보일 수 있습니다. 이러한 상황에서 아이는 친한 친구가 없다고 느끼고 슬픔과 외로움을 느낄 수 있으며, 이는 부모에게도 걱정거리가 될 수 있습니다.

알레샤

집에서 알레샤의 엄마는 알레샤에게 학교에서 누구와 노는 것을 좋아하는지 물어보며 또래관계 문제에 대해 생각해보기 시작했습니다. 알레샤는 눈물을 흘리며 "얘기하거나 함께 놀 친구가 없어서 조금 슬플 때가 있다"고 말합니다. 특히 "학교에 친한 친구가 한 명도 없다"고 말합니다. 알레샤의 부모는 이제 알레샤가 친구를 사귀도록 도울 수 있는 최선의 방법을 찾기 위해 노력하고 있습니다.

사회적으로 소외된 아이들은 종종 사회적인 일원이 되고 싶어 하지만 여러 가지 이유로 그렇게 할 수 없다고 느낍니다. 아직 구체적인 사회적 기술을 배우지 못했거나 이미 습득한 사회적 기술을 사용할 자신감이 부족하기 때문일 수 있습니다. 연구에 따르면 사회적으로 소외된 아이는 불안하고 긴

장감을 느끼며 사회적 상황에서 어느 정도의 두려움과 불확
실성을 경험할 수 있다고 합니다. 다른 아이들에게 다가갈 수
없다고 느낀다는 것은 교사나 점심시간의 감독자[2]를 포함한
다른 사람들에게 도움을 요청할 가능성이 적다는 것을 의미
하기도 합니다.

아이들이 사회적 기술과 자신감을 키우도록 지원하려면
가정과 학교가 협력하는 접근 방식이 필요합니다. 다른 아이
들의 역할도 도움이 되며, 학습을 강화하기 위해 공동의 사회
활동에 참여할 수 있는 기회를 만드는 것도 도움이 됩니다. 2
부에서는 이러한 접근 방식에 대해 살펴봅니다.

다음은 아이가 사회적으로 방치되고 있는지 고려할 때 할
몇 가지 질문입니다.

- 아이가 특정 사회적 상황에 대해 주저하거나 걱정거나 불안
  해하는 것처럼 보이나요?
- 아이가 다른 아이에게 다가가거나 상호작용을 시도하나요?
- 아이가 학교에서 또래관계와 관련해 슬퍼한 적이 있나요?
- 아이가 학교에서 친구를 사귀기 힘들어하나요?

---

2) 영국에서는 학교 점심시간 동안 학생들을 감독하는 역할을 맡는 직원
    이 따로 있습니다. 주요 업무는 학생들의 안전을 유지하고 적절한 행
    동을 유도하며 필요한 경우 응급처치를 제공합니다.

학교에서 또래관계를 유지하고 또래 그룹의 일원이 되는데 어려움이 있는 아이

아이들이 나이가 들고 사회적 상호 작용의 불문율이 복잡해지면서 학교 생활에서 또래관계 문제가 발생할 수 있습니다. 그룹 규범은 어떤 언어나 은어를 사용하는지, 공통적으로 좋아하는 것과 싫어하는 것, 아이들의 외모 등 다양한 요소와 관련하여 형성됩니다. 아이가 성장하고 또래 그룹이 변화함에 따라 어려움이 발생할 수 있으며, 역할과 선호도가 조정되면 일부 아이는 사회적으로 소외감을 느끼기 시작할 수 있습니다. 일부 아이는 특정 게임이나 활동에서 무시당하거나 소외될 수 있습니다. 또는 친구 그룹이 공유하는 관심사나 활동이 바뀌면 일부 아이는 친구들과 분리되기 시작하고 상황에 대처하기 위해 그룹에서 벗어나기로 결정할 수 있습니다.

사회적 고립이란 무엇인가요?

아이의 사회 생활에서 사회적 고립은 또래 그룹에서 멀어지고 배제되어 한때 소속되어 있던 그룹에서 멀어져 주변인이 되는 경우에 발생할 수 있습니다. 일반적으로 이러한 아이는 사회성이 잘 발달되어 있고 같은 반 아이들에게 인정받는 것처럼 보이기 때문에 주변 어른들에게는 의외의 상황인 것으로 보일 수 있습니다

아이작

아이작은 조용한 9살 남자아이입니다. 담임 선생님은 아이작을 사려 깊고 예의바른 학생으로 묘사합니다. 아이작은 IT를 좋아하고 과외 활동으로 컴퓨터 동아리에 참석합니다. 학교 교직원과 동아리 리더에 따르면 아이작은 과거에 또래 집단에 문제를 일으킨 적이 없으며 다른 사람들과 잘 어울릴 수 있는 학생으로 보인다고 합니다.

하지만 아이작의 부모는 최근 아이작이 "이제 좋은 친구가 없다"며 슬퍼하고 속상해하는 모습을 보이자 걱정이 커졌습니다. 그는 "특히 쉬는 시간과 점심시간에 외로움을 느낀다"고 말합니다고 말합니다.

학교에서 지리 현장 학습이 계획되어 있어 아이작이 숙소를 같이 쓸 남학생 세 명을 지명해야 한다는 점이 걱정스러웠습니다. 아이작은 집에서 이 이야기를 하면서 화를 내고 가고 싶지 않다고 말했습니다.

이런 상황에서는 아이와 대화를 나누고 무슨 일이 있었는지 알아내어 원인을 파악하는 것이 도움이 됩니다. 잘 지내던 또래 그룹에 속해 있었지만 어떤 이유로 더이상 그 그룹에는 속하기 어렵게 되었을 수 있습니다. 놀이터와 같이 구조화되지 않고 비공식적인 상황에서는 다른 사람들의 변화하는 기대에 부응하거나 경쟁할 수 없기 때문에 또래로부터 소외되고 사회적으로 배제되었다고 느낄 수 있습니다. 마찬가지로, 또래 그룹의 관심사나 활동이 변화하여 아이가 더 이상 그룹의 일원이 아니라고 느낄 수도 있습니다. 또래그룹에 참여하는 아이가 달라질 수 있으며, 일부 아이는 그룹 내에서 다른 아이보다 더 큰 지위를 차지하여 다른 아이가 자신이 그룹의 일원이 아니라고 느끼게 할 수 있습니다. 결과적으로 아이는 그룹 탈퇴를 선택하고 그 결과 사회적으로 고립될 수 있습니다.

아이작

아이작의 아버지는 아들이 점심시간이나 놀이 시간에 같은 반 친구들과 함께 하는 축구에 참여하도록 독려하며 도움을 주려고 노력했습니다. 하지만 아이작이 더 이상 축구에 흥미를 느끼지 않고 컴퓨터 게임을 더 선호하기 때문에 이 방법은 효과가 없었습니다. 아이작의 부모는 어떻게 도와야 할지 잘 모르겠고, 이 문제를 더 크게 키우고 싶지 않다는 의식이 강합니다. 아이작의 어머니는 아이작이 매우 예민하고 컴퓨터를 자신만의 세계로 들어가기 위한 용도로 사용한다고 느낍니다. 아이작에게는 게임을 즐기는 이브라임이라는 친한 친구가 한 명 있는데, 이브라임과 함께 온라인 게임을 하곤 합니다. 아이작의 어머니는 이로 인해 아들이 더 고립되고 과거에 함께 놀았던 남자아이들과의 사회적 교류에서 멀어질까봐 걱정하고 있습니다.

사회적 거부란 무엇인가요?

아이들은 때때로 또래 친구들로부터 적극적으로 거부당하거나 따돌림을 당할 수 있습니다. 이는 또래 그룹의 다른 아이들이 활동, 게임 또는 사교 행사에서 특정 아이를 따돌리기(배제하기) 시작할 때 발생합니다. 그 후, 아이는 다른 사람들이 자신을 배제하기로 선택했다는 사실을 알고 슬프고 불행하다고 느낄 수 있습니다. 일부 아이는 자신과 관련이 없는 이유(외부 요인)를 제시하여 친구 부족을 설명할 수 있습니다. 예를 들어, 사회적 배제의 원인을 자신과 자신이 한 일로 돌리기보다는 플레이하는 게임이나 그룹의 다른 구성원 탓으로 돌릴 수 있습니다.

아이가 다른 아이들에게 거부당하고 있다고 우려되는 경우 고려해야 할 몇 가지 질문은 다음과 같습니다.

- 아이가 또래관계의 어려움과 갈등에 대해 이야기한 적이 있나요?
- 아이가 친구들과 함께 활동하는 것을 어려워하나요?
- 아이가 학교에서 친구들과의 관심사가 달라서 또래관계에 부정적인 영향을 미칠 수 있다고 불평했나요?
- 아이가 다른 친구 집에 가거나 사교 모임에 가는 것을 덜 좋아하나요?

테오

테오는 열 살, 초등학교 5학년입니다. 활동적인 소년으로 축구, 하키, 럭비와 같은 스포츠를 즐깁니다. 점심시간과 방과 후 클럽에 많이 참석하고 크로스컨트리 팀에 속해 있습니다. 쉬는 시간에 테오가 게임을 지배하고 다른 아이들에게 신체적, 언어적 으로 공격적인 행동을 보이는 몇 번의 사건이 발생했습니다. 테오의 부모님은 테오가 다른 아이들과 잘 어울리고 친구들과 분쟁을 해결하는 능력에 대해 담임 선생님과 이야기하기 위해 학교로 오도록 요청 받았습니다.

테오의 어머니는 이제 테오가 더 이상 놀이 데이트에 초대받지 못하고 다른 아이들과 그들의 부모가 놀이터에서 테오를 적극적으로 피하는 것 같아서 걱정하고 있습니다. 테오는 더 이상 학교 밖의 파티, 파자마 파티(슬립오우버) 또는 기타 사교 행사에 초대받지 못하며, 부모님은 테오가 반 친구들에게 인기가 없어지고 있다고 우려하고 있습니다.

테오의 아버지는 집에서 테오와 이 문제에 대해 이야기하기 시작하자 "걔들은 내가 이기는 것을 싫어하고, 걔들보다 내가 더 빠르기 때문에 감당할 수 없어서 도망가거나 무시한다"고 말했습니다. 테오의 어머니는 테오에게 페어플레이에 대해 설명하고 신체적 방법이 아닌 언어적 방법을 사용해 대응하라고 했지만 테오는 화를 내며 "'이게 제 대로 하는 유일한 방법인데, 엄마는 이해하지 못해요!"라고 소리치며 침실로 들어가 버렸습니다.

테오의 아버지는 테오의 신체적 행동이 학교 밖에서 더 분명해지면서 점점 더 걱정이 커지고 있습니다. 최근 축구 경기에서 테오는 경기장에서 이성을 잃고 상대 팀의 선수를 밀쳐 퇴장당했습니다. 최근 대회에서 경기에서 패했을 때도 화를 내며 팀원들에게 패배의 책임이 있다며 소리를 지르기 시작했습니다.

대부분의 아이는 사회적 거절을 이해하고 대처하는 것이 매우 어렵다고 생각됩니다. 일부는 공격적으로 행동하거나 게임에 억지로 참여함으로써 이에 대응하기도 합니다. 또는 계속 참여하기 위해 상호작용을 지배하려고 시도할 수도 있습니다. 이는 또래 집단이 이러한 행동을 부정적으로 해석하게 되어 아이를 거부하는 또 다른 이유가 될 수 있습니다

아이가 자신 스스로의 감정을 이해하고 조절하는 데 어려움을 겪어 친구와의 갈등을 반응적이고 공감적인 방식으로 해결하기 어려워할 수 있습니다. 마찬가지로 개인이 충동에 따라 행동하고 좌절감을 느낄 때 신체적, 때로는 공격적으로 보인다면 인기가 없어지고 사회적으로 인정받지 못할 가능성이 높습니다. 또한 이러한 문제로 인해 다른 아이들에게 배려심이 없어 보일 수도 있습니다.

다음과 같은 사회적 상호작용 모델이 설명하듯이 이는 장기적인 결과를 초래할 수 있습니다.

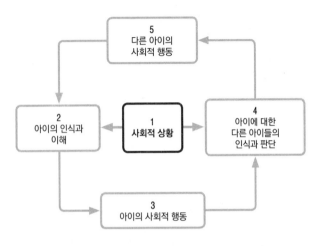

아이의 사회적 상호작용 모델(Dodge 등, 1986)

  이 모델은 사회적 상황에서 아이의 행동과 반응 사이의 관계를 보여줍니다. 이 모델은 특정 사회적 상황(1단계)에서 아이가 어떻게 사회적 기술과 행동(예: 학교폭력 가해자 또는 피해자)에 대해 인식을 하고 주변 상황에 대한 이해(2단계 및 3단계)를 바탕으로 다른 아이들의 인식(4단계)과 해당 개인에 대한 후속 반응(5단계)에 영향을 미치는지를 보여줍니다. 시간이 지남에 따라 이러한 행동 패턴은 그룹 내에서 확립되고 평판이 형성됩니다.

  대부분의 경우 이 모델은 아이가 친근한 방식으로 대화를 나누고(3단계), 다른 아이가 이를 긍정적으로 받아들이고(4단계), 놀이에서 대화를 나누거나 차례를 정하는(5단계) 결과로 이어지기 때문에 잘 작동합니다.

그러나 때로는 2단계 또는 3단계에서 아이의 행동이 4단계에 있는 다른 아이에게 더 부정적인 방식으로 판단될 수 있어 어려움이 발생할 수 있습니다. 이 경우 다른 아이들은 해당 행동을 부적절한 행동으로 인식하여 해당 아이를 사회적으로 거부할 수 있습니다.

2단계에서 테오가 지나친 신체적인 행동을 통해 분노나 좌절의 감정을 표현하는 방식이 또래 그룹의 불문율에 맞지 않다고 테오의 상황을 설명할 수 있습니다. 결과적으로 3단계에서 테오는 목표를 달성하기 위해 신체적 수단을 사용하기 때문에 또래 친구들과의 문제 해결 능력이 부족한 것처럼 보입니다. 다른 아이들은 이러한 행동이 그룹의 규범 내에서 용납될 수 없는 것으로 인식합니다. 따라서 다른 아이들은 테오가 다른 사람들과 타협하거나 문제를 해결할 수 없다고 생각하기 때문에 4단계에서 사회적으로 거부당합니다.

장기적인 문제는 사회 집단의 다른 아이들이 개인에 대한 판단을 내리게 되고, 그 판단이 수용 여부에 지속적인 영향을 미칠 수 있다는 것입니다. 이처럼 사회적 맥락에서 거부당할 수 있습니다. 아이에 대한 집단적 믿음(평판)이 개인에게 고착화될 수 있습니다.

테오에게는 자신의 감정에 대한 인식과 이를 조절하는 방법을 개발하는 것이 적절한 개입의 기초가 됩니다. 화가 났을 때를 알아차리는 법을 배우는 것은 물론 진정시키는 전략도 중요합니다. 또한 테오에게 다른 사람들과 협력하고 타협하는 방법을 가르치는 것도 중요합니다(2단계와 3단계).

감정 이해 및 표현

또래 그룹에서는 구성원 각자가 자신의 감정을 식별하고, 이해하고, 조절하는 능력이 관계에 영향을 미치며, 친구에 대한 지원이 반응적이고 공감적인 방식으로 제공될 가능성이 높아집니다. 아이가 자신의 감정과 느낌을 감지하는 데 어려움을 겪는다면 다른 사람의 감정 상태를 인식하고 반응하는 데에도 문제가 있을 가능성이 높습니다.

이러한 감정 조절 기술은 아이가 분노, 두려움, 행복, 슬픔 등 자신의 감정을 스스로 관리할 수 있도록 하는 데 중요합니다. 아이들이 자신의 감정을 알아차리고 관리하는 데 어려움을 느끼면 사회적 문제를 일으킬 위험이 있습니다. 연구에 따르면 공격적이고 또래에게 거부당한 경험이 있는 아이는 나중에 우정 및 관계 문제가 발생할 위험이 높다고 합니다. 따라서 조기에 개입하여 감정을 인식하고 조절하는 기술을 배울 수 있는 기회를 제공하는 것이 중요합니다

아이와 관련하여 이러한 문제를 고려할 때 생각해 볼 수 있는 몇 가지 질문은 다음과 같습니다.

- 아이가 학교에서 함께 놀고 공부할 수 있는 친구가 있다고 느끼나요?
- 또래 그룹은 어려움에 얼마나 잘 대처하고 갈등을 해결하나요?
- 아이가 학교에서 함께 놀고 공부할 수 있는 친구가 있다고 느끼나요?
- 또래 그룹은 어려움에 얼마나 잘 대처하고 갈등을 해결하나요?
- 아이가 자신의 감정을 어떻게 관리하고 다른 아이들의 감정에 어떻게 반응하나요?
- 아이가 다른 사람에 대한 공감과 관심을 보이나요? 다른 사람의 관점과 감정을 알 수 있나요?
- 아이가 놀이 약속이나 동아리에서 다른 사람들과 얼마나 잘 어울리고 놀 수 있나요?

외로움

많은 아이들이 학교에 적응하고 성장하며 겉으로 보기에 만족하는 것처럼 보입니다. 하지만 외로움은 많은 아이들에게 흔한 경험입니다. 실제로 5세 정도의 어린 아이들도 외로움을 느끼는 것으로 나타났습니다.

때때로 외로움을 느끼는 것은 정상이지만, 이러한 감정이 장기간 반복적으로 느껴진다면 더 심각한 문제가 있을 수 있습니다. 아이들은 친구가 적어서 생기는 슬픔부터 또래의 거절과 관련된 사회적 불만과 분노에 이르기까지 외로움과 관련된 다양한 감정을 알 수 있습니다.

외로움은 개인적이고 내적인 경험이라는 점을 감안할 때, 외로움을 겉으로 표현하지 않을 수 있기 때문에 아이들의 외로움을 파악하기 어려울 수 있습니다. 알레샤처럼 다른 아이들과 떨어져 혼자 있는 것처럼 보이는 내성적이고 수줍음이 많은 아이는 외로움을 느끼는 것이 분명합니다. 하지만 다른 아이들도 또래로부터의 고립과 관련된 극심한 외로움을 느낄 수 있습니다. 예를 들어, 아이작의 경우 더 이상 친구 그룹의 일원이 아니라고 느끼기 때문에 외로움을 느낄 수 있습니다. 또한 또래 그룹에 속해 있고 다른 아이들 사이에서 인정받는 것처럼 보이지만 여전히 외로움을 느끼는 아이들도 있습니다.

매디

매디는 11살로 초등학교 6학년입니다. 매디는 공부도 잘하고 동기 부여가 높은 학생입니다. 매디는 반 친구들에게도 인기가 많고 학교에서도 인기가 많습니다. 매디의 담임 선생님은 매디가 다른 아이들과 잘 어울리고 공부도 잘한다고 말합니다.

매디의 학급은 중학교 진학 준비를 위한 프로그램이 시작되었고, 아이들은 앞으로 함께 공부하고 싶은 친구 두 명을 추천해야 했습니다. 담임 선생님은 매디의 부모님에게 매디 자신이 아무도 고를 수 없었으므로 함께 진급할 수 있는 친구를 추천해 달라고 요청했습니다. 매디의 엄마가 매디와 이 문제에 대해 이야기했을 때 매디는 "학교에 절친한 친구가 없다"

며 "대화하거나 어울릴 만한 사람이 없다"고 말했습니다.

매디의 부모님은 매디가 친구가 없다고 느끼고 있으며, 이로 인해 중학교에 진학하는 것이 특히 힘들어질까 걱정하고 있습니다.

매디가 다른 사람들에게 인정받고 호감을 받는 것처럼 보이지만, 여전히 외로움을 느낄 수 있음을 알 수 있습니다. 사람마다 외로움을 표현하는 방식은 다릅니다. 매디처럼 친한 친구가 부족하거나 학교에서 의지할 만한 특별한 친구가 없다는 문제를 이야기할 수도 있습니다.

외로움의 표현은 그룹에 속하지 않는 것부터 친구가 없는 것, 관심받지 못한다는 느낌까지 다양합니다. 이러한 경우 아이와 함께 문제를 세심하게 살펴보는 것이 중요합니다. 아이가 언제 외로움을 느끼는지, 그 감정이 최근의 것인지 아니면 시간이 지남에 따라 더 확립되고 있는지 알아보세요. 이를 통해 아이를 긍정적으로 도울 수 있는 전략을 선택하는 데 도움이 될 수 있습니다.

아이와 관련하여 이 문제를 생각할 때 고려해야 할 몇 가지 영역이 있습니다.

- 아이가 학교에서 외로움을 느끼거나 혼자라고 느낄 때가 있나요?
- 아이가 학교에서 대화할 수 있는 친구의 이름을 말할 수 있나요?
- 아이가 학교에서 친한 친구가 있거나 함께 노는 다른 아이들이 많다고 느끼나요?
- 아이가 학교에서 친구에 대한 슬픈 감정을 표현하거나 다른 아이들로부터의 지지가 부족하다는 느낌을 표현하나요? 그렇다면 이로 인해 아이가 걱정하고 있나요?

친구 관계에 어려움을 겪는 아이를 돕기 위해 부모가 할 수 있는 일은 많습니다. 2부에서는 친구 관계 문제에 대한 적절한 접근 방식과 개입 방법을 살펴봅니다. 3장에서는 문제에 대해 자세히 알아보기 위해 아이와 대화하는 방법에 대한 일반적인 조언을 제공합니다. 4장에서는 아이가 사회적으로 소외되거나 외로울 때 아이를 지원할 수 있는 방법을, 5장에서는 아이가 사회적으로 거부당할 때 어떻게 해야 하는지 살펴봅니다.

핵심 포인트

- 아이의 또래관계는 또래 집단(아이를 둘러싼 같은 또래 아이)
  이 아이를 어떻게 보는지에 따라 영향을 받으며, 사회적 수용
  은 행복에 중요한 요소입니다.
- 일부 아이는 또래로부터 사회적으로 방치(간과 또는 고립)되거
  나 사회적으로 거부(회피 또는 적극적으로 배제)됩니다.
- 아이가 사회적 상황에서 수동적이고 수줍음이 많거나 조용해
  보인다면 다른 사람과의 상호 작용을 시작하거나 참여하는 데
  자신감이 부족하기 때문일 수 있습니다. 다른 아이들과 사회적
  으로 참여하는 방법을 가르치는 것이 도움이 될 것입니다.
- 아이가 또래 그룹에서 멀어지거나 소외된 것처럼 보이면 그 이
  유가 무엇인지 알아보는 것이 좋습니다. 예를 들어 변화하는
  관심사나 활동과 관련이 있는지 물어볼 수 있습니다. 그런 다
  음 이 문제를 해결하는 방법에 대해 아이에게 몇 가지 제안을
  할 수 있습니다.
- 아이가 자신의 감정을 조절하고 인식하는 데 어려움이 있다면
  이는 친구에게 적절하게 반응하고 갈등을 해결하는 데 문제가
  있음을 의미할 수 있으며, 이는 사회적 거부로 이어질 수 있습
  니다. 다른 사람과 타협하고 협력하는 방법을 배우면서 아이가
  자신의 감정을 더 잘 이해하고 표현하도록 지원할 수 있습니
  다.

제 **2** 부

또래관계 어려움 대처하기

제 **3** 장

아이의 또래관계 문제
대처법

쉽게 친구를 사귀고 사회적으로 잘 받아들여지는 아이들은 다른 사람들이 세상을 어떻게 보는지 이해하고 갈등을 협상하고 다루는 데 능숙합니다. 다른 아이들은 이 아이들을 친절하고, 도움이 되고, 긍정적이며 협조적이라고 말합니다. 이러한 아이들은 자신의 견해를 잘 알리면서, 남들이 받아들일 수 있는 방식으로 전달합니다. 이러한 행동은 반사회적 행동의 반대인 친사회적 행동이라고 설명합니다.

그러나 때로는 아이들이 친구를 사귀고 유지하는 데 어려움을 겪습니다. 이는 아이들에게 고통스러울 수 있고, 부모님이 어떻게 도울지 알기 어렵습니다. 이번 장에서는 또래 관계에서 어려움을 겪고 있는 경우 아이와 어떻게 대화하고 지원할 수 있는지에 대해 논의합니다.

또래관계가 어려울 때

아이들은 대략 4살 때 '절친한 친구(배꼽 친구)'를 만들고 친하게 지내려고 합니다. 나이가 들면서, 또래관계는 때론 다른 방식으로 발전할 수 있고, 이로 인해 부정적인 감정을 느낄 수 있습니다. 대부분의 아이들은 어느 나이 때라도 사회적 관계에서 어려움을 겪습니다. 이러한 경험들 중 많은 것이 전형적이며, 아이들이 다른 사람들과 어떻게 지내고 갈등을 해결하는 방법을 배우도록 도와주는 것은 부모의 역할에서 매우 중요한 측면입니다.

또래관계는 아이들이 성장함에 따라 안정적이 되는데, 이는 부분적으로 다른 사람들의 관점을 이해하는 능력이 향상되어 갈등 해결 능력이 좋아지기 때문입니다. 하지만 나이가 들수록 아이들은 또래관계가 더 친밀해지기 때문에, 그 관계가 끝나면 매우 고통스러울 수 있습니다. 관계의 종결에 대처하는 방법을 배우는 것은 중요한 인생 경험이며, 앞으로의 이별 경험에 대한 기초가 됩니다.

아이들이 또래관계가 끝난 이유에 대해서 서로 멀어지거나, 다른 친구를 찾거나, 큰 다툼이 일어나거나 또래관계의 '규칙'을 어긴 것(예: 배신) 등을 말합니다. 또한 이사나 전학으로 인해 또래관계가 끝날 수도 있습니다. 일부 아이들에게는 이러한 일반적인 어린 시절 경험이 극심한 슬픔, 외로움, 죄책감, 분노, 그리고 미래의 또래관계에 대한 불안감을 초래할 수 있는 트라우마가 될 수 있습니다. 아이의 반응은 이별을 경험한 연령과 헤어진 원인에 대한 해석에 따라 다를 것입니다. 거절을 이해하는 것은 매우 어렵고, 또래관계의 문제가 성인기까지 이어질 수 있으며, 자책과 자신 비하 행동에 따라 미래의 인간 관계에 있어 장기적인 부정적 영향을 미칠 수 있습니다.

청소년기 또래관계는 더 불안정해질 수 있으며, 이는 타인과 강한 유대를 형성하고 가까운 신뢰 관계를 구축하기 위한 필요가 늘어나기 때문입니다. 이렇게 친밀함과 친구에 대한 의존성이 증가함에 따라 사회적 스트레스에 대한 민감도와 거절에 대한 공포가 커집니다. 따라서 청소년들은 관계에 대해 자주 불안해합니다. 친구에게 거절당하면 정서적 고통과 혼란을 더 많이 겪을 수 있습니다.

아이가 또래관계에서 문제를 겪고 있다면, 첫 번째 징후는 다음과 같은 행동 변화일 수 있습니다.

- 학교에 가고 싶어하지 않음
- 내성적으로 변하고 자신감을 잃음
- 다른 아이들이 참석하는 사회 모임에 가기를 꺼림
- 평소보다 더 울거나, 이전에는 행복했던 상황에서 예민해 보임

이런 경우, 아이에게 차분하게 관찰한 것을 설명해 주세요. 예를 들어 "연속 두 주 동안 스카웃활동에 가고 싶어하지 않는 것을 눈치챘어. 이상한 일이야. 걱정하고 있는 일이 있

는지 궁금해." 라고 말해 봅니다. 아이의 대답을 주의 깊게 들어주세요. 아이가 처음 물어봤을 때 이야기하고 싶어하지 않는다면, 아이가 준비될 때 언제든지 들어줄 준비가 되어 있다고 알려주세요.

아이들은 걱정하거나 불행할 때 부모에게 말할 수도 있지만, 항상 그렇지는 않습니다. 걱정을 혼자서 간직하는 아이들이 많습니다. 학교에서 또래관계의 어려움으로 인해 불행하지만 조용하게 지내는 아이들은 눈에 띄지 않을 수 있습니다. 아이가 말하는 것이 부모와 선생님의 견해와 일치하지 않을 수도 있습니다. 그러므로 아이가 또래관계에 문제가 있을 때 꼭 알려주거나 선생님에게 말할 것이라고 생각하지 마세요.

또래관계에 대해 자녀들과 대화하기

부모로서, 아이가 또래관계에서 어려움을 겪을 때 정말 어렵습니다. 다음은 아이들이 말한 몇 가지 문장으로, 부모들은 아이들의 관계에서 왜 문제가 생기는지에 대해 걱정하고 다음에 무엇을 해야 할지에 대해 무력감을 느낍니다.

- "걔는 딴 애들과 어울리고 있어."
- "남들은 나를 좋아하지 않아."
- "걔는 내가 축구를 못 한다고 말했고 더 이상 나랑 같이 놀고 싶지 않다고 했어."

이러한 상황에서, 다음과 같은 아이디어들이 도움이 될 수 있습니다.

1. 아이의 감정을 인지하세요.

아이가 어떻게 느끼는지 말하지 않았다면, 감정을 설명하는 말을 찾아보세요(예: 화남, 당황함, 두려움). 그리고 이를 아이에게 다시 전달해 주세요. 예를 들어,

---

- "그것 때문에 정말 화가 났겠다."
- "걔가 그렇게 말했을 때 정말 당황했겠다고 생각해."
- "그건 정말 싫었겠지(무서웠겠지)."

이렇게 하면 동정심을 전달하고, 아이가 정말 들어주고 있다고 느끼고 자신의 감정을 이해한다고 생각할 것입니다.

2. 기다리세요! 조언을 주거나 즉각적인 해결책을 제시하는 것을 참으세요.

다음은 부모가 아이에게 친구와 이야기를 나누지 않고 있다는 사실에 대해 가능한 세 가지 대답입니다.

---

1. "기분 나쁘겠다."
2. "또 그러다니! 다른 친구랑 놀아."
3. "걔한테 말을 걸지 않는 것도 좋을 것 같아."

첫 번째 대답은 부모가 아이의 기분을 알고 있다는 것을 시사합니다. 이것은 공감적인 대화의 가능성을 열어놓지만, 두 번째와 세 번째 대답은 부모가 아이의 기분을 알아가는 데 도움이 되지 않은 채 즉각적인 해결책만을 제공합니다. 이러한 발언들은 아이가 앞으로 친구와의 관계를 어떻게 관리할지에 대한 대화로 이어질 가능성이 적습니다.

아이의 감정에 대해 이야기하는 시간을 보내는 것이 중요합니다. 공감적인 대화를 통해 아이들이 더 나은 자기 인식을 발전시키고, 대안적인 행동 방향과 생각과 감정의 방식을 발견하도록 이끌어 줄 수 있기 때문입니다.

3. 심문을 피하세요.

어떤 아이들은 스트레스를 받는 상황에 대해 이야기하는 것과 감정을 이해하고 이를 이름 붙이는 것을 어려워합니다. 또한 친구와의 문제에 대해 부끄러워하고 부정적으로 판단될까봐 걱정할 수도 있습니다. 그러므로 아이와 함께 화가 날 수 있는 문제에 대한 대화를 시작할 때에는 부드럽게 접근하세요. 몇 가지 개방적인 질문 (즉, '예' 또는 '아니오' 답변이 필요하지 않은 질문)으로 시작할 수 있습니다. 몇 가지 예시는 다음과 같습니다.

> ### 질문 또는 대화 시작 방법
>
> "오늘 ...에서 어떻게 지냈어?"(가능하면 구체적인 활동을 언급하여 아이들이 하는 것에 관심이 있고, 그들의 관심사나 특히 걱정되는 것에 대해 알고 있다는 것을 보여줍니다.)
>
> '오늘 쉬는 시간에 뭐 했어?'
> '이번 주에 골든타임1)으로 뭐 골랐어?'
> '오늘 누구와 함께 놀았어/그것을 했어?'
> '[선생님]이 ...에 대해 어떻게 말했어?'
> '오늘 [친구]가 그것을 어떻게 처리했어?'
>
> 이 질문들은 심문처럼 느껴지는 질문이지만, 의도된 것은 아닙니다.

아이가 심문을 받는 것처럼 느끼지 않도록 직접적인 질문을 피하려고 노력하세요. 직접적인 질문을 하면 아이가 방어적으로 변할 수 있습니다. 따라서 "왜(뭘) 걱정하고 있어?"와 같은 직접적인 질문을 하는 대신, "오늘 좀 걱정하는 것 같아"와 같은 질문을 하는 것이 좋습니다.

---

1) "Golden time"은 영국 초등학교에서 흔히 사용되는 용어로, 바람직한 긍정적인 행동에 대한 보상 시간입니다. 일반적으로 학생들은 일주일에 한 시간씩 "golden time"을 가지며, 이 시간 동안 학생들은 게임, 공예, 스포츠 등의 재미있는 활동을 즐길 수 있습니다. 이러한 활동은 학생들의 행동과 태도를 향상시키기 위해 개발된 것입니다. "Golden time"은 학생들이 보람차게 시간을 보낼 수 있는 기회를 제공하며, 학생들이 학교에서 성취감을 느끼게 함으로써 학업 성취도를 높이는 데도 도움이 됩니다.

아이가 말하는 것을 받아들이고 인정하세요. 이것은 제스처 (눈맞춤, 끄덕이기), 짧은 발언('아, 알겠어...') 또는 감정에 이름 붙이는 것('그게 무서워 보여')으로 할 수 있습니다.

대화가 너무 노골적이거나 개인적이거나 감정이 격렬한 것처럼 보이는 경우, 다음과 같은 대안적인 접근법이 도움이 될 수 있습니다.

그림 그리기

때로는 그림이나 만화를 사용하는 것이 아이들한테 좋은 '접근법' 이 될 수 있습니다. 예를 들어, 놀이터에서 무슨 일이 일어나고 있는지, 그리고 아이들이 어떻게 느끼는지 그림으로 그릴 수 있습니다. 이것은 복잡한 예술 작품일 필요가 없습니다. 사람을 나타내기 위해 막대형 사람 그림(스틱맨)을 사용하고 생각과 말풍선을 포함하는 것이 완전히 허용됩니다(125쪽에 예시가 있습니다). 종종 아이들은 그림에 집중하면서 어려운 감정이나 사건을 설명하는 단어를 찾지 않아도 되기 때문에, 그림으로 경험을 전달하는 것을 좋아합니다.

만화책이나 이야기책

책이나 만화는 또래관계 문제에 대해 이야기하는 데 도움이 될 수 있습니다. 학교에서 벌어지는 책의 예시들(예: "Diary of a Wimpy Kid"[2] 또는 "Tom Gates[3]")을 찾으면 토론의 열매가 되는 기반을 마련할 수 있습니다. 또한 일상 경험에서 더 멀리 떨어진 공상 이야기를 사용할 수도 있습니다. 예를 들면 "해리 포터의 호그와트"나

"The Worst Witch[4]" 같은 것들입니다. 이러한 이야기는 학교에서의 또래관계를 다루고 있으므로, 아이의 경험과 관련된 논의를 시작할 기회를 제공합니다. 예를 들어, 어떻게 이야기 속 캐릭터들이 다른 사람들에게 다르게 대접받은 후에 어떤 감정을 느끼는지 등입니다. 이러한 대화는 더 개인화된 논의로 이어질 수 있습니다. '그런 일이 너한테도 일어난 적이 있어?' 또는 '너도 그렇게 느끼기도 해?'와 같은 연결 질문을 할 수 있습니다.

TV 프로그램

특정 텔레비전 프로그램에 대한 아이의 관심을 이용하여 장면에 나타나는 문제에 대해 이야기할 수 있습니다. 예를 들어 캐릭터가

---

2)   『겁쟁이 일기』는 저프 킨니(Jeff Kinney)가 쓴 인기 있는 어린이 도서 시리즈입니다. 이 시리즈는 청소년기의 어려움과 적응에 노력하는 중학생인 그렉 헤플리(Greg Heffley)의 삶을 다루고 있습니다. 이 책들은 괴롭힘, 가족적 역동, 그리고 성장과 같은 보다 심각한 문제를 다룹니다. 전반적으로 이 책은 중학교 생활의 좋은 점과 나쁜 점을 잡아내며, 재미있고 관련성 있는 시리즈입니다.

3)   "Tom Gates"는 리즈 피천(Liz Pichon)이 쓴 어린이 도서 시리즈입니다. 이 시리즈는 초등학교에 다니는 청소년인 톰 게이츠(Tom Gates)의 삶을 다룹니다. 그는 밴드 연주, 카라멜 와퍼 먹기, 그리고 일기장에 낙서하기를 좋아합니다. 시리즈를 통해, 톰은 학교 과제, 친구관계, 가족 역학 등 일상적인 문제들을 계속해서 다룹니다.

4)   『나쁜 마녀』는 질 머피(Jill Murphy)가 쓴 어린이 도서 시리즈로, 어린 마녀인 밀드레드 허블(Mildred Hubble)의 모험을 따릅니다. 밀드레드는 서투르고 까먹기를 잘하는 마녀이며, 명문 마녀 학교인 미스 캐클의 마녀 학교에 다니고 있습니다. 시리즈를 통해, 밀드레드는 여전히 마법을 잘 못하지만 항상 마지막에 모든 것을 해결합니다. 그녀는 친구들이 문제에 빠질 때 도와주고, 괴롭히는 사람들에게 맞서며, 심지어 악마녀와 기타 마법 생물로부터 학교를 구합니다. 시리즈는 마법, 유머, 그리고 관련성 있는 캐릭터들로 가득 차 있어 어린이들에게 매력적입니다. 또한 우정, 수용, 자신감과 같은 주제를 다룹니다.

다른 사람들에게 미움을 받거나 거절을 느끼는 경험 등을 가르쳐 줄 수 있고, 그것이 사람들이 어떻게 생각하고, 느끼고, 반응할지에 대한 대화로 이어질 수 있습니다. 그런 다음 아이의 직접적인 경험과 연결되는 질문을 제시할 수 있습니다. 예를 들어 '그 사람을 도울 수 있는 것은 무엇이라고 생각해?', '그들을 돕기 위해 어떻게 할거야?', '그런 일이 너에게 일어나면 어떻게 할 것 같아?', '다른 사람들은 너를 돕기 위해 무엇을 할 수 있을까?' 등 입니다.

4. 다른 사람들의 관점에 대해 대화하세요.

아이의 관점을 듣고 인지한 후에, 다른 사람들의 관점에 대한 이야기를 시작할 수 있습니다. 아이가 특정 상황에서 어떻게 대응했는지(아이들이 가진 생각과 감정)를 고려하기 전에 생각해 보세요. 이것은 아이가 다음상황을 이해하는 데 도움이 됩니다.

1. 왜 사람들이 그 상황에서 그렇게 대응했는지 생각해보기
2. 왜 다른 사람들이 그 상황에서 그들이 한 방식으로 대응하고 행동했는지 생각해보기

친구들의 생각과 감정을 고려하는 것은 다양한 관점에 대한 성찰을 개선하는 데 중요합니다. 이것은 특정 상황에 대해 많은 다른 해석이 있을 수 있으며, 이것이 다른 사람들의 행

동에 어떤 영향을 주는지를 이해하는 데 도움이 됩니다. 이를 실천하는 몇 가지 방법이 있습니다. 선택할 방법은 아이의 나이와 선호도에 따라 다를 것입니다.

점검 사항

- 아이에게 친구와 상호작용에서 고통을 겪은 특정 상황에 대해 물어보세요. 아이들이 그것에 대해 자세히 이야기하도록 하여, 언제 발생했는지, 그 전에 무슨 일이 있었는지, 누가 있었는지, 눈을 감았을 때 기억할 수 있는 이미지 등과 같은 많은 정보를 제공하게 하세요. 최근의 사건(지난 주 정도)에 대해 아이에게 말하도록 요청하는 것이 좋습니다. 이래야 세부상황에 대한 기억력이 더 좋아집니다. 목표는 아이에게 상황을 최대한 완전히 기억할 수 있는 기회를 제공하는 것입니다. 모든 관점에서 상황을 논의하세요. 각 사람이 어떤 생각과 감정을 가졌는지, 그리고 이것이 그들이 말하고 행동하는 방식에 어떻게 영향을 주었는지 등이 포함됩니다.
- 어린 아이와 함께 할 때는 상황을 그리는 것이 도움이 될 수 있습니다(68쪽 참조). 이전과 마찬가지로, 자신의 아이의 생각과 감정뿐만 아니라 친구들의 생각과 감정도 고려하세요.
- 더 나이 많은 아이들은 다음 페이지에 제시한 차트와 같이 네모박스를 채우는 좀 더 추상적인 작업에 반응할 수 있습니다. 먼저 작업을 설명하여 아이에게 이것을 작성하면 상황에서 어떻게 생각하고 느꼈는지 이해하는 데 도움이 될 것이라고 알리세요. 아이들의 행동과 반응에 어떻게 영향을 주었는지 함께 생각하는 것이 중요하다고 알리고, 친구의 관점에서 이해하는

것도 중요하다고 말해줄 수 있습니다. 이것은 아이들이 무슨 일이 있었는지 생각하고, 같은 사건을 다른 사람들이 다른 방식으로 해석하는 방법을 탐구하는 데 도움이 됩니다.

- ○ 먼저 아이에게 상황을 자세히 회상하게 하고 73쪽의 네모 박스에 작성하세요.
- ○ 이제 촉발 사건(자극)이 무엇인지 확인해야 합니다. 먼저, 아이의 감정(공포, 분노 등), 생각('그녀는 나를 싫어하는 게 분명해', '나 정말 바보야') 및 행동(즉, 그들이 한 일)을 박스에 기록하세요.
- ○ 다음으로, 같은 상황에서 친구가 어떻게 느끼고, 생각하고, 행동했을지에 대한 아이디어를 네모박스에 채워 넣으세요.

이 세 가지 작업을 통해 아이는 특정 상황에서 다른 사람들이 왜 그런 방식으로 행동하는지 생각하고 이러한 차이를 이해할 수 있습니다.

이제 아이의 관점을 명확하게 이해하고 아이들의 경험과 해석에 대한 중요하고 소중한 통찰력을 얻었습니다. 또한 한 상황에서 다른 사람들이 어떻게 생각하고 느낄지 예측하는 방법에 대한 감각도 얻었습니다. 아이의 관점도 중요하지만, 실제로 다른 사람들은 사건을 다른 방식으로 해석할 수 있습니다. 아이에게 생일 파티에 초대되지 않는 것 자체만으로 재앙처럼 보일 수 있으나, 다른 견해가 있을 수 있습니다.

아이의 견해에 도전하는 것보다 "별로 중요하지 않아", "너가 초대받을 다른 생일 파티가 많아" 또는 "그럼 너도 걔

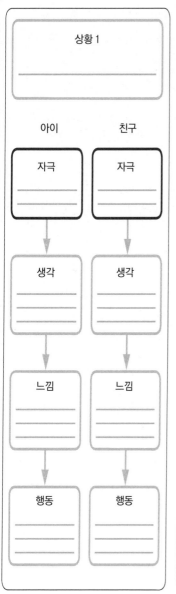
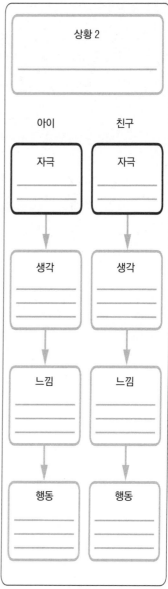

네들을 초대하지 않으면 돼"라고 말하는 대신, 경청하고 공감하며, 도움을 받으면 상황에 대처할 수 있는 방법을 찾을 수 있다는 희망을 심어주는 것이 훨씬 좋습니다.

다른 아이들, 그 아이들의 부모 또는 학교에 대한 판단을 표현하지 마세요. 아이에게 '반격하라', '분명하게 이야기 해야지', '대가를 치르게 해라' 또는 '걔네들을 거부하고 다른 아이들에게 그렇게 하도록 말해라'라고 권하지 마세요. 건설적인 태도를 유지하고 아이에게 문제에 대한 해결책을 찾아주려고 노력할 것이라고 안심시켜 주세요. 가장 적절한 조치는 아이가 겪고 있는 관계 문제의 원인에 따라 다를 것입니다 [예: 절교(손절), 괴롭힘, 외로움].

조쉬와 스펜서

조쉬와 스펜서는 유치원때부터 친구였습니다. 그들은 수영 수업에서 만나 서로의 집에서 번갈아 가며 정기적으로 놀기로 엄마들이 약속했습니다. 7살 때 조쉬는 동네 수영 클럽에 들어가 매우 성공적으로 활약하여 9살 때 수영 선수팀에 합류하게 되었습니다. 이로 인해 일주일에 세 번의 훈련을 받아야 해 다른 활동에 별로 시간을 할애할 수 없었습니다.

스펜서는 수영을 즐기지 않아 7살 때 강습을 그만두었습니다. 스펜서는 엄마에게 운동을 싫어한다고 말하고 집에서 혼자서 텔레비전을 보거나 콘솔 게임을 하면서 시간을 보내는 것이 점점 늘었습니다. 엄마는 스펜서가 조쉬와의 또래관계에서 느꼈던 동료애와 우정을 그리워하며 슬퍼할지도 모른다고 걱정했습니다. 그러나 엄마가 괜찮은지 물었을 때 스펜서는 괜찮다고 대답했습니다.

이 장에서 배운 것을 바탕으로, 스펜서의 엄마는 다음에 대해 더 알아볼 수 있습니다.

1. 조쉬와의 우정-지금 스펜서가 어떻게 생각하고 느끼는지?
2. 학교나 다른 곳에서 발전한 다른 또래관계가 있는지?

먼저, 스펜서의 엄마는 65-75쪽의 제안을 사용하여 스펜서의 관점에 대해 더 알아보았습니다. 또한 학교 선생님과 이야기를 나누어 스펜서가 학교에서 슬프고 외로운 지를 확인했습니다. 이제 부모들은 스펜서를 지원하기 위한 계획을 세울 필요가 있습니다. 다음 장에서 사회적 포용 개선 접근법을 살펴봅니다.

　부모로서 당신은 아이가 어떻게 다른 사람들과 상호작용하고 상황에 어떻게 반응하는지 잘 알고 있을 것입니다. 그러나 아이가 사회적인 관계에 대해 우울해하거나 갈등 상황일 때는 객관적으로 판단하기가 매우 어렵습니다. 또한 부모는 아이가 일상적이지 않은 환경에서의 관계를 직접 경험하지 못하므로, 학교 선생님의 견해를 아는 것도 매우 중요합니다.

협상과 타협

갈등 해결에 대한 학습은 또래관계의 중요한 기능입니다. 제1장에서 본 바와 같이, 어린 아이들은 자신의 의견을 이루기 위해 화를 내거나 물건을 빼앗을 수 있지만, 자기 통제력이 높아지면서 점점 더 자신을 중심으로 살아가는 것보다 친구의 생각과 감정에 민감해지며 상호 협력하게 됩니다. 갈등 해결 능력은 자라면서 더욱 중요해집니다. 갈등 상황에서는 친구들의 관점과 선호도를 고려하는 경우가 더 많으며, 이는 안정적인 관계를 유지하기를 원하기 때문입니다.

일부 아이들은 자기 중심적이고 지배적이라는 이유로 친구를 유지하기 어려워합니다. 이들은 갈등 상황에서 협상과 타협에 대한 기술이 부족합니다. 이러한 경우 첫 번째 단계는 갈등과 오해가 관계에서 불가피한 측면이라는 것을 설명하는 것입니다. 상황을 대처하는 방법이 관계를 더욱 강하게 만들거나 종료시키게 만드는데 결정적인 역할을 합니다. 양쪽 모두가 수용 가능한 해결책을 찾으려면 양쪽에서 모두 타협(양보)해야 한다는 것을 설명합니다.

대니와 제로미

대니는 11살이며, 3형제 중 맏이입니다. 대니는 형제들과의 관계에서 지배적인 역할을 하는 것에 익숙하며, 집과 학교에서 모두 높은 수준의 갈등을 경험합니다. 다음은 학교에 가는 길에 자전거를 타고 함께 있는 친구 제로미와 나눈 대화입니

다, 엄마는 두 아이들에게 함께 다니고 복잡한 도로는 피해야
한다고 말해왔습니다,

대니: 이 길은 지루해서 가기 싫어, 오늘은 다른 길로 가자,
제로미: 더 오래 걸리고 복잡한 길인데, 그냥 가지 말자,
대니: 나 이쪽으로 갈 거야, 같이 안 갈래? 너희 엄마가 우리
둘이 함께 있어야 한다고 했잖아,
제로미: 우리는 함께 있어야 하지만, 그 길로는 안 가,
대니: (소리를 지르며) 난 간다, 너도 따라와, (앞장 서서 자
전거를 타기 시작함)

이 대화는 대니가 타고난 성향인 다른 사람들에게 자신의 의
견을 강요하는 모습을 보여줍니다, 대니는 자신이 하고 싶은
것에 반대하는 주장을 내세우는 제로미를 불합리하게 생각하
며 화를 냅니다, 대니는 다른 아이들이 자신에 대해 어떻게

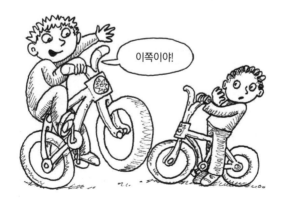

이쪽이야!

생각하는지 파악하지 못하고 다른 사람들이 자신을 무시한다고 인식하는 경향이 있습니다.

이 예시는 대니가 친구들과 상호작용에서 문제가 되는 모습을 보여줍니다. 결국 다른 아이들은 대니와의 상호작용을 피하게 되며, 이는 대니의 당혹스러움과 불만감을 증대시킵니다. 대니가 배워야 할 중요한 또래관계의 한 가지 측면은 협상과 타협하는 방법입니다. 이를 달성하기 위해, 긴장을 유발할 가능성이 있는 상황을 인식하고, 논쟁과 갈등을 해결하는 기술을 향상시키기 위한 개입이 필요합니다. 대니가 또래관계를 유지하기 위한 결심이 첫 번째 단계입니다. 대니는 친구들의 상호의존성과 손실에 대한 취약성과 관련된 감정을 받아들이는 것이 신뢰를 구축하는 데 중요하다는 것을 배워야 합니다.

다음은 협상과 타협 기술을 향상시키기 위한 개입 방법입니다.

1. 협상과 타협의 중요성에 대해 대화하기

우선, 아이와 협상과 타협에 대해 이야기하고, 친구와 불화가 일어날 수 있는 상황을 대처하는 방법을 생각할 때 중요한 개념이 무엇인지 강조해주세요.

'양보하고 받아들이기'와 상대방의 제안을 수용하고 자신의 것을 어느 정도 포기할 준비가 필요한 것을 강조해주세요. 타협이 중요한 이유에 대해 다른 아이들이 자신의 방식대로 하기를 요구하고 상대방이 원하는 것을 고려하지 않는 것은 상대방이 분노를 느끼게 할 수 있다는 것을 설명해주세요. 협상과 타협을 하려고 하지 않으면, 자신과 상호작용하는 다른 아이들도 이와 같은 방식으로 행동할 가능성이 높아지고, 장기적으로는 또래관계의 이별로 이어질 수 있습니다.

아이에게 협상과 타협 없이 충돌 가능성이 있는 상황에 대해 이야기하고, 각 상황에서 상대방의 입장을 이해하고, 서로 합의할 수 있는 작은 부분을 찾으려는 노력이 필요하다는 것을 설명해주세요. 각 시나리오를 아이와 함께 논의하고, 각 상황에 대해 여러 가지 타협책을 생각해보도록 유도해주세요.

만약 아이가 중간 지점을 찾으려고 노력하여 상대방이 수용 가능한 타협책을 찾아내고, 다르게 행동하겠다는 준비를 하겠다고 말한다면 칭찬해주세요. 이러한 것들이 충돌을 피하거나 분쟁을 해결하는 데 매우 중요하다는 것을 알려주세요.

다음은 이러한 토의를 자극할 수 있는 몇 가지 시나리오입니다.

- 놀이 시간에 친구와 대화하고 싶지만, 내가 싫어하는 다른 아이도 함께 놀려고 할 때
- 친구와 함께 파자마 파티를 하는 동안, 친구들은 인기 있는 게임을 하고 싶지만, 나는 TV를 보고 싶을 때
- 친구와 함께 영화를 보러 갈 때, 친구는 슈퍼히어로 [또는 관련 대체재] 영화를 보고 싶지만, 나는 그게 지루하다고 생각할 때

2. 갈등 관리의 주요 기술에 대해 이야기하기

아래와 같습니다.

- **차분해지세요.** 부정적인 감정이 쌓이고 있다는 것을 인식하고 그것을 관리하는 전략을 찾는 것이 첫 번째 단계입니다. 어

떤 아이들은 상황에서 자기 자신을 벗어나게 하거나, 또다른 아이들은 깊은 숨을 쉬는 방법을 사용합니다. 다른 방법으로는 혼잣말로 속삭이거나(예: '차분하게 가자', '멋지게 해', '너무 신경 쓰지 말자') 근육을 긴장하고 이완시키는 것과 같은 방법도 있습니다. 이러한 방법을 선택하는 것은 아이마다 다르기 때문에, 활용 가능한 다양한 전략들에 대해 자녀와 함께 논의하고 집에서 연습하는 것이 중요합니다.

- **상대방의 이야기를 듣고, 자신은 조금만 말하세요.** 이것은 자녀가 친구의 관점을 이해하는 데 도움이 됩니다.
- **상대방이 말한 것을 다시 말하세요.** 이것은 상대방이 자신의 견해가 무시되지 않았다는 것을 알리는 데 도움이 됩니다.
- **자신의 관점 중에서 문제에 대해 이야기하세요.** 분쟁을 해결하는 가장 좋은 방법은 자기 생각보다 문제에 집중하는 것입니다. 몇 가지 예시를 들어보고, 자녀가 연습할 수 있도록 기회를 주세요. 예를 들어, '너무 니맘대로야!' 라는 말 대신, '우리 둘 다 다른 것을 하고 싶은데, 우리 둘 다 하고 싶은 다른 것을 찾을 수 있을까?' 라고 문제에 집중하는 것이 더 좋습니다.
- **문제에 대한 해결책을 찾기 위해 노력하세요.** 타협할 준비가 되어 있고, 필요하다면 사과하세요.
- **문제의 해결책을 찾지 못할 경우,** 서로 다른 의견에 대해 합의할 수 있도록 합니다. 이 경우, 아이는 자신과 친구가 협상과 타협이 가능한 문제가 있음을 알리는 것으로, 상호작용을 계속적으로 유지할 수 있도록 합니다.

예민한 아이들을 돕는 방법

몇몇 아이들은 상대방을 다치거나 불쾌하게 하기 위한 의도가 없는 상황에도 예민하게 반응할 수 있습니다. 이는 아이들의 사회적 상호작용에서 자연스럽게 발생하는 놀림에서도 발생할 수 있으며, 많은 경우에는 또래관계의 지표가 됩니다. 상대방의 의도가 좋다고 해도(예: 모임을 취소하게 되었지만 이를 사회적 거부로 오해하는 경우) 일어나는 일에 쉽게 상처받는 어린이도 있습니다.

중요한 첫 번째 단계는, 자녀가 보고하는 사건이 선을 넘어 위협적이고 공포스럽게 느낄 만한 괴롭힘의 수준까지 되었는지를 알아보아야 합니다(제8장 참조). 이를 확인한 후에는, 자신의 민감성을 드러내는 사회적 상황을 이해하는데 도움이 되는 방법을 고민한 후, 더 적절한 방법으로 자신의 생각, 감정 및 반응을 관리하는 계획을 세우는 것이 적절합니다.

놀림에 대처할 전략을 개발하는 계획에서 몇 가지 핵심적인 사항이 있습니다. 이것들은 다음과 같습니다.

1. 놀림은 일상적이며 종종 아이들이 우정과 친밀감을 나타내는 방법입니다.
2. 놀림의 의도를 인식하는 것이 중요합니다. 보통 상대방이 친근한 어조로 놀리며 웃음과 편안한 자세를 취하면, 그 의도는 친근한 것입니다. 상대방이 다른 어린이들과 어떻게 상호작용하는지를 보는 등 다른 방법으로 의도를 파악할 수 있습니다. 의심이 들수록 긍정적인 의도로 생각하는 것이 좋습니다. 이것은 다른 사람들과 긍정적인 상호작용

을 유도하고 원한을 줄이는 데 도움이 됩니다.

3. 아이들은 다른 사람들이 말하고 행동하는 것을 제어할 수 없지만, 자신의 반응을 제어할 수 있습니다.

4. 놀림을 다루는 데 유용한 여러 가지 전략이 있습니다.

   a. 무시하기

   b. 비언어적인 반응(예: 머리를 흔들거나 어깨를 으쓱이기)

   c. 언어적인 반격('그래?', '누가 관심이 있어?', '어쨌든...', '네 포인트는?', '그게 웃긴 거라고?').

   상황에서 일단 물러난 뒤에는 다음과 같은 방법이 있습니다.

5. 놀림에 부적절한 대응 방식으로는 울기, 고함치기, 놀리는 아이에게 문제가 생길 것이라고 위협하기 등이 있다. 대처 방법을 차분하게 철저히 실행하여 감정을 드러내지 않도록 하는 등의 전략을 생각해보도록 해봅시다.

6. 상황이 악화될 수도 있으므로, 아이들은 이러한 반응을 꾸준히 이행하는 데 자신감을 가지도록 해야 합니다.

조시

조시는 10살이 되었고, 학교에서 괴롭힘을 받고 있다는 느낌을 받았습니다. 조시는 이를 선생님에게 불평하며 자주 울고, 사회적 상호작용에서 이의를 제기하는 것으로 눈에 띄게 되었습니다. 조시의 엄마는 조시를 "민감한 영혼"으로 묘사하며, 다른 아이들과의 관계에서 과민하게 반응하고 다소 민감한 성격이라고 말했습니다. 엄마는 조시를 보호하면서도 조시가 사회적 혼란스러운 상황을 더 잘 다루게 되기를 바랐습니다.

엄마는 조시가 학교에서 어떻게 지내는지에 대해 선생님과 이야기하기로 결정했고, 선생님은 조시가 다른 아이들에 대해 불만을 자주 제기하며 상황에 과민하게 반응하는 경향이 있다는 것을 알려 주었습니다. 엄마와 선생님은 조시를 지원하기 위해 함께 도와야 한다는 것을 인식했습니다.

조시를 위한 첫 번째 단계는 모든 아이들이 언젠가 놀림을 받을수 있다는 것을 인식하는 것이었습니다. 조시는 놀이터에서 무슨 일이 일어나는지 관찰하도록 과제를 받았습니다. 조시는 인기 있는 아이들도 자주 놀림을 받는 것을 알아챘습니다. 조시는 인기 있는 아이들이 어떻게 대처하는지 관찰했을 때, 그 아이들은 상관없어 보이고 놀림을 즐기며 "반말"로 대응하는 것을 놀라워했습니다. 그 아이들은 절대 울거나 이의를 제기하지 않았습니다.

조시는 엄마와 선생님과 함께 이야기하면서 자신이 그런 상황에서의 반응이 매우 다르다는 것을 깨닫기 시작했습니다. 조시는 과거에 과도하게 반응하는 경향이 있었으며, 그 부정적인 맥락에 빠지지 않기 위해 '침착해지는 것'을 목표로 하고 싶다는 생각을 밝혔습니다. 조시는 선생님과 함께 비밀 신호(윙크)를 만들어 조시가 과도하게 반응하기 시작할 때 선생님이 신호를 보내도록 하였습니다. 선생님은 조시가 감정을 잘 조절하지만 침착하게 대처하는 것을 칭찬해주었습니다.

조시와 엄마, 선생님은 매주 화요일 방과 후에 정기적인 회의를 가지며 지난 주 동안 있었던 일, 조시가 느꼈던 감정, 그리고 취한 행동에 대해 논의하고 목표 달성을 모니터링하는 계획을 수립했습니다.

조시의 생각에 중요한 전환점이 된 일 중 하나는 점심 시간에 일어났습니다. 조시는 점심을 마치고 식당을 나오던 중 같은 반 학생인 프리다를 만났습니다. 프리다는 조시를 보고 웃으며 "안녕, 푸딩!"이라고 말했습니다. 조지는 즉각 자신이 뚱뚱하거나 욕을 먹은 것으로 생각하며 기분이 상했습니다. 하지만 '침착해지는 것'을 목표로 두고 있었기 때문에 감정을 감추려 노력하며 무관심한 태도로 웃고 지나갔습니다.

이번 상황에서 조시는 과거보다 훨씬 더 성숙한 대처를 보여주었습니다. 조시는 이번 일을 점심 관리자 선생님께 신고하지 않았으며, 방과 후에 엄마와 함께 이를 논의하였습니다. 그들은 프리다의 의도를 다시 생각해보고, 조시를 '푸딩'이라고 부른 것이 반드시 부정적인 의도나 모욕적인 의도를 가졌다는 것은 아니라는 결론을 내렸습니다(대부분의 사람들은 푸딩을 좋아합니다!). 조시는 이러한 인사를 위협이라고 생각하기보다는 중립적으로 해석한다면 덜 화가 날 것이라는 것에 동의하였습니다. 조시는 이번 일에서 자신이 감정을 제어하며 기쁨을 느꼈다는 것을 인식하였고, 엄마로부터 칭찬을 받아 성취감을 느꼈습니다.

이와 같은 상황들을 분석하며 조시는 학교 내 사회적 상호작용에 대해 다르게 생각하고 느끼게 되었습니다. 조시는 같은 반 여학생인 자스민과의 또래관계에 있어, 스스로의 감정 폭발이 줄어들면서 더 안정적이고 보람 있는 것으로 느껴졌으며, 이를 바탕으로 자스민과 민감한 문제에 대해 이야기할 수 있을만큼 안정감을 느끼게 되었습니다.

조시의 학교 내 상호작용 관리 능력이 크게 향상되었기 때문에 4주 후에는 엄마와 선생님은 만남을 중단하였습니다.

아이의 또래관계에 어려움이 생겼을 때, 당신(부모)의 잘못이라고 생각하지 않도록 하세요. 연구결과, 또래관계 어려움에는 여러 가지 영향을 끼치는 요인과 복잡한 측면이 많이 있습니다. 부모의 죄책감, 비난, 또는 불안감은 아이를 도울 수 없습니다. 가장 중요한 것은 아이의 변화가 가능하다고 믿는 것입니다. 학교와 협력하여 대안 활동 및 사회적인 모임을 찾아보고, 다른 사람들의 도움을 받아 새로운 관계를 맺도록 도와줄 수 있습니다. 다음 장에서는 아이가 사회적으로 배제되거나 외로움을 느낄 때 아이들을 지원하는 방법에 대해 살펴볼 것입니다.

핵심 포인트

- 아이가 고민스러워 보이고 또래관계에 대해 걱정이 있다면, 관찰한 것을 아이에게 침착하게 설명해주세요.
- 아이가 처음에 이야기하고 싶지 않다면, 언제든지 이야기하고 싶을 때까지 기다릴 수 있다는 것을 알려주세요.
- 아이가 친구들과 문제가 있다는 것을 이야기하면, 성급한 판단을 내리거나 조언을 주지 않고 주의 깊게 들어주세요.
- 아이의 감정을 인정하고 공감해주세요.
- 심문하지 말고(따져 묻지말고), 해결책을 먼저 주지 않는 것이 좋습니다.
- 아이가 상황 속 다른 사람들의 관점을 탐구하고, 협상과 타협 전략에 대해 생각하도록 도와주세요.
- 아이와 함께(필요하다면 선생님과 함께) 이해를 돕고 목표와 대처 전략을 찾도록 도와주세요. 이것은 차분하게 대처하거나, 다른 사람의 이야기를 듣는 것, 의견 충돌 시 해결책을 찾는 것, 놀림에 대처하는 전략 등을 포함할 수 있습니다.
- 협상과 타협 기술(양보와 타협)을 배우는 것은 친구 관계를 유지하는 데 중요합니다.

제 **4** 장

아이가 외로울 때 도와주기

아이들은 다른 아이들로부터 무시당하고 있다고 느낄 수 있고, 위축되고 외로울 수 있습니다. 아이가 소외되고, 혼자 놀고, 외롭고 불행하다고 느낀다면 매우 걱정스러울 수 있습니다. 이번 장에서는 그러한 우려가 생길 때 일어나는 상황에 대해 아이와 대화할 수 있는 다양한 방법을 살펴봅니다. 우리는 부모가 물어볼 수 있는 몇 가지 질문들을 대략적으로 설명하고 예시를 통해 아이가 겪고 있는 문제를 세심한 태도로 논의하는 방법을 제공합니다.

어떤 아이들에게는, 학교에서 다른 아이들과 함께 참여하거나 상호작용을 시작하는 것이 어려울 수 있습니다. 아이는 놀이터처럼 비공식적이고 구조화되지 않은 환경에서 수동적인 방관자가 될 수 있습니다. 반대로 집에서는 아이가 어려움 없이 가족 구성원들과 놀이와 상호 작용에 참여할 수 있습니다.

아이가 놀이 시간에 다른 사람들과 어울리기 어려워하는

이유를 탐색할 때 아이가 무엇을 중요하게 생각하는지 알아보십시오. 3장에서 논의한 것처럼 중요한 것은 당신이 귀를 기울이고 아이들이 세상을 어떻게 보고 사회적 경험을 이해하는지 알고 싶어 한다는 것을 아이들에게 보여 주는 것입니다.

　어떤 아이들은 특히 사회적으로 무시되거나 내성적이거나 소외되거나 외롭다고 느끼면, 처음에는 말하기를 꺼릴 수 있습니다. 그들은 대화를 피하거나 질문에 답하기를 단호하게 거부할 수 있습니다. 이럴 경우 문제에 접근하는 여러 방법이 있습니다. 사람들이 허구인 TV 프로그램, 책 또는 영화에서 유사한 상황을 논의하는 것과 같이 좀 더 현실과 분리된 관점에서 문제를 탐색할 수 있음을 기억하십시오. 이 관점은 때때로 아이의 괴로울 수 있는 실제적인 경험에 대한 논의에 집중하지 않고 개입할 수 있는 방법을 제공할 수 있습니다.

　아이가 어려워하는 사회적 경험에 대해 대화를 나눌 때 아이가 어느 정도 통제할 수 있도록 허용하는 것이 중요합니다. 아이들이 자신에게 맞는 시간과 속도를 선택해 이야기할 수 있음을 알려주십시오. 항상 쉽지는 않지만, 이에 대해 융통성을 발휘해야 합니다. 아이가 매우 걱정하고 있고, 그게 당신을 불안하게 하고, 문제 역시 즉시 해결되기를 바랄 수 있습니다. 그러나 아이에게는 그것이 이제 막 문제로 보이거나 인식하기 시작한 것일 수 있습니다. 부모로서 당신은 아이가 이에 대해 이야기할 수 있거나 말하고 싶어하는 정도에 민감해야 합니다.

사회적 무시

2장에서 만난 알레샤를 떠올려보면, 그녀의 엄마는 같은 반의 아이들에게 딸이 무시되고 있는 것이 걱정입니다.

알레샤

알레샤는 6살, 1학년입니다. 알레샤는 학교에서 잘 지내지만 노는 시간에는 혼자 있는 편입니다. 엄마는 알레샤가 학교 친구에 대해 특별히 언급하지 않고 다른 사람들이 노는 것에 함께하기보다 지켜보는 것 같아 걱정입니다. 알레샤는 집에서 여동생과 잘 놀 수 있기에 집에서는 학교와 대조적입니다. 엄마는 방과 후 알레샤와 함께 앉아서 대화를 시작합니다.

엄마: 그래, 오늘 학교에서 골든타임을 보냈니?

알레샤: 네, 오후 내내 우리가 하고 싶은 것을 선택할 수 있었어요.

엄마: 운이 좋았네, 재밌었겠다. 너는 뭘 했니?

알레샤: 저는 색칠 놀이를 하고 집짓기 블록을 가지고 놀았어요.

엄마: 멋지네. 넌 정말 만들기를 잘 하는구나. 다른 아이들과 함께 만든 게 있니?

알레샤: 아니요, 그냥 혼자 했어요.

엄마: 오 그래, 다른 아이들이랑 같이 만들고 싶니?

알레샤: 네, 근데 홀리랑 잭은 이미 둘이서 집을 짓고 있었어요.

엄마: 아, 그랬구나. 너는 홀리와 잭을 도와 같이 만들 수 있을까?

알레샤: 그럴 거 같지만 좀 어렵네요.

엄마: 그래서, 홀리와 잭과 함께 하고 싶지만 그게 좀 어렵구나, 뭐가 어렵니?

알레샤: 확실하지 않아요, 그냥 까다로워요.

엄마: 괜찮아, 걔네들에게 네가 껴도 되는지 물어보는 게 까다롭니 아니면 같이 노는 게 그렇니?

알레샤: 노는 건 괜찮은데, 어떻게 참여할지가요.

엄마: 음...참여하는 걸 물어보는 건 까다로울 수 있어, 동생한테 하는 것처럼 물어보는 게 어떠니? 네가 같이 하고 싶을 때 동생에게 어떻게 물어보니?

이 대화에서 알레샤의 엄마는 문제가 무엇인지 알아내려고 노력하고 있습니다. 문제는 다른 아이들과 실제로 노는 것인가요, 아니면 아이들에게 함께 하자고 요청하는 것인가요? 혼자 놀고 사회적으로 무시당할 수 있는 아이의 경우 항상 이런 상황이 되는 이유가 무엇인지 이해하려고 노력하십시오. 고려해야 할 몇 가지 옵션 또는 가능한 방법은 다음과 같습니다.

- 사회적 기술을 사용하는 것이 어려운가요? – 다른 아이들과 효과적으로 의사소통하기 위한 기술을 사용하는 데 문제가 있습니까? 예를 들어 다음과 같은 문제가 있는가요?

  ○ 다른 사람에게 말을 걸고 대화를 시작하기-아이가 다른 사람과 대화를 시작할 수 있습니까? 다른 아이들에게 의견을 말할 수 있습니까?

  ○ 다른 아이들과 어울리기-아이가 다른 아이들과 어울릴 수 있는지 물어볼 수 있나요? 집과 학교처럼 상황에 따라 변하나요? 게임이 이미 시작된 상태에서 아이가 다른 사람과 놀 수 있습니까?

  ○ 자기주장-아이가 다른 아이에게 도움을 요청할 수 있습니까? 아이가 꼼짝 못하거나 어떻게 해야 할지 모르는 경우 어른들에게 도움을 요청할 수 있습니까?

- 문제가 상황적 요인입니까?-아이가 사회적 기술을 가지고 있고 어떤 상황에서는 그것을 보여주지만, 수영 강습이나 놀이터 같은 구조화되지 않은 시간처럼 익숙하지 않은 환경에서 기술을 사용하는 연습이 부족합니까? 아이가 학교, 놀이터 또는 자유로운 놀이 등 다른 곳에서 적절한 사회적 기술을 보여줍니까?

- 덜 친한 아이들과 다른 환경에서 사회적 기술을 사용하는 데 자신감이 부족합니까? – 아이가 때때로 다른 사람들과 어울리기를 꺼리는 것 같습니까? 아이가 다른 사람들과 놀기 시작하는 것에 대해 긴장하거나 걱정하는 것 같습니까? 아이가 특정한 사회적 상황이나 사건에 대해 불안해하거나 화를 내는 것 같습니까?

이러한 질문은 아이의 사회적 문제의 원인을 파악하는 데 도움이 될 수 있습니다. 부모로서 문제가 분명하지 않은 경우와 같은 예외를 고려하기 위해 가족 내에서 이러한 사항을 반영할 수 있습니다. 예를 들어, 알레샤의 상황에서 그녀의 엄마는 알레샤가 그녀의 여동생과 함께 할 때는 어떤지 물어봄으로써 도와주었습니다. 이 경우, 알레샤는 이 사회적 기술에 문제가 없는 것 같지만, 특정 상황에서 사회적 기술을 적용하는 연습이 부족하거나 자신감이 부족합니다.

학교 선생님과 대화하는 것도 아이의 문제가 무엇이며 언제 발생할 수 있는지 알아내는 데 도움이 될 수 있습니다. 먼저 아이와 함께 학교 선생님과 이야기해도 괜찮은지 확인하는 것이 중요합니다. 당신이 아이에게 학교선생님과 이야기하는 것에 대해 공개한다면 아이들은 당신을 더 신뢰할 가능성이 많습니다. 아이가 처음에는 주저할 수 있으므로 학교에서 지원을 받기 위해 선생님과 대화하는 것이 도움이 될 수 있는 이유를 아이에게 설명해야 할 수도 있습니다.

알레샤

엄마는 알레샤가 학교에서 어떻게 지내는지, 그리고 특별한 친구가 있는지 물어보기 위해 담임 선생님을 만나기로 약속했습니다. 담임 선생님은 알레샤가 학교에서 잘 지내고 반에서 인기 있는 학생이라고 말했습니다. 알레샤의 담임 선생님은 알레샤가 모둠활동을 하는데 능숙하지만, 자유로운 놀이 시간이나 놀이 시간과 같은 덜 구조화된 시간에는 밖에서 아이들과 노는 것 같지는 않다고 말했습니다. 특히 알레샤는 점심시간에 혼자서 많은 시간을 보내며 아이들에게 다가가서 함께 놀자고 하기보다는 아이들이 놀러 오기를 기다리는 경향이 있다고 담임 선생님은 말했습니다. 그녀는 또한 점심시간 관리자선생님들이 알레샤가 예의 바른 소녀라고 말했다고 전했습니다.

학교 선생님과 대화하면 왜 그리고 언제 아이에게 어려움이 발생하는지에 대해 통찰력을 얻을 수 있습니다. 앞의 예에서 알레샤는 교실에서 구조화된 그룹 작업에서 다른 아이와 잘 어울리고 상호 작용하는 것으로 보입니다. 비공식적이거나 덜 구조화된 시간 동안 알레샤는 다른 사람들과 합류하는데 어려움을 겪습니다. 이는 알레샤가 엄마의 지원으로 대화를 시작하고 쉬는 시간과 점심 시간에 운동장에서와 같은 좀더 비공식적인 상황에서 다른 사람들과 합류하는 데 더 자신감을 갖도록 노력할 수 있음을 의미합니다.

문제의 원인이 도출되면 당신과 아이 및 학교선생님은 함께 협력하여 지원 가능한 옵션을 고려할 수 있습니다. 일반적으로 아이가 어떤 작업을 원하는지에 따라 조치가 결정됩니다. 다음 제안들은 사회적 기술을 연습하고 다양한 상황에서 그러한 기술의 사용을 확장하며 아이들의 자신감을 키울 수 있는 기회를 만들 수 있습니다.

아이의 사회 기술 사용을 지원하는 활동

사회 기술의 탐색과 사회 기술 교육

어떤 아이들은 사회적 기술을 연습하기 전에 사회적 기술의 다양한 측면을 배워야 할 수도 있습니다. 여기에는 대화를 시작하거나 다른 사람과 어울리는 것과 같은 특정 기술을 목표로 하는 것이 포함될 수 있습니다. 아이들은 기술을 사용하는 다른 사람을 관찰하고 대화를 통해 그 사람이 무엇을 하고 말하고 있는지 탐색할 수 있습니다.

부모로서 놀이터에서 다른 부모와 대화를 시작하거나, 대화에 참여하거나 상점에서 흥정을 시작하는 방법을 보여줌으로써 당신은 시범을 보여줄 수 있습니다. 이 실제 시범은 아이들이 사회적 기술이 어떤 모습인지 확인하는 데 도움이 될 수 있습니다. 이후 논의에서 '내가 뭐라고 말했지?', '내가 무엇을 했지?'를 탐색할 수 있습니다.

TV는 기술을 확인하는 또 다른 곳이 될 수 있습니다. '그녀는 다른 사람들과 대화를 시작하기 위해 무엇을 하고 있습니까?' '그녀의 눈은 어디를 보고 있습니까?' 이러한 기술은 인형들을 가지고 가상 놀이를 통해 탐구할 수도 있으며, 여기서 아이는 관련 사회적 기술의 사용을 실험하고 탐색하기 시작할 수 있습니다. 마찬가지로 만화와 말풍선이 있는 그림을 사용하여 다양한 사회적 기술을 보여줄 수 있습니다.

사회 기술을 연습하고 칭찬하기

다음 단계는 아이와 함께 사회 기술을 연습할 수 있는 기회를 제공하는 것입니다. 우선, 성공이 보장되는 안전한 장소(일반적으로 가정)에서 연습이 이루어져야 합니다. 집에서 액션 피규어나 인형

같은 대사를 연기하는 장난감을 사용할 수 있습니다. 그런 다음 부모로서 당신과 함께, 또는 조부모나 형제자매와 함께 역할극을 연습할 수 있습니다. 중요한 것은 당신의 아이가 성공할 수 있다는 점이고, 이는 아이가 이 사회적 기술을 사용할 수 있다는 자신감과 믿음을 커지게 할 것입니다.

칭찬도 중요합니다. 아이에게 자신이 잘한 일과 잘한 이유를 이렇게 말하십시오. '잘했어! 너는 질문을 통해 끼어들어도 되냐고 물어봤고 동시에 그들을 보고 있었구나. 잘 했어!' 이렇게 하면 아이가 성공하기 위해 해야 할 일을 배우는 데 도움이 될 것입니다.

집 근처에서 사회적 기술을 연습하고 자신감을 키울 수 있는 기회 만들기

아이가 가족 내에서 사회적 기술을 사용하는 데 익숙해지면 다음에 이 기술을 어디에 사용할지 함께 탐색할 가치가 있습니다. 먼저 가정에서 기회를 만드는 것이 도움이 될 수 있습니다. 아이와 집에서 놀이 데이트를 하거나, 또는 놀이 공원에서 부모와 함께 연습을 하는 것입니다. 아이는 당신이 지원과 칭찬을 하기 위해 참석하는 학교 놀이 시간에서 또는 학교 하차 또는 픽업과 같은 환경에서 사회적 기술을 연습할 장소를 선택할 수 있습니다.

학교에서 사회 기술을 연습할 수 있는 사회적 기회 탐색

마지막 단계는 자녀가 어려움이 발생할 수 있는 학교 안팎에서 기술을 사용할 수 있도록 다른 곳에 다리를 놓는 것입니다. 자녀가 스쿨버스에서 내릴 때 인사말을 사용하도록 격려하고 그렇게 한 것에 대해 칭찬할 수 있습니다. 또는 학교에 가는 길에 다른 가족과 함께 걷고 이야기를 나누십시오. 놀이 날짜를 정하는 것부터 공원에서 또는 방과 후 모임에 이르기까지 다른 부모와의 대화도 이를 지원하는 데 도움이 될 수 있습니다.

아이가 학교에서 기술을 연습할 수 있도록 지원받을 수 있을 때 학교 선생님에게 말하는 것도 유용할 수 있습니다. 학교에서는 진행 상황을 모니터링하고 피드백을 제공하기 위해 여러 선생님이 참여합니다(예: 수업 시간이나 점심 시간 감독관과 함께 운동장에서 자유롭게 노는 동안). 또한 짝을 이룬 친구 시스템을 사용할 수 있는데, 여기서 자녀가 함께 놀 친구가 있다고 판단되어 하루 중 더 비공식적인 시간 동안 다른 아이들과 노는 과정을 시작하는 데 도움이 될 수 있습니다. 어린 아이들과 짝을 짓는 것은 아이들이 다른 사람들에게 놀이 방법을 보여주는 경험을 더 느끼게 하기 때문에 특히 도움이 될 수 있습니다.

　　아이가 연습과정의 한 구성원으로서 특정한 사회적 기술을 연습할 장소와 시기를 결정하는 데 의견을 내는 것이 중요합니다. 대화를 이어가고 진행 상황을 검토하면서 아이들이 경험을 다룰 수 있는지 확인할 수 있습니다.

　　아이가 할 수 있기를 바라는 것과 같은 목표의 세부 사항을 포함하는 사회 활동 메뉴를 공동으로 만들 수 있습니다. 예를 들어 메뉴에는 공원에서 다른 사람들과 함께 놀거나 다른 아이에게 학교 모래밭에서 함께 모래성을 쌓도록 요청하는 것이 포함될 수 있습니다. 더 익숙하지 않은 환경에서 사회적 기술을 적용하기 전에 자신감과 역량을 구축하기 위해 안전하고 작은 것부터 시작하십시오.

　　사회 활동 연습계획에 아이를 포함시킬 뿐만 아니라 평가에도 참여시켜야 합니다.

특히 긍정적인 활동에 이름을 붙이는 것을 돕는 것은 그들이 배우는 데 도움이 될 것입니다. 무엇을 알아차렸는지 구체적으로 말할 수 있습니다. '벤에게 게임에 참여할 수 있는지 물어보는 방식이 정말 마음에 든다.' 그런 다음 아이에게 무엇이 잘되었는지도 물어보고 왜 잘되었다고 생각하는지 질문하는 것도 도움이 될 것입니다.

시간이 지남에 따라 보다 비공식적인 활동(놀이 데이트, 다른 사람들과 함께 공원으로 산책)과 함께 공식 활동(예: 점심시간 및 방과 후 동아리)을 점진적으로 구축하여 아이가 놀이 및 사회적 기술을 연습하고 사용에 자신감을 갖게 하십시오.

사회적 위축

그룹의 관심이나 사회적 활동이 변경되어 더 이상 그룹의 일부라고 느끼지 않는 경우 아동은 사회적으로 위축되거나 고립될 수 있습니다. 우리는 2장에서 아이작을 만났습니다. 축구에 대한 그의 관심은, 컴퓨터에 대한 관심 증가와 갈라져 축구를 같이 하던 또래 그룹과 사회적으로 멀어지기 시작했습니다. 이러한 상황에서는 부모가 문제에 대해 호기심을 갖고 이해심을 나타내는 것이 중요합니다. 그의 아빠가 이 토론의 틀을 잡은 방법은 다음과 같습니다.

아이작

아이작은 9세 4학년의 조용한 소년입니다. 아이작은 IT를 좋아하고 컴퓨터 동아리에 참석합니다. 그는 친구들이 축구에 집중하면서 그들과 점점 멀어졌습니다. 아이작은 더 이상 축구에 관심이 없습니다.

아빠: 요즘 친구들이랑 어때? 그 친구들에 대해 별로 얘기하지 않는 것 같은데?

아이작: 걔들은 잘 지내요. 나는 요즘 걔네랑 안 놀아요.

아빠: 더 이상 친구가 아닌거니?

아이작: 글쎄요. 그들은 그냥 축구만 하고 그게 다예요. 지루하게요.

아빠: 그렇구나. 그럼 축구가 지루하다면 너는 무엇을 하고 싶니?

아이작: 글쎄요. 컴퓨터 동아리는 좋아요.

아빠: 잘 됐네. 컴퓨터 동아리가 멋지고 너가 대신 할만한 거구나. 거기 다른 애들은 어때?

아이작: 괜찮아요.

아빠: 친구가 될만한 아이는 있니?

아이작: 이브라힘은 괜찮아요. 가끔 온라인 게임을 같이 해요.

아빠: 그래. 온라인 게임 같이 하면서 재미있게 놀아라. 걔는 학교에서 프로그래밍과 같은 다른 일을 함께 할 수 있니?

아이작: 학교에서 컴퓨터와 카메라를 사용하기 때문에 그와 함께 애니메이션 작업을 할 수 있을 것 같아요.

아빠: 좋은 생각 같아, 그게 해 볼만한 가치가 있다고 생각하니?

아이작의 아빠는 가치 판단을 내리지 않도록 주의합니다. 그는 아이작이 더 이상 축구를 하지 않는 것에 대해 실망을 나타내지 않으며 아이작이 친구들과 관련하여 무엇을 해야 한다고 생각하는지에 대해 언급하지 않습니다. 대신 그는 질문을 하고 아이작이 자신의 관심 분야에 참여할 수 있는 다양한 사회 활동을 찾도록 도와줍니다. 아이작의 아빠는 또한 아들에게 대안을 평가하고 효과가 있는지 고려하도록 권장합니다. 이것은 아이작이 변화를 가져오는 방법을 배우는 첫 번째 단계가 될 수 있습니다. 아이작의 아빠는 몇 가지 해결책을 제시하고 준비가 되면 시도해 볼 수 있도록 격려합니다.

또 다른 유용한 연습은 함께 문제를 해결하고, 상황을 개선하기 위한 조치를 결정하고, 변화를 지원할 계획을 세우는 것입니다. 아이작에게 이것은 기존 친구들과 연결을 시도하고 다른 아이들과 새로운 우정을 키우는 것을 포함할 수 있습니다. 대부분의 상황에서 또래관계는 특히 사회적으로 위축될 위험이 있는 어린이에게 보호 기능을 제공합니다. 다음은 아이작과 아빠가 제안한 몇 가지 계획안입니다.

아이작의 옵션 메뉴

아이작은 다음을 수행할 수 있습니다.

- 축구 친구들에게 FIFA 또는 챔피언십 매니저게임 처럼 함께하는 온라인 게임 토너먼트를 원하는지 물어보십시오.

- 이브라힘이 애니메이션 동아리에 가고 싶어하는지 또는 프로그래밍을 함께 하고 싶은지 확인하십시오.
- 이브라힘에게 함께 집에 와서 게임을 하고 싶은지 물어보십시오.
- 함께 게임에 관심이 있는 컴퓨터 클럽의 다른 사람을 확인하십시오.
- 축구 친구 중에 온라인 게임도 좋아하는 사람이 있는지 확인하십시오.

아빠는,
- 학교 내에서 또는 방과 후 클럽에서 제공되는 다른 컴퓨터 또는 IT 활동에 대해 학교에 문의하십시오.
- 이브라힘과 아이작이 참석할 IT 수업이 있는지 지역 도서관이나 대학을 확인하십시오.

행동과 날짜가 적힌 서면 기록이나 일지를 보관함으로써 아이작과 아빠는 그들이 얼마나 효과적인지 평가하기로 합의한 옵션에 대해 더 논의할 수 있습니다. 이 접근 방식을 사용하여 대안을 찾고 검토함으로써 문제를 공동으로 해결할 수 있으며 아이작이 사회적 활동의 지원과 관심을 받는 데 도움이 될 것입니다.

외로운 아이 도와주기

많은 아이들이 삶의 어느 시점에서 외로움을 경험합니다. 가까운 친구가 이사를 가거나 학교에서 새학년이 시작할 때 일시적으로 경험하기도 합니다. 어떤 아이들은 혼자 있는 것을 좋아하고 어른들에게는 외로워 보여도 스스로 외롭다고 생각하지 않습니다. 하지만 때때로 어떤 아이들은 오랫동안 매우 외롭고 불행하다고 느낍니다.

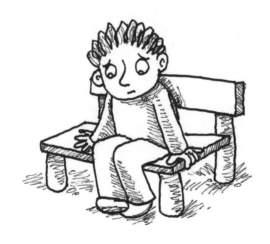

외로움이 확인되면 아이는 자신의 감정과 외로움을 경험하는 상황을 관리하는 데 도움이 필요할 수 있습니다. 외로움을 관찰하기가 쉬운 것은 아니므로 외로움을 진정으로 파악하는 방법은 아이와 대화하는 것입니다. 관련된 감정의 강도를 감안할 때 이전과 마찬가지로 이야기할 적절한 시간과 공간을 찾는 것이 중요합니다. 특히 대화를 시작할 때 다음 사

항을 고려하는 것이 유용할 수 있습니다.

아이에게 외로움에 대해 이야기하기

- 첫째, 아이가 외로움을 느끼는 상황과 장소를 탐색합니다. 예를 들어 '학교에서 외로움을 느끼는 때는 언제니?', '외로움을 느끼는 특별한 수업이나 활동이 있니?', '하루 중 특정한 시간에 외로움을 느끼니?'와 같은 질문을 합니다. 이 질문들은 또한 자녀가 얼마나 자주 외로움을 느끼는지 탐구합니다.

- 이 경험이 최근에 발생했는지 또는 오래된 문제인지 확인합니다. 다음과 같은 질문을 할 수 있습니다. '학교에서 언제부터 외로움을 느끼기 시작했니?', '학교에서 무슨 일이 생긴 후에 외로움을 느끼기 시작했니?'

- 외로움의 감정을 탐구할 수 있습니다. '외롭다 또는 슬프다는 것은 무엇을 의미하니?', '외로울 때 어떻게 느껴지니?', '몸은 어떠니?', 68-70쪽에 설명된 그림 및 미술 활동은 외로움의 육체적 감각을 조사하는데 사용됩니다.

- 다른 사람과 유대감이 없거나 그룹의 일부일 뿐이라고 느낄 때 기분이 어떤지 탐색하는 것이 도움이 될 수 있습니다. 다음과 같은 질문을 사용할 수 있습니다. '학교에서 대화할 다른 사람을 찾을 수 있니?', '필요할 때 친구를 찾을 수 있니?', '친구가 필요할 때 도움을 받을 수 있니?', '친구 모임이나 수업에 참여할 수 있니?', '학교에서 소외감을 느낄 때가 있니?',

---

이를 통해 아이가 외로움을 느끼는 정도와 상황을 파악할 수 있습니다. 그런 다음 아이가 외로움을 인식하고 때때로 혼자 있을 때 슬퍼하는 것을 이해할 수 있다는 사실을 인식하도

록 지원할 수 있습니다. 변화를 위해 무엇을 할 수 있는지 함께 생각해 보십시오.

감정 중심 대처 전략(어려운 감정을 관리하는 데 도움이 되는 것) 또는 문제 중심 전략(외로움을 유발하는 상황을 적극적으로 해결하는 방법), 해결 중심 접근 방식(외롭지 않은 시간과 상황 고려)을 탐색할 수 있습니다. 아이가 자신의 외로움에 대해 이야기하는 것을 어려워하는 경우 동화(소설), 시, 미술, 음악과 같은 다양한 매체를 사용하여 다른 사람의 외로움을 먼저 탐색해 보고, 이를 자신의 경험과 연결해 볼 수 있습니다.

외로움을 이기는 전략

감정 중심 대처

이 전략은 아이가 외로움에 대처하도록 돕고 아이의 기분을 좋게 만드는 다른 것들을 찾는 것입니다. 외로움의 감정을 인식하고 탐색하는 한 가지 방법은 감정 일기를 사용하는 것입니다. 감정 일기는 아이가 자신의 감정을 추적하여 감정이 어떻게 달라지는지 이해하는 데 도움이 됩니다. 스스로 외로움이 가장 강할 때가 언제인지 알 수 있을 뿐만 아니라 자신이 항상 외로움을 느끼지 않는다는 것을 설명할 것입니다. 이는 외로움을 느끼지 않는 시간을 늘리는 방법에 대한 단서를 제공할 수 있습니다. 감정 일기는 간단한 표 형식으로 작성할 수 있으며 아이가 종이나 공책에 정보를 기록하거나 스마트폰 또는 태블릿에 입력할 수 있습니다.

0-10 척도를 사용하여 하루 중 각 시간 동안 얼마나 외로웠는지 평가하십시오(10은 매우 외로움).			
날짜	**아침**	**점심**	**저녁**
11월 29일	4	5	3
11월 30일	2	5	4
12월 1일	6	6	7
12월 2일	5	4	2
12월 3일	6	7	8

어린 아이의 경우 이모티콘(슬픔, 보통, 행복) 같은 슬라이더 척도를 사용하여 아이가 얼마나 외로움을 느끼는지 보여줄 수 있습니다.

나타나는 패턴(예: 언제, 어디서, 어떻게 외로움이 가장 극심한지)을 논의하고, 이를 예외적인 상황 혹은 대처 전략 및 변화 가능성을 탐색하기 위한 기초로 사용합니다.

외롭지 않은 시기와 이유를 강조하여 좋아질 수 있는 긍정적인 희망을 구축할 수 있는 기회를 찾으십시오. 이것은 아이들이 긍정적인 경험에서 배우고, 외롭고 연약하다고 느낄 때 이 지식을 활용하는게 도움이 될 것입니다. 이는 당신(및 교사를 포함한 다른 어른)이 본보기가 된 긍정적인 자기 대화를 통해 개발할 수 있습니다. 다음과 같은 긍정적인 진술을 사용하는 방법을 보여줄 수 있습니다.

- '도와줄 가족이 있어서 나는 강하다.'
- '이 느낌은 영원하지 않을거야. 외로움은 지나갈거야.'
- '누구나 가끔 외롭다.'
- '여동생에게 말을 걸거나 애완동물과 놀아주면 외로움에 서 벗어날 수 있다.'
- '지금은 혼자지만 외롭지 않다.'

운동은 외로움과 슬픔을 극복하는 데 정말 효과적일 수 있습니다. 산책이나 수영을 함께 가거나 5 km 마라톤을 할 수 있는 기회를 탐색할 수 있습니다. 이 모든 활동은 아이의 기분을 좋게 하고 부정적인 감정과 싸우는 화학 물질을 방출합니다. 어떤 사람들에게는 영화 보기 같은 새로운 취미를 갖는 게 슬픔의 감정에서 벗어나는 데 도움이 될 수 있습니다. 이는 또한 새로운 기술을 개발하고 성공의 느낌을 경험하고 새로운 아이들을 만나고 새로운 친구를 사귈 수 있는 기회를 제공합니다.

문제 중심 전략

이 전략들은 외로움을 유발하는 상황에 능동적으로 대처하는 방법들입니다. 아이들은 대개 도움이 될 수 있는 문제 중심 전략을 식별할 수 있으므로, 아이들이 외로움을 느끼고 있다는 것을 당신이 분명히 알게 된 후에는 아이들과 이야기 해야 합니다. 예를 들어, 많은 아이들은 사회적 접촉을 찾는 것이 외로움에 대처하는 한 가지 방법임을 알고 있습니다. 당신의 대화는 지원을 찾는 방법에 중점을 둘 수 있습니다. 즉, 기존 친구 그룹을 활용하거나 학교에서 다양한 관계 또는 사회적 지원 네트워크를 알아보는 것입니다.

아이가 선생님께 이 문제에 대해 말씀드릴 의향이 있다고 얘기하면, 아이가 외로움을 느끼는 상황을 피하기 위해 학교 스텝들의 참여를 요청하는 것은 선택사항입니다. 전략에는 다음이 포함될 수 있습니다. 휴식 시간에 그룹 게임을 조직하고, 점심 시간에 아이에게 같은 반 아이와 '놀거리'를 주고, 수업 시간에 더 많은 짝을 이루거나 그룹 작업을 하며, 그룹을 설정할 때 아이와 함께 놀 가능성이 가장 높은 아이를 배치합니다.

감정 중심 및 문제 중심 대처에 대해 생각할 때 아이가 상황에 대해 실제로 무엇을 할 수 있을지 고려하는 것이 중요합니다. 아이들은 다른 아이들이 그들에 대해 느끼는 방식을 빠르게 바꾸지 못할 수 있으므로 감정에 초점을 맞춘 대처 전략이 정말 중요할 수 있습니다. 그러나 다른 때에는 문제를 피하는 것보다 문제를 해결하는 것이 중요할 것입니다.

나이가 많은 아이에게 학교에서 외로움을 느끼지 않는 방법에 대해 생각해 보라고 하면 '학교 안 가'라고 말할 것입니다. 여기서 그들은 자신을 외롭게 만드는 상황에서 물러나거나 피하라고 제안하고 있습니다. 단기적으로는 그들의 기분과 관련하여 효과가 있을 가능성이 높지만, 장기적으로는 모든 종류의 이유(누락된 교육, 출석 수준 등)로 인해 도움이 되지 않을 것입니다. 많은 사회적 기회를 제공하는 학교를 그만

두는 것도 장기적으로 친구 관계의 어려움과 외로움을 멈추는 데 도움이 되지 않을 것입니다. 따라서 그들이 다양한 전략을 객관적으로 평가하도록 돕기 위해 그들과 대화해야 할 수도 있습니다. 그들이 화가 났고 빨리 기분이 나아지기를 원한다면 이것은 어려울 수 있습니다.

해결 중심 전략

이러한 전략은 아이의 삶에서 이미 잘 진행되고 있는 것이 무엇인지 알아내는데 기반을 두고 있습니다. 아이가 외로움을 느끼지 않는 경우를 인식하도록 도와주십시오. 아이가 가지고 있는 기술, 즉 또래관계가 좋을 때 그리고 외롭지 않을 때 사용하는 기술을 살펴보십시오. 환경과 상황, 아이가 가진 강점과 함께 아이가 사용할 수 있는 지지체계가 외롭지 않을 때 어떻게 다른지 탐색하십시오. 그런 다음 해결책을 찾는 것을 목표로 아이가 외로움을 느낄 때 이러한 기술을 어떻게 사용할 수 있는지 생각하도록 도울 수 있습니다.

도움이 되는 기법은 아이의 현재 상황과 원하는 상황에 초점을 맞춘 질문을 하는 것입니다.

질문의 예시는 다음과 같습니다. '내일 일어나서 외로움이 사라진다면 무엇을 하고 있을 것 같니?', '기분이 어때?', '다른 사람들이 너에 대해 뭐라고 말할까/너에 대해 알아차렸을까?'

다음으로, 자신과 다른 사람 모두를 위해 실행 가능한 조치를 통해 작은 단계로 '현재 상황'에서 '상황이 어떻게 되기를 원하는지'로 이동하는 방법을 아이와 함께 탐색하십시오.

예를 들어, 아이가 친구와 놀 때 외로움이 사라진다고 말한다면 친구 사귀기, 공동 관심사 찾기, 친구와 놀 시간 얻기(집과 학교에서) 등의 방법이 있습니다. 아이가 우정을 발전시키고 부모와 아이를 위한 명확하고 단계별 실행 계획을 세우도록 지원하는 일반적인 접근 방식에 관한 자세한 내용은 3장을 다시 참조하시기 바랍니다. 또한 선생님과 계획을 논의하고 이것을 학교 시간까지 연장할 수 있는 가능성에 대한 선생님의 견해를 구하는 것도 가치가 있습니다.

아이의 감정을 탐색하는 유용한 방법은 0에서 10까지의 간단한 숫자 척도를 사용하는 것입니다. 행복하고 긍정적인 상태는 10으로, 부정적이거나 불행한 상태는 0으로 표시됩니다. 척도의 점수 차이에 대해 토론해보시기 바랍니다.

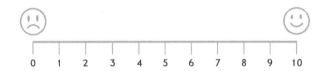

척도를 참조하여 질문하세요(예시: '10점일 때는 뭐해?', '누구랑 있어?', '기분이 어때?'). 그런 다음 원하는 상태에 대한 동일한 작업을 반복할 수 있습니다. 예를 들어, '너가 원하는 점수는 몇 점이니?', '어떤 모습일까?'라고 질문합니다. 다음으로 아이가 현재 몇 점에 위치하는지 알아낼 수 있습니다(예시: '지금 기분이 어떠니?', '너는 점수가 어디에 있다고 생각하니?', '그 모습/느낌은 어떠니?')

이전과 마찬가지로 대화는 아이가 '지금 있는 곳'에서 '원하는 곳'으로 이동하도록 돕는 방법에 초점을 맞출 수 있습니다. 이것은 집과 학교에서 주변 사람들이 할 수 있는 일과 함께 할 수 있는 일이 될 수 있습니다.

매디의 엄마는 외로움에 대한 매디의 감정과 경험에 대해 더 많이 알아내어 딸을 지원하기 위해 이 전략을 사용했습니다.

매디

매디는 11살이고 6학년입니다. 매디는 과거에 엄마에게 '학교에 가장 친한 친구가 없다'고, '정말로 이야기하거나 어울릴 사람이 없다'고 말했습니다. 엄마는 매디가 학교 상황에 대해 더 나은 기분을 느낄 수 있는 방법을 찾도록 돕기 위해 이 문제에 대해 이야기하기로 결정했습니다. 그녀는 어느 날 오후 매디와 함께 앉아 그들 앞에 0-10 등급 척도를 그렸습니다.

엄마: 그래, 이 척도는 한쪽 끝에 10을, 다른 쪽 끝에 0이 표시되어 있어. 척도의 10은 우리가 정말 행복하고 일이 잘 될 때야. 다른 쪽 끝인 0은 우리가 슬프고 일이 잘 풀리지 않을 때란다.

매디: 네, 10은 모든 게 좋을 때군요.

엄마: 맞아, 바로 그 자리란다. 그래서 10은 정말 기분이 좋을 때 친구의 생일 파티에 있거나 친구 집에서 함께 즐거운 시간을 보내는 것과 같아.

매디: 아니면 스케이트장이나 여름 휴가철에 야외 수영장갔을 때예요.

엄마: 맞아, 그래서 우리는 이 척도를 사용하여 현재 학교와 친구들에 대해 어떻게 느끼는지 알아볼 거야, 우리가 도울 수 있는 일에 대해 함께 생각할 수 있는지 알아보기 위해 이걸 사용할거야, 괜찮은 거 같니?

매디: 네. . . 그렇게 생각해요.

엄마: 좋아, 먼저 몇 가지 단어를 입력하자, 10을 설명하기 위해 어떤 단어를 사용할래? 그건 어떤 모습이나 느낌이니? 너가 뭘 하고 있을까?

매디: 그건 아마 친구 몇 명과 스케이트를 타러 가는 것과 같은, 와우, 멋진 일이요.

엄마: 좋은 것 같네. 그것들을 적어놓을게. 그래서 우리는 '멋진'과 '와우', '친구들과 시간을 보내며 스케이트를 타는 것'이란 단어를 가졌어. 그게 전부니?

메디: 아이스크림.

엄마: 아이스크림과 함께, 해피 10점 결말이구나. 이제 0을 생각해 보자, 슬플 때 어떤 종류의 물건이나 단어를 사용하겠니?

매디: 우울하고, 슬프고, 춥고, 혼자, 놀이터에서 나 혼자.

엄마: 알겠어. 그래서 이 모든 것이 상당히 낮은 느낌이고, '우울하고', '슬프고', '춥고', '놀이터에 혼자'.

그래서 우리의 척도를 만든 지금, 학교에서 대부분의 시간을 느끼는 곳은 어디니? 0 '정말 슬프다'에서 10 '정말 행복하다'까지의 척도를 보면 학교에서는 어디니?

매디: 아마 5인 것 같아요.

엄마: 그래, 그럼 5야. 그래서 정말 슬프거나 정말 행복하지는 않구나. 어떤지 말해줘, 뭘 하고 있니?

매디: 글쎄요, 저는 혼자지만 수업 사이에 다른 아이들과 함께 있어요. 쉬는 시간이고 딱히 같이 있는 사람도 없어서 나쁘지도 그렇다고 좋지도 않아요.

엄마: 그래, 그게 너가 지금 있는 상태, 좋지도 나쁘지도 않구나. 이제 네가 이상적으로 있고 싶은 곳을 말해줘 몇 번이니?

매디: 오, 8점이 되고 싶어요. 그게 편하고, 꽤 좋고, 대부분의 시간 동안 행복해요.

엄마: 그래, 그러면 어떤 모습일까, 메디? 너랑 다른 사람들은 무엇을 하고 있을까?

메디: 글쎄요, 우리는 그냥 어울려 놀고, 이야기하고, 그런 것들을 할 거 같아요.

엄마: 그러면 너가 5에서 8로 느끼도록 돕기 위해 우리, 나 또는 네가 무엇을 할 수 있다고 생각하니?

매디: 음, 까다롭네요,,,저는 언제 사람들과 어울리고 무슨 이야기를 해야 할지 연습해야 할 것 같아요.

엄마: 그건 네가 할 수 있는 거니? 아니면 내가 도울 수 있는 일이니?

외로움의 문제를 탐구함으로써 대화에서 행동이 나타나기 시작할 수 있음을 알 수 있습니다. 그러면 다음 질문은 해결 중심이 될 수 있으며 아이가 현재 상태에서 원하는(이상적인) 상태로 전환하도록 돕는 방법을 알아낼 수 있습니다.

여기에는 다음과 같은 질문이 포함될 수 있습니다. '네가 5에서 8로 되도록 돕기 위해 내가 할 수 있는 두 가지는 무엇일까?', '현재 상태에서 원하는 상태로 가기 위해 네가 할 수 있다고 생각하는 두 가지는 무엇이니?', '학교에서 사람들이 너를 돕기 위해 무엇을 할 수 있을까?'.

이것은 다른 사람들과 관련된 가능한 해결책에 대한 탐색을 시작합니다. 어려움에 대한 책임을 공유하고 아이가 상황을 개선할 수 있는 여러 가지 옵션이 있음을 알 수 있습니다. 이런 식으로 일어날 수 있는 일에 대한 희망을 심어주는 것을 목표로 합니다. 그런 다음 당신과 아이가 문제를 해결하기 위해 할 수 있는 일이 포함된 실행 계획이 나올 수 있습니다. 아이가 시도할 수 있는 두 가지 작업과 당신이 시도할 수 있는 두 가지 일의 목록이 될 수 있습니다. 조치가 긍정적인 영향을 미치고 변화를 가져왔는지 나중에 검토할 수 있습니다.

(항상 아이의 허락 하에) 선생님과 대화하면 외로움이 발생한다고 생각하는 이유와 아이가 취약해 보이는 상황에 대해 문의할 수 있는 기회가 제공됩니다. 아이와 함께 그리고 교사의 지원을 받아 아이가 편안함을 느끼는 속도로 외로움을 해결하기 위해 선택할 수 있는 활동 메뉴를 작성하는 것을 목표로 해야 합니다. 외로움을 적극적으로 인정하는 가정과 학교에서의 아이들과의 대화는 안도의 원천이 될 수 있습니다.

학교 내에서 사용 가능한 옵션을 탐색하는 것은 개인에게 더 많은 지원 방법을 여는 데 유용할 것입니다.

그룹 또는 전체 학교 수준에서 각 학교는 다를 수 있지만, 모든 학교는 아이의 사회적, 정서적 평안을 개발하기 위한 지원을 제공해야 합니다.

다음 장에서는 다른 아이들이 아이를 피하거나 의도적으로 거부하는 경우 아이를 지원하는 방법을 살펴봅니다.

핵심 포인트

- 아이와 함께 문제를 탐색하는 데 도움이 되도록 아이와 대화를 나누는 것이 중요합니다. 그 안에서 당신의 아이는 그 과정을 통해 통제감을 느끼고 선택할 수 있는 옵션을 제공받을 필요가 있습니다.

- 아이와의 대화는 다양한 형태를 취할 수 있으며 주요 메시지는 대화를 의미 있게 만드는 것입니다. 특히, 그들이 무엇을 바꾸고 싶어하고 어떻게 하면 더 나아질 수 있는지 알아내십시오.

- 당신이 취하는 조치는 경험한 어려움의 성격에 따라 다릅니다. 아이가 사회적 기술을 구축하고 자신감을 키워야 하는지 또는 아이의 문제가 특정 사회적 상황에만 해당하는지 고려하십시오. 작은 단계부터 시작하고, 행동을 직접 본보기로 삼고, 칭찬을 하고, 아이가 자신의 진행 상황을 평가할 기회를 제공하십시오.

- 학교에서 문제가 발생하면 학부모와 교직원이 문제를 논의하여 우려 사항을 공유하고, 문제가 발생하는 시기를 파악하고, 해결할 조치에 대해 공동으로 합의하는 것이 유용합니다. 학교 기반 지원에 대한 자세한 내용은 6장에서 확인할 수 있습니다.

제 **5** 장

아이가 또래들에게
거부 당하는 경우 도와주기

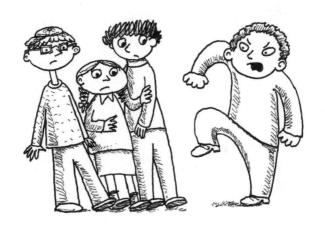

　2장에서 언급한 바와 같이 아이는 다양한 이유로 또래들에게 거부 당할 수 있습니다. 아이가 어떻게 행동하는지, 무엇을 하는지가 또래에게 소외 당하는 이유가 되기도 합니다. 소외 당하는 아이의 행동이 집단 규칙에 맞지 않아서 다른 아이들이 그들을 피하거나 의도적으로 소외 당하는 아이를 배

제시키기도 합니다. 예를 들어, 어떤 아이들은 성질이 급하고 작은 사건에도 강하게 반응하며, 불만이 있을 때 폭발하고 너무 흥분한 모습을 보여 논리적으로 이해하기가 정말 어려워집니다. 이는 다른 아이들이 흥분을 잘하는 아이들과 함께 일하거나 노는 것을 피하게 만들 수 있습니다. 부모에게는 특히 다른 집 아이가 비슷한 상황에 처한 것처럼 보이는 경우라도 매우 걱정스러울 수 있습니다. 성급한 아이들은 다른 사람을 비난하고 자신의 행동에 책임지기를 거부할 수 있으며, 특히 자신이 화가 났다고 느끼는 상황에서 더 그렇습니다. 사소한 문제로 자주 다툴 수 있고 학교에서 말썽을 일으키며 친구가 거의 없을 수 있습니다. 이 내용이 당신의 아이에 해당하는 경우 아이의 행동에 대해 걱정하기도 하고 화가 날 수도 있습니다.

자신의 감정과 행동을 관리하는 데 어려움을 겪는 아이들은 종종 잘 지내지 못하고 관계에 취약합니다. 아이들은 사회적 상황에서 위태로움을 느끼고 세상이 자신에게 불리하다고 생각할 수 있습니다. 친구를 사귀고 유지하려면 자신의 감정을 더 잘 제어하고, 감정을 표현하는 방법을 배우고, 다른 사람의 관점을 더 잘 이해할 수 있어야 합니다. 다행인 점은 아이들이 이러한 기술을 개발하도록 돕기 위해 부모가 아이들과 함께 해결해 나갈 방법이 있다는 것입니다.

테오

제2장에서 만났던 테오를 기억하시나요? 테오는 다른 아이들에게 신체적, 언어적으로 공격적인 성향으로 인해 또래들에게 소외된 10살 소년입니다. 테오는 자신이 다른 사람에게 어떻게 대응할지 선택할 수 있다는 사실을 배워야 합니다. 고함을 지르고 말다툼을 하면 원하는 결과를 빨리 얻을 수 있지만, 사회적 대가가 따른다는 사실을요. 테오는 즉각적인 '승리'로 단기적으로 원하는 것을 얻을 수 있지만, 장기적으로 봤을 때 사회적 배제와 거부가 따라올 것이라는 사실을 아직 완전히 이해하지 못합니다.

테오는 또한 그가 매우 흥분하고 화를 내면(또는 감정이 넘쳐오르면) 생리적으로 자신의 행동에 대한 결과를 예측하거나 고려할 수 없다는 사실을 배워야 합니다. 테오가 불만이 있을 때 소리를 지르며 달려들게 되면 가족과 함께 있는 집에서는 불만이 고조되고 갈등 상황이 빠르게 확대될 수 있습니다. 이 패턴은 때때로 테오의 행동이 용납될 수 없는 것으로 여겨지는 학교 생활과 여가 활동(예: 축구)으로 옮겨졌습니다.

테오의 부모는 아들에 대해 점점 더 걱정하게 되었습니다. 테오는 집에서 더 우울해하며 이제 방과 후에 어떤 친구도 집에 오는 것을 원하지 않는다고 엄마에게 말합니다. 엄마는 테오의 분노 폭발과 다른 아이들과의 갈등을 관리하기가 매우 어려웠기 때문에 아이들이 집에 안 오는 것에 오히려 안도하기도 하였습니다. 그러나 엄마는 테오가 더 이상 친구가 없는 것 같아 걱정스럽기도 합니다. 엄마는 테오가 수업시간에 같이 활동하는 것을 피하고 쉬는 시간에 같이 노는 것조차도 피하는 아이들에게서 나쁜 평판을 얻었다는 말을 선생님에게 들었을 때 마음이 아팠습니다.

테오처럼 아이가 또래관계 배제의 위험에 처해 있다면 다음과 같은 실질적인 조치를 아이와 함께 취할 수 있습니다.

문제 인식하기

아이와 함께 이러한 유형의 문제를 탐색하려면 높은 수준의 세심함이 필요합니다. 아이들은 문제에 대해 논의하기를 원하기는 커녕 문제가 있다는 것을 인정하려고 하지 않거나 불편해합니다. 그런 경우에는 여러분이 간섭하기 위해서가 아니라 경청하기 위해 이야기를 나눈다는 점을 인식시키고 안심시키는 것이 중요합니다. 그러나 아이들은 어려움이 무엇인지, 즉 자신이 무엇을 하고 있고, 그것이 또래들에게 어떻게 보이는지 알지 못할 수도 있습니다. 따라서 상황에 대해 자녀들과 부드럽게 이야기하는 것으로 시작해야 할 수도 있습니다.

문제 해결에 대해 같이 접근하는 방식을 채택하면 아이들이 무엇을 해야 하는지 지시 받기보다는 해결과정에 포함되어 있다고 느낄 수 있는 이점이 있습니다. 또한 아이들이 이야기하고 싶은 문제의 측면과 언제 이야기할지를 결정할 수 있도록 하는 것이 도움이 됩니다. 아이들을 참여시키고 동기를 부여하려면 자녀가 이야기 중에 무엇을 얻을 수 있는지 알 수 있도록 도와주세요. 그러면 아이들이 다르게 생각하고 행동하는 데 노력을 기울이는 것의 이점을 이해할 수 있습니다.

행동의 결과 이해하기

친구와 함께 있는 상황에서 자녀가 원하는 것을 얻는 데 너무 집착하여 충동적이거나 공격적인 방식으로 행동하는 경향이 있다면, 자신의 행동이 다른 아이들에게 어떤 영향을 미치는지 이해하도록 도와주십시오. 다른 아이들은 자신의 행동으로 인해 화를 내거나 괴로워할 수 있으며, 이로 인해 자녀를 피하거나 거부하게 될 수 있음을 설명하십시오. 이해시키는 한 가지 방법은 화난 행동의 결과에 대해 관련 문학 작품을 활용하는 것입니다. 어린 아이들에게는 에릭 칼의『심술궂은 무당벌레』[1]가 인기 있는 책입니다. 나이가 많은 아이의 경우 텔레비전이나 영화에 나오는 등장인물을 예로 들어 설명하는 것이 도움이 될 수 있습니다.

---

[1] 1977년에 출간된 이 책은 45년이 넘는 세월 동안 한결같이 에릭 칼의 대표작 중 하나인 그림책이다. 조금은 심술궂고, 조금은 건방지지만 그래도 절대 미워할 수 없는 무당벌레 캐릭터가 나오며, 친절과 인내력의 힘을 다루는 이야기이다.

침착함을 유지하는 법을 배우기

아이가 자신의 분노나 공격성이 다른 아이들에게 어떤 영향을 미칠 수 있는지 이해하면 이런 일이 발생하지 않도록 침착함을 유지하는 데 집중하는 것에 대해 아이와 이야기할 수 있습니다. 이를 위해서는 침착하기 전략을 사용할 수 있도록 스스로 자신이 초조해하고 있다는 신호를 인식하는 방법을 배워야 합니다. 아이들은 반응하고 잠재적으로 폭발하기 전에 이러한 기술을 사용해야 합니다.

테오의 부모는 테오가 흥분하거나 화를 내고 있다는 몸의 신호를 인식하는 방법을 테오에게 설명했습니다(124쪽 참조). 부모는 테오에게 침착함을 유지하고 냉정을 잃지 않으며 상황이 악화되기 전에 갈등 상황을 피하는 것에는 큰 힘이 필요하다고 말했고, 테오가 침착함을 유지할 때 (논쟁에 대해 비난하는 것보다) 칭찬을 하기 시작했습니다. 부모는 칭찬을 함으로써 아들이 또래관계를 훼손하지 않고 집 밖에서 문제를 일으키지 않는 방식으로 행동하는 법을 배우도록 돕는 강력한 방법임을 인식했습니다.

아이들은 침착함을 유지하는 데 좋은 방법을 선택할 수 있습니다. 이 방법은 완전하지는 않지만 주의를 분산시키고 신체적 긴장을 줄이며 감정을 줄이는 데 좋습니다.

자기 조절 전략

자기 조절은 아이들이 자신의 감정과 행동을 인식하고 관리할 수 있게 해주는 기술입니다.

주의를 다른 곳으로 돌리는 전략

- 물리적으로 멀리 물러나기-예: 멀리 걸어가거나 안전한 장소로 이동합니다.
- 움직이기-예: 침착함을 유지하고 냉정을 잃지 않으며 긴장을 풀기 위해 신선한 공기를 마시며 걷습니다.
- 심리적으로 연습하기-예: 20까지 세면서 '진정하자'와 같은 차분한 말을 반복합니다.

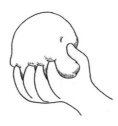

- 대체 활동을 통하여 신체 활동에 집중하기-예: 종이를 작은 조각으로 찢거나, 만지작거리는 장난감을 사용하거나, 스트레스 볼(탱탱볼)을 으깨거나 쥐어잡습니다.

이완 전략

- 의식적으로 호흡하기-예: 2초 동안 천천히 코로 숨을 들이쉬고 4초 동안 입으로 내쉬거나 풍선 호흡하기(풍선을 부는 것

처럼 공기를 채운 다음 천천히 숨을 내쉬면서 공기를 빼는 것)
* 안전한 공간으로 돌아가기－예: 집이나 학교에서 확인된 조용
한 장소로 이동합니다. 이 곳은 이상적으로 아늑하고 평화롭
고 차분한 공간입니다.
* 화난 생각이 사라지는 것을 시각화하고 행복하거나 차분한 이
미지로 대체하여 밀어내기－예: 해변의 파도가 분노를 씻어내
는 이미지, 깜짝상자의 인형을 다시 상자 속으로 밀어넣는 이
미지, 뜨거운 분노를 식히기 위해 떨어지는 눈송이의 이미지

아이가 자신의 생각과 감정을 인식할 수 있도록 도와주기

　　관련된 감정에 대해 이야기하는 것은 아이에게 어려움을
조성하고 어려움이 유지되는 상황에서 아이가 남들의 생각을
인식하는 데 도움이 될 뿐만 아니라, 아이의 부정적인 사고방
식을 인식하고 기분이 나아지도록 이끌 수 있는 대안적인 사
고방식을 찾는 데 도움이 될 수 있습니다. 이것은 인지 행동
요법(Cognitive Behavioral Therapy, CBT)으로 알려져 있으
며, 생각, 감정, 행동 및 생리적 반응이 모두 연결되어 있고 부
정적인 생각과 감정이 아이를 고통의 악순환에 가둘 수 있다
는 생각에 기반한 접근 방식입니다. 다음은 테오가 어머니와
함께 찾은 두 가지 기술입니다.

테오

쉬는 시간에 축구를 할 때 테오는 다른 아이들에게 신체적, 언어적으로 공격적이었습니다. 테오의 어머니는 그가 차분한 상태에 있을 때 그와 함께 이것을 탐색하기로 결정했습니다.

- 먼저, 엄마는 테오와 함께 놀이터의 상황을 그렸습니다. 스틱맨(졸라맨)을 사용하여 그와 다른 사람들이 생각하는 것(머리 위의 구름 풍선), 말하는 것(말풍선) 및 그들이 어떻게 느끼는지(몸 주위 그림 풍선)를 보여줍니다.

  이것은 테오가 축구하는 도중 골키퍼로 뛰라는 요청을 받았을 때 놀이터에서 일어나는 일을 설명하며, 테오가 화가 난 상황에서 생각하고 말하는 것에 대한 테오 자신의 입장을 포함합니다. 또한 테오의 선생님이 상황에 관련된 다른 아이들로부터 모은 다른 사람들의 진술과 생각도 포함되어 있습니다.

  다음으로, 테오의 엄마는 새로운 종이를 사용하여 사고, 감정 및 반응의 다른 방식을 탐색하는 상황을 재현했습니다. 이는 다른 대안의 행동이 모든 사람이 느끼고 생각하는 방식에 어떻게 영향을 미칠 수 있는지에 대한 논의를 통하여 긍정적인 결과에 대한 가능성을 보여주었습니다.

- 테오의 엄마가 사용한 또 다른 기법은 아들의 몸 윤곽만 그린 그림(스틱맨)을 그리고 이를 특정 상황에서 아들의

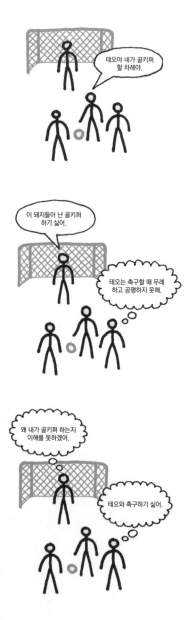

감정에 대한 대화의 기초로 사용하는 것이었습니다. 먼저 엄마는 테오에게 친구와 말다툼을 하는 동안 화가 났을 때 경험한 신체적 감각을 묘사해 달라고 부탁했습니다. 엄마는 '호흡이 빨라졌니?', '몸에 열이 났니?'와 같은 질문을 던졌습니다. 테오는 그의 '폭풍우'-배 안에 있는 이상한 느낌, 긴장된 팔다리, 땀이 터져나오는 것-가 분노를 느끼는 것과 관련된 신체적 징후라는 것을 인식하면서 이를 회상했습니다. 분노에 대해 이야기한 후 테오의 어머니는 다른 감정인 두려움을 탐구했습니다(테오가 이 감정을 묘사하는 데 사용한 단어는 무서움이었지만). 테오가 경험한 신체적 감각에 대해 이야기하고 테오의 신체 윤곽에 주석을 달아 최근 프로 축구 경기에서 많은 관중들 사이에서 테오가 길을 잃었을 때 일어난 일을 보여주었습니다. 이 과정은 테오가 자신이 생각하고 있는 것(나의 생각), 감정(나의 감정), 행동(내가 하는 것) 사이의 연관성을 만드는 출발점을 만들었습니다. 생각, 감정, 그리고 이것이 뒤따르는 행동에 미치는 영향 사이의 연결을 그리는 것은 분노와 같은 감정을 유발하는 요인을 인식하는 데 매우 좋은 기초가 됩니다. 여기에는 '폭풍우'가 발생하기 전에 상황을 피하는 방법에 대해 논의하는 것이 포함됩니다. 아이들에게 또한 다른 방법으로 분노, 불만과 같은 감정을 탐구하도록 합니다. 이들은 시각적 기법을 사용하여 다음과 같이 상황과 관련된 감각 및 행동을 조사합니다.

아이들과 함께 불만과 분노를 탐구하는 방법

- 감정 온도계를 사용하여 특정 감정(예: 불안, 분노)을 탐색하여 아이가 감정을 구분하고 이것이 특정 상황과 어떻게 연결되는지와 감정의 강도의 변화를 이해하도록 돕습니다. 예를 들어 분노 온도계는 다음과 같습니다:

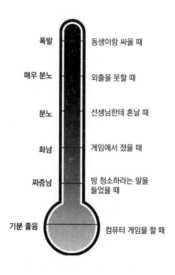

폭발	동생이랑 싸울 때
매우 분노	외출을 못할 때
분노	선생님한테 혼날 때
화남	게임에서 졌을 때
짜증남	방 청소하라는 말을 들었을 때
기분 좋음	컴퓨터 게임을 할 때

- 폭탄 비유는 아이가 언제 화가 났는지 생각하는 데 도움이 될 수 있습니다. 이는 방아쇠/도화선/폭발이라는 제목의 세 열이 있는 격자판 위에 설정된 폭탄과 성냥 그림을 사용하여 시각적으로 뒷받침할 수 있습니다. 아이들이 분노의 원인을 인식하는 것이 중요합니다. 이는 자녀가 폭발한 후에 분노 일기를 작성하고 이를 끝까지 쓰게 한 후 이를 비판하지 않는 방식으로 진행합니다. 아이들은 여전히 화가 났을 때 침착하고 반성하기가 어렵기 때문에 아이들에게 그들의 경험에 대해 이야기하기 전에 진정될 때까지 기다려야 합니다. 그런 다음, 아이에게 다

음 질문을 하십시오,

- ㅇ 어떤 것들이 너를 화나게 했니? 분노의 원인은 무엇일까?(성냥이 켜진다)
- ㅇ 너의 몸에는 어떠한 일이 일어나고 있을까? 무슨 생각을 하기 시작했니?(도화선이 불타고 있다)
- ㅇ 어떠한 행동을 하고 어떻게 말했니? 다른 사람에게 미치는 영향은 무엇일까?(폭탄이 터진다)

- ABC 모델은 다시 자녀가 자신의 감정과 관련 행동에 무슨 일이 일어나고 있는지 알 수 있도록 도와줍니다. 이것은 폭탄 비유와 연결하는 것이 도움이 된다면 연결할 수 있습니다, 종이에 세 개의 열을 그립니다

Antecedents 선행되는 사건: 아이들이 반응하기 전에 일어나는 일-자녀가 생각하고 느끼는 것	**B**ehaviour 행동: 아이들이 어떻게 반응하고, 무슨 행동을 하는지.	**C**onsequences 결과: 자신과 다른 사람에게 미치는 영향

- 이렇게 하면 아이들이 특정 상황에서 무슨 일이 일어나고 있는지 볼 수 있으므로 행동의 원인과 결과를 이해할 수 있습니다, 현재 분노에 대응하는 방법과 그들이 상황을 피하거나 그들의 분노를 좀 더 수용할 수 있는 방식으로 발산하기 위해 할 수 있는 가능한 대안을 모두 살펴보세요, 사회적으로 용납할 수 없는 반응으로 이어지는 선행 사건(A)이나 계기를 이해하는 것은 변화가 필요하다는 것을 인식하는 시작일 수 있습니다, 예를 들어, 욕설을 한 사람을 때리면(B) 학교와 집에서 벌을 받고, 부끄러움을 느끼고, 우정이 위태로워지는 등의 부정적인 결과(C)를 초래할 수 있습니다, 반면에 10까지 세거나 자리를 피하는 것과 같은 차분한 행동을 하면 대립을 피할 수 있으며, 이는 또래관계가 위협받을 가능성이 적고 부모와 교사의 처벌을 피할 수 있음을 의미합니다,

이와 같은 활동은 자녀가 자신의 감정을 얼마나 효과적으로 표현하고 통제하는지 확인하는 데 도움이 될 수 있습니다. 이것은 아이들이 감정을 관리하고 감정 조절 기술을 개발하는 방법입니다.

긍정적인 의도로 가정하기

어떤 아이들은 그 사람이 의도한 것과 상관없이 다른 사람의 행동을 공격적이고 적대적인 것으로 해석합니다. 이것이 습관화되면 또래관계에 문제가 생길 수 있습니다. 예를 들어, 한 여자아이가 실수로 테오의 점심에 음료수를 떨어뜨렸을 때, 테오의 즉각적인 생각은 '이건 단순한 사고야, 쟤 기분도 좋지 않을 거야'가 아니라 '쟤는 내 점심을 망치려고 일부러 그런거야, 쟤는 맨날 그래!'라고 생각했습니다. 이러한 사고 방식은 다른 사람들이 의도적으로 악의적인 방식으로 행동하고 있다고 예상하고 다른 사람들의 행동 뒤에 무엇이 있는지에 대해 부정적인 해석으로 이어집니다.

중립적인 상황에서도 도발을 찾아내면 편향된 사고라고 하며, 시간이 지나도 타인에 대한 적대적 행동이 지속되는 주요 원인 중 하나가 될 수 있습니다. 이것은 아이가 방어적인 방식으로 행동하도록 이끌 수 있으며, 앞의 예에서 우리가 본 것처럼 세상을 이렇게 바라보는 방식은 관계를 위협하고 또래관계를 파괴합니다.

아이에게 '긍정적인 의도로 가정'하도록 제안하세요. 즉, 사람들이 의도적으로 화를 내거나 상처를 주기 위해 무언가를 했다고 가정하기보다는 사람을 믿는 쪽을 선택하도록 하세요. 예를 들어 이것은 상대방의 의도가 무엇인지 고려하기 전에 사고가 발생한 상황에 대해 이야기하는 것을 의미합니다. 아이에게 악의적인 의도보다 긍정적인 생각을 하는 것이 더 도움이 되므로 의심이 가는 경우 긍정적인 해석을 하도록 하세요. 일부 아이들은 이것이 매우 어렵다고 생각할 수 있으니 주의하세요.

아이가 어려워하는 사회적 만남에 대해 이야기할 때 아이의 행동과 다른 사람의 행동에 대한 설명을 탐구하는 것이 유용할 수 있습니다. 그런 다음 함께 사건의 원인을 설명하기 위해 그들이 만드는 별로 도움이 되지 않는 이유를 알아차리기 시작할 수 있고 또한 미래를 위해 더 나은 새로운 사고 방식을 개발하는 데 도움이 되는 유용한 사건 발생의 원인도 알게 됩니다. 다음은 이를 수행하는 방법에 대한 몇 가지 아이디어입니다.

사건이 발생한 이유에 대한 대화

1. 시작하려면 아이에게 문제가 되는 사회적 상황에 대해 이야기하십시오. 사회적인 상황과 다른 아이들이 하고 있는 행동에

초점을 맞추십시오.

2. 아이가 생각하는 사건 발생의 이유가 무엇인지, 즉 사건과 그들의 행동에 대한 설명에 대해 아이와 함께 토론하십시오. 이는 아이가 생각하는 이유가 다른 사람에 대해 중립적인지, 긍정적인지 또는 더 적대적이고 부정적인지 확인하는 데 도움이 됩니다.

3. 일부 적대적 사건의 발생 원인[2]에 대한 생각에 이의를 제기하고, 이 생각들이 어떻게 더 중립적이거나 긍정적으로 될 수 있는지 보여줍니다. 예를 들어, '애들은 나를 미워하기 때문에 내가 참여하지 못하게 했다'라는 적대적인 생각은 '애들은 내가 참여하고 싶어한다는 것을 몰랐기 때문에 그랬을 수도 있다' 또는 '이미 게임이 시작되었기 때문에 내가 참여하지 못하게 했을 수 있다'가 더 온건한 생각일 수 있습니다. 이것은 이러한 일이 발생하는 것이 다른 이유가 있을 수 있음을 자녀에게 가르치기 시작하여 이에 대해 다른 일을 하도록 유도할 수 있습니다. 이로 인해 아이들이 사건에 대해 생각하고 반응하는 방식을 어느 정도 통제할 수 있음을 보여줄 것입니다.

4. 아이가 다른 아이들의 입장이 되어 다른 관점에서 상황을 볼 수 있도록 격려하십시오. 이를 통해 다른 아이들이 자신을 어떻게 볼 수 있는지를 이해할 수 있게 해주는 동시에 적대적인 생각에 이견을 제기할 수 있습니다. 예를 들면, '아마 애들은 내가 게임에 참여하고 싶어한다는 것을 알지 못했을 것이다.' 라고 될 수 있습니다.

---

2) 심리학적 용어로 귀인이라고 한다. 귀인(attribution)은 '원인의 귀착'의 줄임말로서, 한 개인이 타인의 행동이나 사건의 원인을 어떻게 설명하느냐와 관련이 있는 말이다. 예를 들어 컵을 실수로 떨어뜨려 깨뜨렸을 때, 옆에 있는 사람과 부딪혔기 때문에 떨어뜨렸다고 생각할 수 있고, 자신이 너무 덜렁대서 깨뜨렸다고 생각할 수도 있다. 이처럼 하나의 결과를 갖고도 원인으로 생각하는 것은 개인에 따라 다를 수 있으며, 다양한 귀인이 나타난다.

> 5. 미래에 유사한 상황에서 다른 방식으로 생각하고 대응하는 것
>   을 고려하십시오. 이것은 아이가 다음에 이런 상황에 처했을
>   경우와 어떻게 게임에 참여하려고 시도할지에 대해 생각하는
>   데 도움이 될 수 있습니다.

물론 아이들이 화가 나거나 매우 감정적일 때는 이러한 단계를 통해 생각할 수 없을 것입니다. 이것이 바로 아이가 차분할 때(진정했을 때) 이러한 전략을 사용하는 것이 중요한 이유입니다. 이렇게 한다면 스트레스가 많은 상황이 발생했을 때 '폭발'하는 대신 그들 스스로 속도를 늦추고 대안적인 이유에 대해 생각할 기회를 가질 수 있습니다. 마찬가지로 다른 사회적 상황에 있을 때 감정을 관리하는 방법을 가르치고 (124-125쪽 참조) 역할극을 하고 대화법(말하고 행동할 수 있는 것)에 대해 생각할 기회를 제공(95-97쪽 참조)하는 것은 그들이 스트레스를 받거나 화가 났을 때 사용할 가능성이 높은 긍정적인 기술을 촉진하는 데 도움이 될 수 있습니다.

부정적인 평판을 극복하는 방법

시간이 지남에 따라 공격적으로 행동하고 다른 사람들로부터 거부당한 아이는 부정적인 평판을 가지게 됩니다. 그들

은 다른 아이들이 직접적인 경험보다는 평판 때문에 회피되는 것으로 계속 학교에서(사회적으로) 배제될 수 있습니다. 다른 아이들은 그 아이를 좋아하지 않는 것이 아니며, "재미있고 함께 있기 좋은 아이"라고 생각하지만, 그 아이와 놀 경우 상황이 제어불능 상태로 빠질 수 있거나 예측할 수 없어서 걱정하기 때문에 회피하는 경우가 많습니다.

아이들이 학교에서 말썽을 일으키거나 다치는 경우, 도전적이고 예측할 수 없는 아이보다는 안전하게 함께 놀 다른 사람을 선택할지도 모릅니다. 때때로 부모는 새로운 환경에서 순조롭게 시작할 수 있고 그곳에서 더 긍정적인 관계를 형성할 수 있다는 근거로 아이를 다른 학교로 옮기기로 결정합니다. 불행하게도, 나쁜 평판은 험담이나 소문(SNS가 지배하는 세상에서는 훨씬 더 가능성이 높음), 또는 애초에 부정적인 평판을 만들어낸 행동이 새로운 환경에서도 이어지기 때문에 다른 곳으로 옮겨도 마찬가지인 경우가 많습니다.

당신의 아이가 따돌림을 당하고 이를 어떻게 해야 할지 모르겠다면 속상할 수 있습니다. 부정적인 평판을 상쇄하는 효과적인 방법은 평판의 이유가 되는 행동을 해결하는 것입니다. 시간과 인내가 필요할 수 있지만, 바뀔 수 있습니다.

첫 번째 단계는 집단 규범, 즉 다른 아이들의 행동과 기대치를 고려하는 것입니다. 자녀의 행동이 부정적인 관심을 끄는 경우(예: 말다툼, 규칙 준수 거부) 사회적 수용을 향한 첫 번째 단계는 이러한 행동을 줄이는 것입니다. 이를 위해서는 자녀가 문제를 인식할 수 있는 위치에 도달할 수 있도록 세심함과 이해심이 필요합니다. 그런 다음 또래들에게 인정받기 위해서는 규칙을 어느 정도 지키는 방법을 배우는 것과 준수하는 것(예: 말싸움 덜 하기, 더 많이 경청하고 양보하기, 또는 다른 사람의 관심 주제에 대해 이야기하기)이 중요하다는 점을 이해해야 합니다.

작은 변화도 다른 사람들의 긍정적인 관심을 불러일으킬 수 있으므로 일단 아이가 변화하려고 노력하면 다른 아이들은 관찰한 아이의 변화에 대해 말할 가능성이 높습니다. 이 단계에서 방어적인 방식으로 행동해서는 안 된다는 것을 아이가 인식하는 것이 중요합니다. 예를 들어, 다른 아이가 '오늘은 말싸움 안 해?'라고 말한다고 해도, 아이는 이전의 평판을 알고 있었고 변화하기 위해 노력했음을 인정할 준비가 되어 있어야 합니다. 다음과 같이 말하면서 아이를 지도할 수 있다면 도움이 될 것입니다. '응, 너희들 전부 내가 항상 싸운다고 생각하지만 난 이제는 달라.' 이는 당신의 아이의 통찰력과 변화를 위한 노력을 강조하는데, 다른 사람들이 아이를 보는 방식을 변화시키는 시작입니다.

새로운 행동은 시간이 지남에 따라 유지되어야 하며 아이는 자신의 노력을 직접 관찰할 수 있는 사람들의 도움, 격려, 보상 및 피드백이 필요합니다. 만약 이 일이 학교에서 일어난다면, 교직원이나 또래 멘토들에게 이 역할을 맡아달라고 요청하세요(자세한 정보는 6장 참조).

불만 없애기

다른 사람에 대한 원한을 품는 것은 안정감과 또래관계에 해로운 영향을 미칠 수 있습니다. 어떤 아이들은 다른 사람에 대한 분노를 마음 속으로 되풀이하는 것에 많은 시간을 보내는데, 이는 좋은 친구가 되는 데 방해가 될 수 있습니다. 또래관계를 약화시키는 원한을 품은 아이가 있다면 개입이 필요합니다.

출발점은 아이가 가진 감정의 힘을 인정하는 것입니다. 아이가 현재 일어나고 있는 일에 대해 생각하는 방식이 부정적인 감정에 기여하고 있음을 알 수 있다면, 여러분은 아이가 사물에 대해 다르게 생각할 수 있는 방법을 다시 생각해보게 할 수 있습니다. 아이가 다른 사람에게 반응하는 방식을 통제할 수 있고 원한이 다른 아이가 아닌 자신에게 상처를 준다는 사실을 이해하기 시작하면 변화할 가능성이 더 커질 것입니다. 원한을 털어내는 것의 이점에 대해 이야기하는 것은 또한 미래에 대한 희망이 있다는 것을 강조할 수 있습니다. 다른 사람을 용서하는 것은 아이가 과거의 분노를 떨쳐버리고 관계의 좀 더 긍정적인 측면에 다시 집중하는 데 도움이 될 수 있습니다.

아이가 원한을 버리고 용서하도록 돕는 실제적인 방법이 있습니다. 하나는 종이에 각 불만을 그리거나 적어 놓은 후 하나씩 지우는 것입니다(예: 자르기, 찢기, 버리기).

또 다른 전략은 일어난 일에 대한 아이의 관점을 확인하는 것입니다. 모든 사람은 실수를 하며, 다른 아이는 당신에게 상처를 줄 의도가 없었을 수도 있다고 설명하십시오. 아니면 다른 아이들은 자신이 기분 나쁘게 느끼고 있었기 때문에 그렇게 행동하게 했을 수도 있다고 설명하십시오.

학교에서 집으로 돌아오는 아이가 사회적으로 거부당하는 것에 대한 불행함이나 분노를 주기적으로 표현하는 것은 부모에게 매우 힘겹습니다. 이 경우 문제를 해결하기 위해 가정과 학교 사이의 공동 접근 방식을 권장합니다. 다음 장에는 학교와의 협력 관계에 대한 자세한 내용이 있습니다. 출발점은 앞으로 나아갈 방법을 함께 고려하기 전에 아이의 선생님과 이야기를 해서 언제 어디서 어려움이 발생하는지 탐색하는 것입니다. 무슨 일이 일어나고 있는지에 대한 관점을 공유하고 가정과 학교 사이에 일관성이 있도록 협력적인 접근 방식을 채택하는 것이 가장 좋습니다.

학교에 이야기 하기

- 담임 선생님과 아이에 대해 이야기할 시간을 정하세요.
- 문제가 발생하는 상황에 대해 함께 알아보고 그것이 비판 수용, 타협, 성격 문제 또는 소외감을 느끼는 것과 관련 있는지 확인합니다.
- 자녀를 돕는 방법과 주요 영역에서 기능 개발을 장려하는 방법에 대해 논의하세요(정서적 자기 조절, 분노 관리, 공감 능력 개발, 지원 요청 등).

- 학교 내에 사회적 기술과 정서적 행복을 돕기 위한 방법이 있는지 알아보세요.
- 사용할 수 있는 옵션들에 대해 알아보고, 가정과 학교가 함께 조치를 취하고 계획을 세울 수 있도록 하세요. 이는 학교 지원 계획(SSP)[3]의 일부가 될 수 있으며 검토 및 평가를 위한 명확한 목표와 방법을 포함할 수 있습니다. 예를 들어, 아이가 괴로워할 때 학교 안에서 갈 수 있는 안전한 장소를 제공하고 혼자만의 시간을 가질 수 있도록 하는 아이 스스로 진정을 위한 목표를 포함할 수 있습니다. 또한 아이가 이것을 성공적으로 사용할 때 보상을 받을 것입니다. 또는 아이가 어떠한 일이 일어났는지에 대해 따라서 논의할 수 있는 다른 아이들, 교직원들과 같은 다른 사람들에게서 얻는 도움에 목표를 둘 수 있습니다.

사회적으로 거부당한 아이를 도울 때 일이 잘 될 때도 있고 어려울 때도 있을 수 있다는 점을 명심하십시오. 특히 아이 및 주변의 다른 아이가 피곤하거나 몸 컨디션이 좋지 않을 때 그러합니다. 경청하고 '아이의 편'이 되는 동시에 부드럽게 이의를 제기하고 대안적인 설명을 제공하며, 필요하다면 명확하게 경계를 구분짓는 것은 중요합니다. 마지막으로, 아이가 자신의 감정과 행동을 통제하는데 성공하면 보상을 주고 학교 친구와 함께 시간을 즐길 수 있도록 하여 공통된 관심사와 경험을 쌓을 수 있도록 돕습니다.

---

3)   SSP (School Support Plan)는 영국에서 사용되는 약어로, 특수 교육이 필요한 학생들을 위한 계획입니다.

핵심 포인트

- 아이가 어려워하는 상황에 대해 이야기하기 시작하고 사회적 상호 작용 측면에서 문제가 있을 수 있음을 인식하도록 도와 줍니다.

- 아이의 걱정거리와 관련된 감정에 대해 솔직한 대화를 나누세요. 사회적인 만남에서 아이의 정서적인 이해와 자기 조절을 돕도록 다양한 전략을 사용할 수 있습니다. 이는 경험한 강렬한 감정으로부터 주의를 분산시키거나 문제가 있는 사회적 상황과 관련된 감각을 진정시키는 이완 기술을 제공할 수 있습니다.

- 아이가 사회적 만남과 관련된 생각, 감정 및 행동을 이야기하도록 돕습니다. 이는 아이들이 자신의 생각, 감정 및 그에 따른 행동을 표현하고 탐색할 수 있도록 하는 데 도움이 될 수 있습니다. 이를 돕기 위해 다양한 그림, 토론 및 모니터링 기술을 사용할 수 있으며, 이는 향후 대안적인 설명 및 조치에 대해 생각하는 데 유용할 수 있습니다.

- 심층 토론은 아이가 다른 사람의 행동에 대해 가질 수 있는 긍정적 및 부정적 생각을 깨닫는 데 도움이 될 수 있습니다. 그런 다음 더 중립적이거나 긍정적인 생각을 만들기 위해 더 적대적인 생각에 이견을 제기할 수 있습니다.

- 아이를 격려하고 변화하도록 돕는 것은 원한을 버릴 수 있도록 돕는 것만큼이나 중요합니다.

- 아이의 어려움에 대해 학교와 이야기하면 문제를 함께 해결하기 위한 공동 접근 방식을 사용할 수 있습니다.

- 특히 아이가 피곤할 때 일이 잘 풀리지 않는 경우가 있습니다. 아이들이 함께 시간을 즐길 수 있고 친구들과 공통된 관심사를 쌓기 시작할 수 있도록 보상을 제공할 것을 기억하세요.

제 **6** 장

학교 기반 접근법

이번 장[1]에서는 학교가 아이의 사회적 및 정서적 발달을 지원할 수 있는 다양한 방법에 대해 이야기합니다. 자녀가 사회적 관계에 어려움을 겪는 경우 학교 스텝의 도움으로 해결할 수 있는 방법에 대해 설명합니다. 우리는 아이들의 사회적, 정서적 학습을 지원하기 위해 아이들과 직접 협력하거나 계획을 짜는 역할을 하는 학교 스텝들에 대해 소개합니다. 우리는 아이의 사회적 관계와 또래관계를 돕기 위해 영국의 학교에서 사용 가능한 접근 방식을 간략하게 설명합니다. 여기에는 학급이나 전체 학교에 걸쳐 사용할 수 있는 유형의 도움뿐만 아니라 개별 아이에게 효과적인 전략도 포함됩니다.

---

1)   이번 장은 영국의 학교 상황입니다. 우리나라와는 다를 수 있습니다.

가정-학교 간 협력(파트너십)의 중요성

학교는 학생들의 심리적이고 정신적 건강에 대한 책임이 있습니다. 부모/보호자와 교사 간의 좋은 관계, 그리고 다양한 영역(예: 사회적, 정서적 및 학습)에서의 어려움을 관리하기 위한 접근 방식은 아이들이 적응 문제를 덜 겪고, 학교를 더 즐기면서 다니도록 도와준다고 알려져있습니다.

가장 효과적인 가정-학교 협력은 부모와 교사가 정기적이고 질 높은 대화를 이어나가며 자녀를 지원할 계획을 세우는 것입니다. 이러한 이유로 자녀가 학교에서 또래관계에 문제가 있는 경우 부모/보호자는 교사와 대화하여 무슨 일이 일어나고 있는지 알아보고, 제5장에서 설명한 대로 관련된 가능한 문제를 찾아보고 도울 수 있는 방법을 함께 고민하는 것이 중요합니다.

아이는 '모두가 나를 싫어해!'라고 말할 수 있지만 교사는 대안적인 관점으로 아이의 상황에 대한 혜안을 제공할 수 있습니다. 교사는 아이가 수줍음이 많고 내성적이지만 사회적 상황을 탐색하는 데 도움을 주는 강한 친구가 있음을 생각할 수 있습니다. 혹은 교사는 여러분의 자녀가 다른 아이와의 사회적 상호 작용에서 다소 강압적일 수 있다고 생각할 수 있습니다. 이는 일부 모둠 학습 상황에서는 도움이 되지만 보다 비공식적인 여가 또는 놀이 활동에서는 문제가 될 수 있습니다. 가정-학교 간 관점을 공유함으로써 자녀의 발달을 위한 강점과 도와 줄 영역에 대해 논의하고 공동으로 협의하는 것은 자녀를 가장 잘 지원하는 방법에 대해 생각할 수 있는 유용한 출발점이 됩니다.

아이, 부모, 교사가 학교에서의 문제의 본질과 빈도, 그리고 책임에 대해 다른 견해를 갖는 것은 흔한 일입니다. 내부적으로 경험한 감정(예: 슬픔, 외로움, 거부에 대한 두려움, 자신감)보다 관찰할 수 있는 행동(예: 다른 사람과의 의사소통, 공격적인 행동, 다른 아이들에 대한 긍정적인 접근)과 관련하여 더 큰 합의가 있을 수 있습니다. 아이들의 또래관계는 또한 강력한 개인적인 부분을 가지고 있으며 일단 학교에서 어른들이 주변에 없을 때도 교류가 일어나므로 아이들의 관점을 고려하는 것도 중요합니다. 특히 더 나이가 많은 고학년의 아이들은 사생활을 필요로 하고, 부모님과 선생님으로부터 또래관계의 일부를 비밀로 하고 싶을 수 있습니다. 아이들의 이러한 점은 존중되어야 합니다.

부모가 학교에서 접근해야 할 주요 인물들

만약 여러분의 아이가 학교에서 또래관계에 문제가 있다고 말한다면, 여러분은 담임 선생님과 가장 먼저 이야기하고 싶을 것입니다. 하지만, 학교에는 도움을 줄 수 있는 많은 스텝들이 있습니다. 이러한 학교 스텝들은 아이들의 사회적, 정서적, 심리적 행복을 지원하기 위한 책임을 지고 있으며, 일부는 특정 분야에서 직접적으로 아이들과 함께하며 아이들을 격려하고 지원하는 역할을 할 수 있습니다. 특정 학교스텝과 이야기하기 위해서는 전화나 이메일, 또는 학교 사무실을 통해 연락을 취할 수 있습니다.

아이의 담임 선생님 다음으로 연락하기에 가장 좋은 사람은 특수 교육 및 장애 코디네이터 또는 목회 책임자[2]입니다. 나중에 아이가 다른 교직원과 함께하게 될 수도 있습니다. 역할은 학교마다 다르지만 아이의 사회적, 정서적, 심리적 행복 증진과 관련된 주요 역할은 다음과 같습니다.

---

2)   영국에서 목회책임자는 학교나 대학 등 교육기관에서 학생들의 복지와 정서적 지원을 책임지는 핵심 역할을 수행하는 직책입니다.

사회적, 정서적, 심리적 평안을 위한 학교의 핵심 직원

포용을 위한 교장/교감선생님

일반적으로 학교의 사회 및 학습 경험에 모든 아이들이 포함되도록 하기 위해 학교의 정책 및 규정을 이끌고, 조정하고, 모니터링합니다. 이 직원은 일반적으로 학교의 고위 교직원(관리자)입니다.

특수 교육 선생님(SENDco)

학교 내에서 특수 교육이 필요한 장애 아이들을 위한 준비 및 지원을 계획하는 책임자입니다. 이 직원은 담임 교사 및 보조 교사, 학부모 및 보호자와 협력하여 특수 교육 대상자 실천 수칙에 따라 적절한 지원 프로그램을 설계하고 운영하며 평가합니다. 여기에는 더 큰 도움이 필요한 아동을 위한 교육, 건강 및 관리 계획의 정기적인 검토와 함께 학교 지원 계획(School Support Plan, SPP) 또는 개별 교육 계획(individual education plans , IEPs) 같은 특수 교육 지원 계획의 설계 및 시행을 지원하는 것이 포함됩니다. 이 직원은 또한 교육 심리학자, 언어 및 언어 치료사, 아동 및 청소년 정신 건강 서비스 전문가, 소아정신과 의사, 작업 치료사 및 물리 치료사를 포함한 외부 전문가들과 연락을 취하고 있습니다.

목회자/목회 책임자

보통 학교의 고위 교직원의 일원이며 때로는 교감선생님이 맡을 때도 있습니다. 이들은 목회적 도움을 제공하며, 학년 목회 담당 교사가 PSHCE[3](개인, 사회, 보건, 시민 교육)의 대표를 포함한 목회자 구성원들의 관리에 일차적인 책임이 있습니다. 이들은 모든 아이들의 개인적, 사회적, 정서적, 학업적 요구를 가장 잘 충족시키기 위해 학교의 교육, 학습 및 조직 전반에 걸쳐 목회적인 도움을 주고 정책과 관행에도 이러한 것들이 반영되도록 합니다. 예를 들어 출석과 학교에서의 행동에 관여할 수 있으며 괴롭힘 방지를 위한 방안 등에도 관여할 수 있습니다.

정신 건강을 위한 선임 책임자 지정

이 직원은 아이들의 정신 건강과 복지에 대한 학교의 접근 방식을 조정하는 교직원입니다. 학교 상담사와 협력할 수 있으며, 학교 내에서 근무하는 정신 건강 지원 팀 직원 및 지역의 CAMH (Child and Adolescent Mental Health) 서비스와 연락을 취할 수 있습니다.

PSHCE 커리큘럼 담당자

이 직원은 식단, 건강 및 또래관계 등의 다양한 선택과 관련하여 안전하며 합리적인 결정을 내릴 수 있도록 아이들을 돕는 학교 전반에 걸친 PSHCE 교육 과정을 담당하는 교사입니다. 이들은 지역 사회 내 아이들의 요구를 가장 잘 충족시키기 위해 프로그램을 조정할 것입니다.

보조교사 또는 학습 지원 조교

이 직원들은 아이들 각각의 필요와 관련해 일대일이나 짝을 짓거

---

3)　PSHCE는 Personal, Social, Health and Citizenship Education의 약어로, 학생들에게 개인적, 사회적, 건강적 그리고 시민적 역량을 키우는 교육을 의미합니다. 영국의 교육 시스템에서 유래된 개념으로, 학생들에게 기본적인 생활 기술을 가르치는 핵심 교육 과목 중 하나입니다.

나 그룹 단위로 아이들을 지원합니다. 여기에는 학습, 행동, 사회적 및 정서적 기술 개발이 포함될 수 있습니다. 이들이 수행하는 행동과 역할은 담임 교사와 특수 교육 코디네이터가 합의를 바탕으로 하는 경우가 많습니다.

정서적 리터러시(문해력) 지원 도우미

이 직원들은 아이들과 함께 정서적, 사회적 또는 행동적 기술 개발을 지원합니다. 이들은 이러한 분야에서 특정 훈련을 받았고 학교에서 특수 교육 필요 코디네이터 또는 교육 심리학자의 감독을 받습니다.

학습 멘토

일부 학교에서는 아이와 협력하여 평안한 생활과 학습을 돕는 학습 멘토를 고용합니다. 이들은 학교의 다른 교직원 및 학부모와 함께 일할 것 입니다.

가족 연락 담당관

일부 학교에서는 가족 연락 담당관이나 목회 지원 직원과 연락을 취할 수 있습니다. 이 직원들은 집과 학교 사이의 연결을 돕습니다. 이들은 가정 방문을 하고, 부모들이 학교에서 직원들과 만나는 것을 도우며, 부모들에게 지역 또는 지역 사회의 다른 서비스(예: 육성 그룹 및 아동 센터)를 안내하고, 교육을 직접 제공할 수도 있습니다.

학교 전체적 접근

모든 아이들이 사회적 생활을 참여하는데 있어, 학교는 아이들의 사회 기술을 개발하고 정서적 인지와 안정감을 돕기 위한 교육과정과 프로그램들을 운영할 수 있습니다. 이러한 접근법은 학교의 교육목표에 포함되어 있으며, 학급의 모든 아이들이 참여할 수 있는 교육과정을 포함합니다. 교육과정에는 개인적, 사회적, 정서적 학습과 관련된 다양한 영역에 대한 아이들의 지식 개발과 이해가 포함됩니다. 아이들이 친구들을 이해하고(다양성과 차이를 존중하는 데 중점을 둔), 자신의 감정과 주변의 다른 사람들의 감정을 이해하는 것과 함께 또래관계 기술에 대해 배우고 연습할 수 있는 기회를 갖도록 하는 것을 목표로 합니다.

학교에서 진행할 수 있는 다양한 프로그램들이 있습니다. SEAL 접근법[3]은 아이들에게 다른 사람들과 어울리고, 괴롭힘을 당하는 것에 대처하고, 자신의 행동과 감정을 관리하는 것에 대해 가르치기 위해 2007년에 영국 정부에 의해 도입된 프로그램입니다. 커리큘럼은 7가지 주제로 구성되는데, 사회적 및 정서적 학습의 핵심 요소를 탐구하는 것을 목표로 합니다. 7가지는 다음과 같습니다. 새로운 시작, 성공과 탈락, 괴롭힘을 멈추라고 하기, 목표를 향해 나아가기, 스스로를 잘

---

3)   학습의 사회감정적 측면 SEAL 접근법(Social and Emotional Aspects of Learning approach): 학습의 사회감정적 측면을 고려한 접근법

대하기, 관계, 변화에 대한 것입니다. 이 접근법에는 교사들이 학교 전체 또는 학년 그룹 회의를 위한 요소들과 함께 수업 시간에 아이들과 함께할 수 있는 다양한 활동이 포함됩니다. 마찬가지로, 가족 내에서 할 수 있는 다양한 홈 러닝 활동이 있습니다. 비록 SEAL이 이제 더 이상 정부에서 적극적으로 지원하지 않지만, 여전히 많은 학교에서 사용됩니다.

PATHS접근법[4]은 또 다른 전체 학교적 접근법으로, 아이들에게 감정과 행동에 대해 가르치기 위해 고안된 100개 이상의 수업 커리큘럼을 제공합니다. 또한 이 접근법은 다른 사람들이 어떻게 느끼는지 이해하고, 다른 사람들과 어울리고, 관계에 대한 문제를 해결하기 위해 연습하는 데 중점을 둡니다. 많은 학교에서 이러한 프로그램의 교육 내용은 일반적으로 PSHCE 수업 내에서 이루어집니다. 학교는 아이의 나이에 따라 특정 사회적 기술이나 이해 영역에 초점을 맞추는 경향이 있습니다. 이는 각 학년 별로 전체 학년 조회와 수업 시간에 사용되는 커리큘럼을 갖게 된다는 것을 의미합니다.

SEAL과 PATHS는 아이들의 사회적, 정서적 역량을 개발하는 것을 목표로 하는 접근법의 두 가지 일 뿐입니다. 더 많은 다른 접근법들도 있으니 아이의 학교에 어떤 프로그램이 있는지 알고 싶다면 선생님께 문의해 보는 것이 좋습니다. 또한, 모든 학교들은 목회적 도움과 관련하여 아이들을 어떻게

---

4)　PATHS (Promoting Alternative Thinking Strategies) 접근법: 1994년 Kusche와 Greenberg가 개발한 접근법으로, 대안적인 생각 전략을 촉진하는 접근법

도울 수 있는지에 대해 설명하는 규칙이 있습니다. 예를 들어, 모든 학교는 학교의 절차들이 얼마나 효과적으로 진행되고 있으며 모니터링 되는지를 포함하여, 특수교육이 필요한 장애 아이들을 돕기 위한 정책, 괴롭힘을 방지하기 위한 규칙을 가지고 있어야 합니다. 이러한 내용은 학교 웹 사이트에서 찾아볼 수 있지만, 그렇지 않다면 이메일을 보내 확인할 수 있습니다.

학급 수준에서의 접근법

교사는 PSHCE 또는 다른 시간(예: 서클 타임)에 아이들이 또래관계와 사회적 관계에 대해 토론할 수 있도록 지원합니다. 서클 타임은 반 학생들이 매주 정기적인 시간에 함께 모여 사회적 또는 정서적 성격의 특정 문제에 대해 이야기하는 교육 방식입니다. 일반적으로 PSHCE 커리큘럼에 포함되어 있습니다. 서클 타임은 집단 환경에서 아이들의 사회적 상호 작용 기술을 개발하는 동시에 자기 인식과 자존감을 향상시켜 사회적 및 정서적 발달을 도모합니다.

서클 타임은 일반적으로 또는 특정한 일이 발생했을 때 학급의 문제를 알아보는데 사용할 수 있습니다. 쉬는 시간에 학생들이 말다툼을 하는 경우 교사는 서클 타임 토론을 사용하여 반 학생들이 모두 잘 지내기 위해 무엇을 할 수 있는지 생각하도록 도울 수 있습니다.

　　이러한 방식으로 운동장, 놀이터 등에서의 문제들을 해결할 수 있고 집단적이고 협력적인 방식으로 문제를 해결할 수 있는 시간을 만들 수 있습니다. 교사들이 한 두명의 아이들의 행동으로부터 문제가 발생했거나 괴롭힘이 있는 것을 분명하게 확인했다면, 처음부터 학급 수준의 접근 방식부터 사용되지 않을 것입니다. 초기에는 좀 더 개별적인 초점이 보장되며 더 광범위한 문제가 확인되면 학급 토론을 통해 더 확장시킬 수 있습니다.

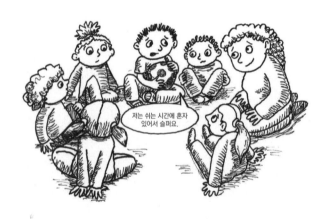

　　서클 타임에는 모든 테이블을 교실 가장자리로 옮기고 아이들은 의자나 바닥에 원을 그리며 앉아 함께 문제를 공개적으로 토론합니다. 교사는 원 안에 있는 모든 아이들이 동등하게 참여하도록 장려합니다. 서클타임은 명확한 구성을 제공하고 아이들에게 사회적, 정서적으로 발생하는 문제에 대한 우려나 견해를 말할 수 있는 기회를 제공합니다. 핵심 요소는

다음과 같습니다.

서클 타임의 구성

시작 게임

아이들이 긴장을 풀고 함께 놀고 즐거운 시간을 공유할 수 있도록 세션을 시작하는 데 게임이 사용됩니다. 이는 참여와 협력을 기반으로 합니다.

라운드 테이블

말하는 사람을 나타내기 위해 '발언권 표시 물건'을 돌리고 각 아이들이 추가하는 스크립트 문장을 사용합니다. 예를 들어 '내가 잘 할 때는…', '내가 외로움을 느낄 때는…', '화가 날 때 나는…', '내 친구들은 내가…', '친구들이 나를 버릴 때 나는…' 발언권 표시 물건이 아이에서 다른 아이로 넘어가는 과정을 통해 이야기하면서 아이들이 경험을 공유하는 데 도움이 됩니다. 물건을 건네는 것은 각 아이들에게 말할 기회나 차례가 있음을 의미합니다. 아이들은 답하기가 곤란한 경우 패스할 수 있으며 옳고 그른 답이 없다고 지도합니다. 이러한 과정을 통해 다양한 문제를 탐색할 수 있습니다.

공개토론

공개 토론은 아이들이 견해와 관점을 공유하도록 권장되는 주제에 대한 토론의 기회입니다. 여기에는 문제 해결, 도덕적 문제에 대한 토론, 갈등 해결, 관점 수용, 정서적인 자가 조절법 등이 포함될 수 있습니다.

축하하기

'발언권 표시 물건'은 각 구성원들의 성공 경험에 이름을 붙이고 이를 공유하기 위해 전달됩니다. 이것은 성취에 대한 긍정적인 인정, 목격된 선행 또는 긍정적인 또래관계 기술과 관련될 수 있습니다. 이 세션에 긍정적인 결론을 내리는 것을 목표로 합니다.

마무리 게임

게임은 반 아이들을 재미있는 방식으로 모으면서 세션을 끝냅니다.

서클 타임을 뒷받침하는 규칙들은 말하기와 듣기 기술과 관련이 있습니다. 즉, 한 번에 한 사람씩 이야기하고, 다른 사람들의 말을 경청하고, 모든 사람들이 이야기할 기회를 갖는 것입니다. 이것은 또한 그룹 내 아이들의 사회적 기술을 지원합니다.

아이들 사이의 긍정적인 상호 작용과 관계를 지원하기 위해 학급 수준에서 다른 접근 방식도 사용됩니다. 이러한 접근 방식들은, 아이들이 공동 활동에 대한 교육과 훈련을 통해 기술을 육성하기를 희망합니다.

교실에서 협동 학습 또는 동료 지원 학습은 아이들이 함께 생각하고 배우도록 격려하는 데 사용되는 전략입니다. 이러한 유형의 교수법은 모둠 활동을 사용하여 아이들에게 주제 또는 커리큘럼 영역에 대해 서로 배우고 함께 작업하는 방법을 배울 수 있는 기회를 제공합니다. 모둠 학습은 아이들이 사회적 문제 해결, 협상 및 의사 소통에 참여할 수 있는 기회를 제공합니다. 의견을 교환하고 공유하는 방법, 타협에 도달하는 방법, 서로를 지원하는 방법을 가르치고 다른 어린이를 돕는 만족감을 경험할 수 있도록 하는 것을 목표로 합니다.

이러한 전략의 핵심 구성 요소는 모둠끼리 하기에 적합한 작업 또는 학습 활동을 사용합니다.

그런 다음 교사 또는 보조교사 또는 학습 지원 조교는 모둠 활동에서 아이들이 참여하도록 도울 수 있습니다. 의장, 서기, 사상가 등과 같은 역할을 할당하여 아이들을 위한 과정을 구성하는 데 도움을 줄 수 있습니다. 때때로 '계획, 실행 및 검토' 구조는 특정 과제 전후에 사용해 아이들의 생각과 행동을 체계화하는 데 도움이 될 수 있습니다.

교실 내의 다른 접근 방식은 종종 동료 학습에서 특정 과제에 대해 함께 하고 배울 수 있도록 짝을 짓는 것입니다. 한 아이는 교사 역할을 맡고 다른 아이는 학생 역할을 맡습니다. 이것은 학교 학습과 자존감을 향상시키는 데 두 아이 모두에게 성공적인 것으로 나타났습니다. 또한 긍정적인 방식으로 다른 아이들과의 사회적 상호 작용을 강화합니다. 이러한 활동은 모든 아이들이 짝을 지어 활동하고, 각각의 아이가 다양한 학습 활동에서 각 역할을 번갈아 가며 학급 전체에서 사용할 수 있습니다.

마찬가지로, 대화 파트너 또는 짝을 짓고 의견을 공유하기와 같은 전략은 아이들이 더 큰 학급 그룹에 자신의 생각을 공유하기 전에 짝을 지어 한 쌍끼리 함께 이야기하도록 격려하고, 학습 활동의 맥락에서 아이들의 생각, 자신감 및 사회적 기술을 돕는 또 다른 협력 기회입니다.

교사는 사용된 학급 수준의 전략과 아이가 이에 어떻게 반응하고 혜택을 입었는지에 대해 자세히 알려줄 수 있습니다.

여러분들의 아이의 반 또래들은 분명히 초등학교 생활에서 큰 역할을 할 것입니다. 그들은 상당한 시간동안 함께 놀고 활동할 것입니다. 따라서 학교에서 아이들을 어떻게 그룹화하는지가 아이들의 또래관계에 한 몫을 할 수 있습니다. 어떤 초등학교들은 수 년에 걸쳐 아이들을 같은 반에 배정되도록 하는데, 이것은 가까운 또래관계, 서로 간에 돕기, 그리고 강한 집단 정신의 발달을 촉진할 수 있습니다. 다른 학교들은 아이들이 다른 학생들을 더 많이 알게 하기 위해 매년 반의 학생들을 섞기도 합니다. 이 경우에서 보통은, 관계의 발전을 위해 가까운 친구들을 유지하는 것을 목표로 합니다. 이러한 방법은 또한 수업시간에 서로를 산만하게 만들어 서로의 발전을 느리게 할 수 있는 아이들, 또는 밝혀지지는 않았지만 특별한 이유로 인해 서로 잘 지내지 못하는 아이들 사이에 간격을 제공할 기회를 줄 수도 있습니다.

일반적으로 매년 반을 바꾸지 않는 학교에서도, 예를 들어 서로 도움이 되지 않는 아이들을 섞기 위해 반의 학생들을 바꾸는 선택을 하는 경우도 있습니다. 우리의 경험상 초등학교에서 또래관계 문제로 인해 한 아이를 학기 중에 다른 학

급으로 옮기는 것은 드문 일이지만, 명확한 근거가 있고 관련
된 모든 사람들이 이러한 변화가 아이의 상황을 크게 개선할
수 있다고 느끼는 경우 생각해 볼 수 있습니다. 그러나 이것
은 매우 신중하게 고려되어야 합니다. 하지만, 학교는 교실의
모든 관계에서 이러한 움직임으로 나타나는 결과를 가장 잘
알고 있기 때문에, 이 결정을 내려야 한다면 주저하지 말아야
합니다.

쉬는시간 및 점심시간

교실 밖에서 학교 전체 또는 그룹 접근 방식은 쉬는 시간
과 점심 시간에 아이들이 잘 지내도록 돕기 위해 사용될 수
있습니다. 이러한 시간들은 때때로 또래관계에 어려움을 겪
는 아이들에게 가장 힘든 시간이 될 수 있습니다. 많은 학교
에서 쉬는 시간에 사용할 수 있는 놀이 기구가 있을 것입니
다. 때로는 고학년 아이들과 함께 돌아가면서 (종종 학교 위
원회를 통해), 이야기를 나누거나 축구를 하고 싶지 않은 아
이들을 위해 이러한 기구를 이용합니다. 쉬는 시간에 근무하
는 직원은 또한 그러한 아이들을 위한 놀이기구를 이용한 소
규모 게임을 만드는데 도움을 줄 수 있습니다. 점심 시간에
학교는 일반적으로 아이들이 참석할 수 있는 다양한 클럽과
아이들이 사용할 놀이 장비를 제공할 수 있습니다.

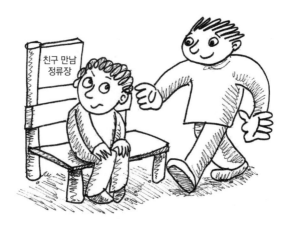

학교에는 종종 또래 친구 무리나 놀이터에서 함께 노는 무리들이 있는데, 그들은 스스로 아이들을 돌보거나 슬퍼 보이는 아이들에게 다가가서 그들이 무리에 끼어 놀고 싶은지를 물어 볼 수 있습니다. 아이들은 이 일에 관해 지도를 받았고 학교 스텝의 도움을 받습니다. 학교는 또한 또래 벤치나 친구 만남 정류장과 같은 전략을 사용하여 아이가 쉬는 시간에 놀 사람이 없으면 특정 장소로 갈 수 있고, 아이들은 여기에 앉아 있다가 무리들에 의해 '픽업'되어 게임을 함께 합니다. 이러한 접근법은 모든 아이들이 원하는 경우 놀이와 점심 시간에 함께 할 수 있는 기회를 보장하는 것을 목표로 합니다.

그룹 수준의 타겟(표적) 접근 방식

사회적 기술을 지원하기 위해 학교에서 조금 더 도움이 필요한 아이들을 위한 소그룹 지원이 제공될 수 있습니다. 많은 접근법은 주어진 피드백과 함께 안내된 연습을 통해 아이들을 위한 특정 사회적 기술을 가르치고 개발하는 것을 목표로 합니다. 아이들은 특정 사회적 기술에 대해 배운 다음 역할극 시나리오의 일부로 학교 스텝이나 다른 아이들에게 이러한 기술을 사용해봅니다. 그런 다음 학교 스텝 및 그룹과 어떻게 느꼈는지, 잘 된 점, 어려웠던 점에 대해 이야기할 수 있습니다. 이러한 그룹 내 초점은 공감(다른 사람의 감정 이해)과 같은 관계 기술 개발에서 교대로 말하고 다른 사람과 공유하는 것을 배우기까지 다양할 수 있습니다. 다른 프로그램은 의견 차이에 직면했을 때 아이의 대인 관계 문제 해결 능력을 확장하는 데 초점을 맞출 수 있습니다.

93-94쪽에서 등장했던 알레샤의 경우, 쉬는 시간에 다른 사람들과 함께 놀자고 하기를 어려워했습니다. 알레샤는 또래 관계 기술에 중점을 둠으로써, 대화를 시작하고, 다른 아이들에게 함께 놀자고 하거나 다른 아이들의 활동에 함께하는데 도움을 받을 수 있습니다. 비공식적인 상황에서 자신감을 가지고 이 기술들을 사용하는 연습은 알레샤에게 도움이 될 것입니다.

반면 공격성을 조절하는 데 어려움을 겪었던 테오(124-127쪽에서 마지막으로 본 아이)에게는 자기 관리 기술에 초점을 맞추는 것이 더 적절할 수 있습니다. 이 기술은 그가 화를 다스리는 기술, 타협에 도달하는 방법, 그리고 그의 감정을 스스로 조절하는 방법을 배우는 데 도움이 될 수 있습니다.

이 아이들을 위해 특정 사회적 기술은 소규모의 사회적 기술 그룹의 안전과 보장 안에서 연습하게 됩니다. 이러한 그룹은 합의되고 명확히 지향하는 목표와 작은 성공의 단계에 대한 정기적 검토 및 칭찬이 함께 이루어집니다. 이것은 종종 어른인 보조 교사가 이끄는 그룹에서 이루어집니다. 그런 다음 학교 스텝들은 학교 생활동안 이 기술들을 보다 비공식적인 환경인 어떤 다른 곳들에서 쓸 수 있는지에 대해 의논할 것입니다. 그래서 아이들에게 이 기술을 다른 곳에서 사용하기를 권장합니다.

사회적 기술 그룹의 핵심 요소는 아이들이 먼저 어른이 지원하는 소그룹의 안전함 안에서 연습한 다음 나중에 다른 사회적 상황에서 시도할 수 있는 기회가 주어진다는 것입니다. 부모로서 이러한 기술들이 목표로 하는 것을 알고 있다면 자녀가 배운 새로운 기술에 대해 토론하고 연습할 수 있는 중요한 추가 기회를 제공할 수 있습니다.

사회적 기술 그룹의 핵심 구성 요소는 다음과 같습니다.

사회적 기술 그룹 개요

그룹 설정

그룹의 어린이들은 집중해야 할 기술과 왜 그것들이 배워야 하는 중요한 것인지를 알게 됩니다. 기본 규칙이 설정되고 논의됩니다.

문제 식별

아이들은 사회적 어려움에 대해 토론하고 이를 해결하기 위한 사회적 기술을 배웁니다. 관련 기술에는 또래 관계 기술, 자기 관리 기술, 주장, 의사소통에 대한 자신감 등이 포함될 수 있습니다.

기술 지정

아이들은 또래 관계 기술의 일부로 대화에 참여하는 방법과 같이 더 넓은 사회적 집단 내에서 초점이 되는 특정 기술을 보여줍니다.

해결책 식별

아이들에게 사회성 기술의 단계를 설명합니다. 이것은 기술을 관리 가능한 조치 또는 행동 단계로 나눕니다.

기술(스킬) 모델링

필요한 언어적 및 비언어적 행동을 보여주기 위해 비디오 예시, 역할극 시연 또는 인형극 등을 통해 사회적 기술이 사용되고 있음을 보여줍니다.

연습 및 리허설

학교 스텝들은 아이들이 교실이나 운동장, 학교 밖이나 집에서 실생활 시나리오와 관련된 역할극 기술을 시도하도록 격려합니다.

피드백

아이들은 기술 사용에 대해 구체적인 칭찬과 피드백을 받습니다. 이는 더 연습해야 할 영역과 함께 그들이 잘한 것과 그것이 왜 효과가 있었는지에 대한 통찰력을 제공합니다.

평가

아이들은 그들이 사회적 기술의 단계를 얼마나 잘 따랐는지 알아보기 위해 사용된 기술에 대해 되돌아보길 권유받습니다. 예를 들자면 이런 것들 입니다. 새 기술이 얼마나 잘 작동했습니까? 개선할 수 있는 사항이 있었습니까? 어떻게 하면 더 좋아질 수 있었습니까?

다음 단계

그런 다음 아이들은 다른 사회적 상황에서 이 기술을 어디에서 사용할 수 있는지 생각해 보도록 합니다. 이것은 운동장과 교실에서 사용하는 것을 가르칠 뿐만 아니라 학교 밖에서도 가족과 친구들과 함께하는 것을 가르칩니다. 이를 장려하기 위해 교사와 학부모가 참여합니다.

사회적 기술 접근법은 아이들이 새로운 기술을 개발하도록 돕는데 정말 효과적일 수 있습니다. 아이들은 학교와 집에서 어른들이 사용하는 새로운 기술에 이름을 붙이고 칭찬함으로써 강화될 수 있습니다. 게다가 다른 아이들이 변화나 새로운 사회적 행동을 보기 시작할 때 긍정적인 순환을 만들어 냅니다. 다른 아이를 향한 그들의 생각, 느낌, 행동 방식을 변화시키기 때문입니다. 또한 해당 접근법은 친사회적이고 포용적인 행동으로 이어집니다. 왜냐하면 사회적 기술 그룹에 참여한 아이들은 사용되는 사회적 기술을 주의하고 지원할 수 있기 때문입니다. 예를 들어, 알레샤가 놀이 시간에 참여하려고 할 때 알레샤를 발견하고 지원하거나, 테오가 화내지 않고 팀의 주장이 아니라는 것을 인정할 때 축구를 하도록 내버려 둘 수 있습니다. 따라서, 아이 주변의 또래 집단은 사회적 기술을 사용한 결과로 다른 아이들과 어울릴 수 있는 즉각적인 긍정적인 보상을 제공함으로써 새로운 사회적 행동을 강화하는 데 도움이 됩니다.

다른 영역에서 아이들의 기술을 개발하는 것을 목표로 하는 학교의 대상 그룹 작업에 대한 여러 다른 접근 방식이 있습니다.

학교에서 아이들을 지원하기 위한 추가적인 소그룹 접근법

<u>육성 그룹</u>

이 소그룹들은 아이들의 사회적, 정서적, 학습적 요구를 지원하기 위한 양육 접근법을 사용하는 것을 목표로 합니다. 그들은 일관된 직원들과 함께 학교에서 매우 안전한 기반을 사용함으로써 아이들의 관계를 증진시키는 것을 목표로 합니다. 육성 그룹은 보통 직원 2명과 함께 6명에서 12명의 아이들로 구성됩니다. 아이들은 학교에서 일반적인 수업에 부분적으로 참여하지만 그들의 사회적이고 정서적인 발달을 장려하기 위해 상당한 시간 동안 육성 그룹에 참여할 것입니다.

관계 구축, 언어 및 사회적 의사소통(의사소통으로 이해되는 모든 행동들) 및 전환과 자존감을 지원하는 데 중점을 둡니다. '간식 시간' 또는 '아침 식사 시간'은 사회적 학습을 지원하고 아이들이 다른 사람의 요구에 관심을 기울이고, 다른 사람들의 말을 듣고, 자신의 말을 들어주는 것의 관련성을 볼 수 있도록 하는 기회를 제공하기 위해 자주 사용됩니다. 또한 일상 생활 기술을 연습할 수 있는 기회도 제공합니다.

두 명의 교직원은 아이들에게 중요한 성인 역할을 하며 갈등과 불일치를 관리하는 방법을 포함하여 아이들의 사회적, 정서적 및 행동적 학습을 지원하는 기술을 모델링해 줍니다. 육성 그룹은 학교에서 단기 개입으로 사용되며, 아이들은 1-3학기 후에 평소 학급으로 돌아갑니다. 초등학교와 중학교에 다니는 아이들의 연령대에 걸쳐 사용할 수 있습니다.

<u>일상(생활) 그룹을 위한 친구</u>

이 소그룹은 학교에서 사용되며 아이들을 위한 사회적 기술과 회복력을 모두 개발하는 것을 목표로 하는 특정 프로그램을 따릅니다, 그것들은 아이들이 삶의 도전에 대처하는 것을 배우는 것을 지원하는 수단이자 미래의 불안을 예방하는 수단이기도 합니다, FRIENDS for Life (인생친구)는 정해진 커리큘럼을 따르는 구조화된 프로그램입니다, 이 그룹은 보통 5주에서 6주 동안 일주일에 한 번 만납니다, 그룹 세션은 교육을 받은 직원에 의해 운영되며, FRIENDS 약어를 사용하여 어린이들이 관련된 주요 기술을 기억할 수 있도록 도와줍니다:

- **F**eelings   감정 (자신의 감정에 대한 토론과 타인의 감정에 대한 성찰)
- **R**elax   휴식 (호흡 조절, 평화, 좋은 기분)
- **I** can try!   할 수 있다! (최선을 다해)
- **E**ncourage   격려 (단계적, 단계별 접근 계획)
- **N**urture   양육 (함께하는 시간, 즐거움, 자기 보상)
- **D**on't forget – be brave!
      잊지마-용감해져! (친구 및 가족과 함께 새로운 기술을 매일 연습)
- **S**tay happy   행복하게 지내기 (그리고 평온하게 지내기)

이 프로그램은 아이들이 회복력을 증진시키는 것과 함께 걱정이나 스트레스에 대처하기 위한 그들만의 전략을 개발할 수 있도록 지원하려고 합니다, 인생친구(FRIENDS for Life)는 또한 아이들의 자신감을 향상시키는 것과 함께 사회적이고 감정적인 기술 (즉, 감정에 대한 인식과 이를 스스로 관리하는 능력)을 지원합니다, 이 접근 방식은 개인, 학급 및/또는 학교 수준에서 사용할 수 있습니다, 이 프로그램은 일반적으로 8세에서 11세 사이의 어린이와 함께 중학교 환경에서 사용되지만, 프로그램은 더 어린 아이와 청소년을 위해 사용할 수 있습니다, 또한 세션 사이에 아이들이 기술을 연습할 수 있도록 도와주는 다양한 과제 또는 '숙제' 활동이 있습니다.

사회화를 위한 놀이와 학습(Playing and Learning to Socialise, PALS) 그룹

이 소그룹은 3세에서 6세 사이의 어린 아이들과 함께 하는 소그룹입니다. 이 그룹은 사회적, 감정적, 문제 해결 능력에 초점을 맞춘 프로그램을 기반으로 합니다. 일반적으로, 이 그룹은 그룹 활동을 통해 직원들로부터 사회적 기술을 직접 배우는 것을 포함합니다. PALS 접근법은 아이들에게 인사하는 방법의 기본, 듣기 기술, 공유 및 번갈아 하기와 같은 주요 사회적 기술에 대해 가르치며, 또한 사회적 문제 해결과 함께 감정을 인식하고 관리하는 데 초점을 둡니다.

PALS 접근법은 구체적인 사회적 기술 프로그램이며, 전반적인 목표는 다른 사람과 관계 맺기와 우정을 발전시키기 모두에서 아이들의 사회적 기술을 향상시키는 것입니다. 게임과 활동을 통해, 아이들은 다른 사람들과 상호작용하는 방법에 대해 배웁니다. 이와 함께 아이들이 수업과 운동장에서 마주치기 쉬운 사회적 상황의 문제를 건설적으로 다루는 문제해결력을 길러줍니다.

수업에서 사용된 추가적인 접근법은 친구 동아리(Circle of Friends, COF) 접근법이라고 불리는 표적 개입입니다. 이것은 아이들이 학급 그룹에 포함되고 또래 아이들과 함께 받아들여질 수 있도록 돕는 지원 전략입니다. 이 접근법은 우정과 행동에 대해 논의하는 전체 수업 세션(관심 아이 제외)으로 시작합니다. 그리고 나서 관심 아이에 대해 생각하고 아이들은 그 아이를 돕기 위해 소그룹에 초대됩니다. 이것은 관심 아이와 부모의 동의 하에 이루어집니다. 특별한 친구 동아리가 만들어집니다.

그리고 나서 이 친구 동아리의 아이들은 선생님과 만나 수업 중이든 운동장 밖이든 학교 수업 시간 내내 관심 아이를 돕고 지원하는 가장 좋은 방법에 대한 아이디어를 공유합니다. 그들은 실행 계획에 동의하고 목표를 설정합니다. 친구 동아리는 정기적으로 학교 스텝을 만나 자신들이 어떻게 관심 아이를 돕고 있는지 확인하고 성공을 축하합니다. 마찬가지로, 대상 아이는 접근 방식을 어떻게 경험하고 있으며, 접근 방식이 그룹의 일부라고 느끼는 데 어떻게 도움이 되는지에 대해 논의합니다. 이러한 접근 방식은 관심 아이에 대한 사회적 인식, 사회적 기술, 이해 및 사회적 포용성을 향상시키는 것을 목표로 하는 방식입니다. 모든 과정은 학교 내 담임 교사와 지원 직원이 관리하고 모니터링하며 모든 아이와 학부모의 동의를 얻습니다.

친구 동아리 접근 방식은 외로움을 겪고 있는 아이, 사회적으로 위축될 위험이 있는 아이, 사회적으로 타인에게 거부당한 아이를 대상으로 사용할 수 있습니다. 이는 학급 및 그룹 수준에서 문제를 해결하여 긍정적인 동료 수용을 강화하고 사회적 통합을 장려하는 것을 목표로 합니다. 이 접근 방식은 일반적으로 특정 아이를 위한 사회적 기술 그룹과 함께 사용될 때 가장 잘 작동하므로 다른 사람과의 사회적 행동 방식을 바꿀 수도 있습니다. 이와 같은 접근 방식은 알레샤가 다른 사람과의 놀이를 지원하는 데 유용하고, 메디(마지막으로 110-113쪽 참조)가 함께 놀러갈 수 있는 친구가 있음을 인식할 수 있도록 하는 데 도움이 될 수 있습니다.

개별 접근

때때로 학교는 또래관계 어려움을 겪고 있는 개별적인 아이들을 위해 중재 프로그램을 제공할 수 있습니다. 다양한 방법을 사용할 수 있지만, 아이가 겪고 있는 어려움의 원인이 무엇인지에 대해 신중하게 평가하여 결정해야 합니다. 일부 아이는 특정 사회적 기술(예: 얼마나 많은 눈맞춤을 사용해야 하는지 또는 상대방과 얼마나 가까이 서 있는지 아는 것)을 어려워하며 이러한 아이들은 사회적 기술 프로그램을 통해 도움을 받을 수 있습니다. 이러한 프로그램들은 보통 담임 교사와 보조 교사에 의해 학교에서 이루어지지만, 때때로 교육 심리학자와 같은 전문가가 방문할 수 있습니다. 처음에는 자녀가 기술을 연습하도록 돕기 위해 일대일 접근 방식을 사용할 수 있지만, 종종 그룹 형식이 필요합니다.

일부 아이는 사회적 상황을 이해하는 데 어려움을 겪을 수 있습니다(예: 다른 상황에서 어떤 유형의 행동들을 사용할 수 있는지, 사회적 상황에서 언어를 어떻게 사용할 수 있는지). 사회적 이야기 요법은 이러한 유형의 어려움이 있는 일부 아이에게 매우 효과적일 수 있습니다(자세한 내용은 7장 참조).

일부 아이는 사회적 불안(특히 다른 아이와의 사회적 상황에 대해 걱정함)으로 인해 어려움을 겪을 수 있습니다. 이 경우 인지적 행동 접근법을 사용하여 그들이 사회적 상황에 대해 가지고 있는 부정적인 생각('내가 늦으면 모두가 나를 쳐다볼 것이다', '내가 넘어지면 모두가 나를 비웃을 것이다')을 탐색하고, 행동을 통해 이러한 생각에 도전해볼 수 있습니다. 프로그램에는 사회적 문제 해결, 사회적 기술 개발 및/또는 이완훈련이 포함될 수도 있습니다.

사별과 같은 특정 사건이나 상황에 대한 대응이 아니라 학교에서 일정 기간 동안 개별화된 지원을 받는 모든 아이들은 필요한 자원을 제공하기 위해 SEN지원 계획[5] 또는 EHC계획[6]을 가질 가능성이 높습니다. 개입은 아이들이 겪고 있는 어려움과 맥락(교실, 운동장, 가정 환경)에 대한 평가와 아이들에게도 영향을 미칠 수 있는 가정과 학교 간의 언어, 문화적 차이에 대한 이해를 바탕으로 신중하게 계획되어야 합니다.

자녀가 친구를 사귀는 능력에 영향을 미치는 언어적 요구사항이 있을 수 있습니다. 이 경우, 아이들의 언어 및 의사소통 능력에 대한 평가와 이 영역의 발달에 대한 지원은 그들의 또래관계에 대한 지원과 함께 핵심이 될 것입니다(특수 교육

---

5)   SEN 지원 계획(Special Educational Needs support plans)은 특수한 교육이 필요한 아이를 지원하는 계획입니다.

6)   EHC 계획은 Education, Health and Care Plan의 약어로, 영국에서 특수 교육을 받아야 하는 어린이와 청소년들에게 제공되는 개별 교육 계획입니다. 이 계획은 영국에서 0-25세의 모든 장애 아동 및 청소년을 대상으로 합니다.

대상자의 특정 영역 범위에 관한 자세한 내용은 7장 참조).

또한 결과 또는 목표가 아이들을 위해 그리고 아이들과 함께 설정되고 이러한 결과에 대해 진행 상황이 모니터링되고 평가되어 모든 사람이 진행 상황을 확인하고, 제대로 이루어지고 있지 않은 부분에 대해 함께 생각할 수 있도록 하는 것이 중요합니다.

마지막으로, 또래관계에 어려움이 있을 때는 항상 다른 아이들의 역할을 고려해야 합니다. 각각의 아이들이 문제를 겪고 있는 이유가 그들 자신들의 또래 관계에서의 어떤 부분 때문인가, 아니면 또래와의 상호작용 때문인가요? 이러한 질문은 우리를 이번 장의 첫 부분에서 아이들이 문제를 겪고 있을 때 학교와 부모가 함께 해결하고 정보를 공유할 필요에 대해 돌아가게 합니다.

다양성과 포용

소수 집단에 속해있는 것은 아이들의 또래 관계에 영향을 미칠 수 있습니다. 아이의 문화 및 민족, 신앙, 성정체성, 성적 취향, 외모 또는 특수 교육 대상자 아이들과 관련된 어떤 차이라도 소수 집단의 아이는 또래 관계의 어려움, 괴롭힘, 또래 집단에 대한 소속감 저하에 더 취약할 수 있습니다. 이는 학급 환경과 학교에 대한 아이들의 참여와 포함에 영향을 미칠 가능성이 높습니다. 어떠한 '차이'던 아이들의 학급에서의 사회

생활 참여에 미치는 영향을 고려해야 합니다.

예를 들어, 특정한 학급 내 활동을 제한하는 신앙을 가진 아이가 사회적으로 고립감을 느끼지 않도록 하기 위해 어떤 조치를 취할 수 있습니까? 이 아이들은 특정한 소풍이나 과외 활동에서 빠져야 하나요? 이 경우 다른 옵션(선택지)을 고려할 수 있습니까? 특수교육이 필요한 장애가 있는 아동과 관련된 다양한 특정 문제는 7장에서 다루지만, 사회적 관계와 통합의 필요성을 고려할 때 다른 소수 집단 아동의 특정 요구도 고려해야 합니다. 이러한 점은 부모가 아이의 상황, 경험 및 가치에 대한 학교의 이해를 발전시키도록 돕고, 학교 내에서 아이들의 행복과 발달과 관련해 생각할 수 있도록 합니다.

학교에서 발생하는 특정 사건을 처리하기 위해 학교는 다양한 접근 방식을 사용할 것이며, 여기에는 관련된 모든 부모/보호자와 긴밀한 협력을 포함합니다. 이런 과정은 괴롭힘에 초점을 맞춘 10장에서도 살펴보겠습니다.

핵심 포인트

- 가정과 학교 간의 협력적인 관계는 모든 아이에게 매우 유익하며 아이의 개별 요구 사항을 이해하고 지원하기 위한 통합 및 협력 접근 방식입니다.

- 모든 아이들의 사회적, 정서적, 심리적 평안함을 지원하기 위해 다양한 학교스텝이 있습니다. 학교 스텝과 연락하여 아이와 관련해 발생하는 모든 문제에 대해 논의할 수 있습니다.

- 학교에서의 지원은 커리큘럼에 포함된 전체 학교 프로그램 중 서클 타임(Circle Time) 및 동료 지원 학습을 사용하는 수업 중심 지원에 이르기까지 다양한 수준에서 제공됩니다.

- 학교에서의 그룹 수준의 개입은 다양한 활동과 기회를 통해 아이들이 특정한 기술을 개발할 수 있도록 맞춤형 지원을 제공합니다. 이러한 지원은 사회적 기술 그룹에서부터 사회적, 정서적 학습을 향상 시키기 위한 다른 접근법들에 이르기까지 다양합니다.

- 개별 지원은 SEN 지원 계획 또는 EHC 계획의 일부로 시행될 수 있습니다.

- 아이들은 학교 내에서 다른 아이들과 그룹을 이루어 사회적 기술을 연습할 수 있습니다. 이 기회를 통해 아이들은 잘 하고 있는 점에 대해 학교 스텝들에게 피드백을 받으면서 완벽한 기술을 습득할 수 있습니다.

- 아이들은 사회적 기술을 연습하는데 교사, 부모 그리고 주변의 아이들의 격려로부터 도움을 받습니다. 진정성 있고 믿을만한 환경에서 사회적 기술을 적용하는 것은 사회적, 정서적 발달을 효과적으로 도울 것입니다.

제 **7** 장

특수 교육이 필요한 아이의
또래관계 도와주기

지난 장에서 보았듯이, 많은 아이들은 어느 순간 또래관계에 어려움을 겪습니다. 다른 아이들과 잘 지내는 법을 배우고, 어떨 때엔 사이가 틀어지기도 하는 것은 정상적인 성장과정의 일부입니다. 특수 교육 대상자(Children with additional or special Educational Needs and Disabilities, SEND) 아이들은 다른 아이들보다 특히 더 어려워하기도 합니다. 물론 여러 가지 요소들이 작용합니다. 예컨대, 본인의 성격, 기술, 또래 그룹, 사회적인 활동(특정 친구들과만 놀기, 학교 종류) 등이 있겠습니다.

이번 장에서는, 특수 교육 대상자 아이들에게 일반학교/특수 학교에서 어떻게 또래관계가 발달되는지 먼저 살펴봅니다.어떤 학교 종류가 더 좋다고 옹호하려는 의도는 없습니다. 학교마다 환경이 다양하기 때문입니다. 그럼에도 불구하고 원저자들은 교육 심리학자로서, 부모들로부터 보고 받아 들은 여러 문제점들에 대해서 다루고자 합니다. 그리고 가

장 자주 도움이 필요로 하는 3가지 경우의 아이들에 대해서
도 논하고자 합니다. 자폐 스펙트럼 장애(Autism Spectrum
Disorder, ASD), 언어/의사소통 장애(Speech, Language, and
Communication Needs, SLCN), 주의력결핍 과잉행동 장애
(Attention Deficit Hyperactivity Disorder, ADHD)가 그 세
가지 경우입니다.[1]

일반학교 특수 교육 대상자 아이들의 또래관계

　영국에서 대부분의 특수 교육 대상자 아이들은 일반학교
에 다닙니다. 이는 좋은 점이 많습니다. 친구들을 롤모델로
삼을 수 있다는 점은 대인관계 발달에 도움이 됩니다. 또래관
계에서 상호작용하는 것뿐만 아니라 모둠 활동 같은 더 구조
화된 활동에서도 그렇습니다. 장기적인 관점에서 보면, 일반
학교는 특수 교육 대상자 아이들에게 상호작용 전략, 독립 기
술들을 가르쳐주어 일반적인 사회에서 지낼 수 있도록 준비
시켜 준다고도 볼 수 있습니다. 마찬가지로, 다른 또래 아이
들 또한 차이를 존중하고, 도움이 필요한 사람들에 대해 이해
하고 공감하는 마음가짐을 가질 수 있게 됩니다. 6장에서 언
급되었듯이, 또래 아이들이 도움을 주기도 하고, 도움을 받기

---

1)　앞의 2가지 경우는 특수교육이 필요하다고 인정되지만, ADHD의 경우는 특수교육이
　　필요한 경우도 있고 해당되지 않는 경우도 있습니다.

도 합니다.

하지만 일반학교의 이러한 장점들에도 불구하고, 특수 교육 대상자 아이들이 일반학교에서 지내기란 여전히 어려운 일입니다. 학년이 올라가면서 교육과정의 수준이 높아지고, 양도 많아져 복잡해질수록 특수 교육 대상자 아이들은 지극히 개인화된 교육과정을 따를 수 밖에 없게 됩니다.

특수 교육 대상자 아이들은 다른 또래 아이들에 비해서 특히 더 많은 도움이 필요하고 특별한 다른 접근 방식이 필요합니다. 특수 교육 대상자 아이들에게는 일반수업이 너무 속도가 빠를 수 있습니다. 어떤 환경에서는, 읽기 수업, 수학 수업 등에서 빠지게 되어 보조 교사와 1대1 교습이 더 잦아지곤 합니다. 더군다나 언어 치료, 작업 치료, 물리 치료 등을 받게 되기도 합니다. 그러므로 일반학교에 다닌다고 할지라도, 다른 아이들처럼 일반적인 학급에서 생활하는 것은 또 다른 이야기입니다.

보조 교사가 옆에 있는 것 자체가 특수 교육 대상자 아이들을 다르게 보이게 하며, 모둠 활동에 참여하고 학급 속에 녹아 드는 기회를 없애기도 합니다. 보통 쉬는 시간은 바쁘고 구조가 없는 놀이 환경이기 때문에 특히 더 어려울 수 있습니다. 몇몇 아이들은 다르다는 것을 받아들이기도 합니다. 특히 특수 교육 대상자 아이들과 함께 자라왔다면 그렇습니다. 하지만 발달적으로 느린 특수 교육 대상자 아이들에게는 또래관계가 같은 흥미와 활동을 공유하기보다는 도와주는 관계가 될 가능성이 있습니다. 선생님들은 다른 아이들이 특수 교육 대상자 아이들을 마치 '엄마'처럼 돌본다고 말하기도 합니다.

특수 교육 대상자 아이들은 친구들끼리 노는 시간에 초대받지 못할 가능성이 높습니다. 아마도 (다른) 부모들이 특수교육 대상자 아이들을 챙기고 돌봐 줄 수 없다고 느낄지도 모르며, 아니면 애초에 활동에 참여하는 것이 어려울 수도 있습니다. 특수 교육 대상자 아이들과 그 부모들에게는 무척이나 속상한 일입니다. 아이들의 부모들은 항상 옆에 있거나 기다려야 할지도 모릅니다. 특수 교육 대상자 아이들에게도 불행한 일이지만, 괴롭힘을 당하거나 또래관계에서 배제되기도 합니다. 아이들은 서로 다르다는 이유로 괴롭히곤 합니다.

특수학교 SEND 아이들의 또래관계

영국 정부는 모든 아이들이 지역 일반 학교에서 교육받을 권리가 있다고 말하지만, 지역사회에서는 다른 방법도 허용합니다. 전자를 포괄적 교육(Inclusive education)이라고 부릅니다. 하지만 법률적으로 '등급화 방식(Graduated approach)'이 있기도 합니다. 영국의 여러 지역에서는 특히 심한 특수교육 대상자 아이들을 위한 특수학교가 있습니다. 특수학교에 가기 위해선 특별한 절차(EHC 계획)가 필요합니다. 자선 단체나 개인이 운영하는 특수학교가 있기도 합니다.

특수학교에 있는 아이들은 심한 SEND 아이들입니다.

선생님들은 맞춤 교육을 제공하며 전문가로서의 지식이 더 많습니다. 특수학교는 전문적인 자원(장비, 건물 등)이 더 많을 가능성이 높고, 여러 분야의 전문가들(언어치료사, 작업치료사, 물리치료사, 심리학자 등)이 기본적으로 있기도 합니다.

　특수학교를 선택한 부모들은 특수 교육 대상자 아이들의 또래관계가 어떻게 될지 걱정합니다. 이는 특수학교가 동네에서 멀기도 하고, 같은 동네에 사는 또래들을 마주할 기회가 적어지게 되기 때문일지도 모릅니다. 등교를 위해서는 택시나 버스를 이용하게 될 것인데, 이는 아이들뿐만 아니라 부모들에게도 큰 영향을 미칩니다. 왜냐하면 부모들은 학교 정문에서 다른 부모들과 만나서 가볍게 인사정도 나눌 기회도 없기 때문입니다. 그래서 많은 특수학교는 학교 커뮤니티를 활성화하기 위해 노력합니다. 아침 커피 모임, 그룹 활동 등을 통해 부모들끼리 서로 알고 지낼 수 있게끔 도웁니다.

　서로 비슷한 수준의 아이들끼리 모여서 수업을 받게 되므로 아이들은 학생수가 더 적은 소규모 그룹에서 지내게 될 것입니다. 교육과정은 적절한 속도로 진행될 것이고, 독립적으로 지내는 것, 서로 다른 속도로 학습하는 것이 가능해집니다. 이는 일반학교처럼 아이들이 배제되는 일을 방지할 수 있습니다.

　특수 교육 대상자 아이들은 일상 교육과정의 일환으로서 다른 사람과 어울릴 수 있도록 사회적 기술, 학습 지원을 받을 수 있습니다. 이는 추가적인 지원이 아니라 교육과정의 일부입니다. 특수학교 아이들의 부모들은 가끔씩 아이가 드디어 친구를 사귀었다고 말하기도 합니다. 그 친구들은 비슷한 도움이 필요로 하고 사회적으로도 수준이 비슷합니다. 그렇지만, 모든 아이들은 서로 다르고 특수 교육 대상자 아이들도 다른 아이들을 마음에 들어하고 친해지고 싶어하거나, 싫어할 권리가 있습니다.

앰버

앰버는 엄마, 아빠, 남동생과 함께 사는 9살짜리 소녀입니다. 앰버는 특수 교육 대상자 아이이며 다른 사람들의 말을 이해하는 데 어려움이 있습니다. 말하기와 언어이해가 어려운 앰버는 대부분의 의사소통을 수화로 합니다. 학습 장애가 있고, 일부 신체적인 장애도 있습니다.

앰버는 4살부터 8살까지 지역사회의 일반 초등학교에 다녔습니다. 처음에는 지역 내 다양한 아이들과 교류할 수 있도록 앰버를 잘 맡겼다고 앰버 부모는 생각했습니다. 그러나 앰버가 성장하면서 점차 더 많은 시간 동안 개인 특수 교육과정이 필요하게 되었습니다. 담임 선생님은 수화를 자주 사용하지 않았으며, 또래 아이들도 마찬가지였습니다. 앰버의 보조교사는 최근 수화 교육을 마쳤으며, 앰버와 수화로 의사소통할 수 있는 유일한 사람이었습니다. 앰버는 파티나 놀이에 끼지 못했습니다. 앰버가 다른 아이들과 잘 지내는지 학교에 문의해 보더라도, 다른 아이들이 언제나 앰버를 '돌봐주기' 때문에 혼자 있는 시간은 없다고 말했습니다.

앰버의 부모는 딸이 다른 아이들과 분리되어 가고 있는 상황에 걱정이 커져만 갔습니다. 또래 아이들과 담임 선생님은 앰버와 소통하기 어렵다고 생각했습니다. 앰버의 학습 요구를 충족시키기 위해서는 보조 교사와 함께 하도록 하는 것이 유일한 선택이라고 느꼈습니다.

앰버의 행동은 집, 학교에서 점점 다루기 어려워졌습니다. 앰버는 공부하기 싫어하며 소리를 지르기 시작했습니다. 학교에 가기 싫어서 엄마에게 꼭 붙어있었습니다. 부모는 앰버가 공부를 하기 어려워하고, 어른들이나 또래 아이들과 의사소통하는 데 어려움이 있으며, 공통된 관심사가 있는 친구가 없기 때문에 이런 행동을 보인다고 여겼습니다.

부모들은 결국 다른 학교를 알아보기로 결정했고, 일반학교뿐만 아니라 지역 특수학교도 방문했습니다. 어려운 고심 끝에 앰버를 특수학교에 보내기로 결정하였습니다. 앰버는 8살, 즉 4학년 때 전학을 갔습니다.

새로운 학교에 등교하는 것이 떨리긴 했지만, 앰버는 빠르게 적응했습니다. 모든 수업 시간 마다 수화를 통해 배울 수 있었고, 케이티라는 학생과 함께 어울렸습니다. 케이티는 앰버와 같은 게임을 좋아하며, 다툴 때도 있었지만 대체로 친하게 잘 지냈습니다. 학교는 서로 엄마들끼리 연락할 수 있도록 소개해 주었고, 케이티의 엄마가 함께 할 수 있는 시간을 만들기도 했습니다. 앰버의 엄마는 기쁘게 받아들였습니다. 앰버가 다른 아이 집에 처음으로 초대되었을 뿐만 아니라 연락할 수 있는 사람도 더 많아졌기 때문입니다. 비슷한 경험과 문제를 겪고 있는 다른 부모와 친구가 된 것이 기뻤습니다.

특수 교육을 받는 아이들이 성장함에 따라, 특히 더 심한 아이들의 경우, 시기마다 중요한 것(발달 과제)들이 달라집니다. 일반학교와는 달리, 학업 과정의 중요도는 조금 떨어질 수 있습니다. 그 대신 독립적으로 살아가는 데 필요한 기술들을 배우는 데 초점을 맞춥니다. 사회적 관계, 사회 일원으로서 살아가는 방법을 배우며, 청소년들은 성교육도 필요하고, 친밀한 관계뿐만 아니라 또래관계에 대해서도 배웁니다. 어른으로서 인생을 살아가는 데 필요한 관계와 이를 관리하는 방법에 대한 교육이 계속 이루어지며, 점점 온라인 환경에서도 안전하게 지내는 방법이 포함되기도 합니다.

특수학교에 다니는 청소년들은 지역 사회에 나갈 수 있는 기회를 받기도 하며, 필요하다면 어른의 지원을 받기도 합니다. 이러한 기회는 일반학교나 일반대학에서는 제공되지 않습니다. 대부분의 젊은 사람들은 관계를 이해하고 유지하는 데 이 정도의 도움이 필요로 하지 않기 때문입니다.

특수 교육이 필요한 아이들의 또래관계 돕기

이제 또래관계에 영향을 미칠 수 있는 세 가지 특별한 상황에 대해 알아보겠습니다. 분명한 것은, 모든 아이들은 서로 다르며 같은 진단명(질병/장애)이라고 해서 같은 어려움을 겪는 것은 아닙니다. 한 진단 내에서도 어려움과 강점에 있어서 많은 개인 차이가 있을 수 있습니다. 하지만 특정 유사점이 있을 수 있기에 다음 페이지부터는 세 가지의 병을 기준으로 특수 교육 대상자를 분류하여 자세히 살펴보고자 한다. 또한 이러한 아이들의 또래관계를 발전시키고 유지하는 데 사용될 수 있는 다양한 접근 방식을 검토할 것입니다.

자폐 스펙트럼 장애, ASD

ASD 아이들은 사회적 의사소통과 상호작용에서 어려움을 겪으며, 또래관계에도 영향이 갈 수 있습니다. 또한 ASD 아이들의 행동, 흥미, 활동이 제한적이고 반복적인 패턴을 보인다는 특징은 타인의 선호에 따라 반응하는 능력에 영향을 미칩니다. 이는 상호 간의 공통 관심사를 알아가는 기회를 제한할 수 있습니다. 일부 아이들은 학습장애가 동반되기도 합니다.

모든 사람들은 대인관계를 유지하는 데 어려운 순간이 있으며, 또래관계에는 도전이 따르며 큰 불행을 일으킬 수도 있습니다. ASD 아이들의 경우 더 어렵습니다. ASD 아이들은 종종 다른 아이들과 다르게 느껴지며, 사회적 의사소통과 상호작용에서 보이는 어려움 때문에 다른 아이들에게 다르게 인식될 수 있습니다. ASD 아이들은 일반적으로 다른 아이들보다 친구의 수가 적으며, 사회적으로 고립되거나 거부당할 가능성이 더 높습니다.

ASD 아이들을 어떻게 도울 수 있을까요?

연구에 따르면, ASD 아이들의 사회적 인식, 기술을 발달시키는 데 있어서 부모와 다른 아이들과 같은 주변인들의 역할이 큽니다. 어떤 사회적 상황은 ASD 아이들에게 위협적으로 느껴질 수 있지만, 적절한 도움을 받으면 사회 세계를 탐색하고 관계에서 큰 이익을 얻을 수 있습니다.

또래 집단은 비슷한 관심사를 가진 다른 아이들에게 다가갈 수 있는 기회를 제공합니다. 사회적으로 고립된 아이에게는 괴롭힘과 가해자로부터 보호되는 추가적인 혜택을 제공할 수 있습니다. 만약 또래 집단이 일반적인 또래 집단과는 다른 아이들로 구성되어 있다면, 이는 새출발의 기회가 될 수 있습니다. 다른 아이들이 ASD에 대해 생각하는 편견이 있다면 더욱 그렇습니다.

부모들이 ASD 아이들의 또래관계를 도울 만한 몇 가지 방법들에 대해 소개하고자 합니다.

ASD 아이들의 또래관계 돕기

1. 아이와 같은 연령대의 아이들이 함께 하는 그룹 활동을 찾아 보세요. 이러한 활동은 아이들의 관심사에 초점이 맞추어져 있으며 아이들을 정기적으로 모이게 합니다. 첫 단계는 아이들에게 관심 있는 분야의 동아리를 나열해보는 것입니다. 관심 분야에는 컴퓨터 과학, 전자 게임, 체스, 합창단, 동물학 등이 있겠습니다. 아이들이 이전에 동아리 활동에 참여하지 않았을 수도 있으므로, 적절한 격려가 필요할 수 있습니다.

2. 지역 사회, 자선 단체에서 지원하는 몇 가지의 서비스가 있습니다. 1대1 지원을 통해 동아리 활동을 돕습니다. 온라인에서 추가 정보를 얻을 수 있습니다.

3. 동아리에 일단 참여했다면, 아이들이 스스로 얼마나 잘 녹아들었다고 느끼는지 확인하는 것이 중요합니다. 시간이 걸리지만, 다른 아이들이 어떻게 반응하는지를 관찰하는 것으로 알 수 있습니다(예: 활동에 초대 받는지? 아니면 무시 당하는지?).

알렉스

9살 알렉스는 고기능 ASD로 최근 진단받았습니다. 알렉스는 지역 일반학교에 다녔는데, 알렉스가 친구가 없고 사회적으로 고립되어 있는 것에 엄마는 걱정이 컸습니다. 알렉스는 집에서 말을 좀 하지만(어휘력이 좋지만), 학교에서는 매우 조용한 편입니다. 부끄러움을 많이 타는 듯하며, 질문에 대답하기는

하지만 알렉스가 스스로 대화를 시작하는 것은 거의 드뭅니다. 다른 아이들과 이야기할 때면 어떤 사실적인 정보나 본인 관심사에만 몰두하는 경향이 있습니다. 공룡이나 버스노선 같은 것들 말이죠. 알렉스는 동네 버스 노선과 노선 번호를 다 알고 있습니다.

더 어렸을 때엔, 알렉스는 방과 후에 몇몇 친구들과 다과회에 간 적이 있습니다. 알렉스의 엄마가 다시 친구들을 초대했는데, 알렉스는 반대로 친구들로부터 초대받지 못했습니다. 알렉스는 학교 밖 친구가 있습니다. 엄마의 가장 친한 친구 아들 조쉬입니다. 어렸을 때부터 알고 지냈으며, 그 둘은 함께 TV를 보거나 컴퓨터 게임을 자주 하곤 합니다.

알렉스의 엄마는 알렉스에게 혹시 배우고 싶은 것이 있는지 물어보았습니다. 가족 휴가 때, 알렉스는 배타는 것과 물놀이를 참 좋아했는데, 그래서인지 알렉스는 지역 카누 동아리에 흥미를 보였습니다. 엄마는 알렉스가 사회적인 상황에서 힘들어할 수도 있겠다고 처음에는 걱정하기도 했지만, 결국 동아리에 연락을 했습니다. 알렉스의 상태에 대해서 알리고, 어떻게 참여할 수 있을지 물어보았습니다.

놀랍게도, 해당 동아리가 특수교육을 필요로 한 아이들을 대상으로도 한다는 것이었습니다. 알렉스는 엄마와 함께 동아리에 방문해 체험하는 시간을 가졌고, 엄마는 알렉스가 어떻게 사회적으로, 신체적으로 도움을 받을 수 있을지 자세한 이야기를 나누었습니다. 동아리에서는 알렉스를 위한 개인 자원 봉사자를 붙여주겠다고 했고, 카누를 타는 데 필요한 기술을 가르쳐주고, 참여할 수 있도록 독려하겠다고 했습니다.

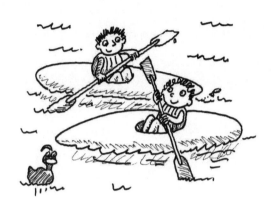

알렉스는 처음에 카누 동아리가 혼잡하여 조금은 압도된다고
느꼈습니다. 하지만 17세 자원봉사자 조디의 도움으로 꾸준
히 참여할 수 있었습니다. 특히 조디는 아이들끼리 짝을 지을
수 있도록 했습니다.

몇 개월 뒤, 알렉스는 카누 동아리에 열심히 참여했습니다. 다
른 동아리 아이들과 일상적인 대화를 나눌 수 있게 되었고 활
동이나 여행을 함께 계획하기도 했습니다. 알렉스가 카누타기
의 실용성에 대해 먼저 대화를 시작하고, 다른 사람들이 상냥
하고 유머 있게 적절히 반응하는 것을 보고 엄마는 기뻤습니
다.

시간이 지나면서, 알렉스는 카누 동아리 아이들 중 2명을 친
구로 사귀었습니다. 또래관계를 강요했다는 느낌없이 충분히

받아들여졌다고 생각했고, 난생 처음으로 상호작용이 자연스
럽고 안전하게, 예상 가능한 범위에서 이루어졌습니다.

ASD 아이들이 다른 사람들과 대화를 잘 나누는 방법

알려진 바에 따르면, 사회적 의사소통과 상호작용에 대한
어려움은 ASD의 핵심적인 특징으로, 사회적 단서와 상황을
'읽고' 이해하지 못하므로 대인관계에서 문제가 발생할 수 있
습니다.

대화를 할 때, ASD 아이들은 대체로 자신에게 특별한 관
심사가 있는 주제에만 제한적으로 집중하며, 다른 사람들이
관심을 가지는 주제에는 충분한 주의를 기울이지 않습니다.
이는 다른 사람들의 시각을 이해하는 데 어려움이 있는 ASD
의 본질적인 측면으로 인해 발생합니다. ASD 아이들은 특정
상황에서 다른 사람들의 생각, 감정 및 의도를 이해하는 것이
어려울 수 있으며, 상호 만족스러운 관계를 형성하는 것이 힘
들 수 있습니다. 그러나, 일부 측면에서는 다른 사람들의 시
각을 예측하는 것과 좋은 대화 규칙을 배우는 것이 가능함을
보여주는 증거가 있기도 합니다.

역할극은 아이가 대화에서 말을 차례대로 주고 받기
(Turn-taking)의 중요성을 가르쳐줍니다. 이는 집에서 가족
과 함께 연습할 수 있는 활동입니다. 아이에게 다양한 주제
에 대한 사회적 대화거리와 질문을 제공합니다. 아이의 관심
사가 제한적이라면, 다른 주제에 대해 이야기하는 법을 배우
기 위해 상당한 연습이 필요할 수 있습니다. 그러므로, 다른

아이들과의 대화에서 공통분모를 찾을 가능성이 있는 영역
(음식, 취미, 축구팀, 옷, TV 프로그램, 영화, 게임, 책 등)을
식별할 수 있어야 합니다. 이를 통해 아이는 상대방에 대해
묻고 상호간의 경험을 탐색하는 사회적 기술을 배울 수 있습
니다.

역할극을 시작하기 전에, 아래의 황금 법칙에 대해 알아볼
까요?

좋은 대화의 황금 법칙

A. 질문과 답을 번갈아 해보세요.
   ○ 1a. 질문하세요
   ○ 1b. 대답해 줄 것입니다.
   ○ 2a. 질문을 받습니다.
   ○ 2b. 대답하세요.
B. 둘 다 함께 관심 있는 주제를 찾으세요.
C. 주제에 집중하세요. 다른 이야기를 시작하지 마세요. B에서 알
   게 된 주제에 대해서 더 많은 질문들을 하면 도움이 될 것입니
   다.
D. 상대방이 이야기하면 상대방을 바라보도록 하세요.

아이가 다른 사람들의 시각을 예상할 수 있도록 도와주기
위해, 현실에서 일어난 상황 예시를 들고 구조화된 방법으로
아이와 함께 대화를 나누며, 사회적 상호작용에 대해 다른 사
람들이 생각하고 반응할 수 있는 방법에 대해 이야기할 수 있

습니다(이는 71-74쪽에서 설명되어 있습니다). 다음은 아이에게 물어볼 수 있는 세 가지 관점 수용 질문입니다.

1. 다른 사람들은 어떻게 생각할까?
2. 다른 사람들은 어떻게 느낄까?
3. 다른 사람들은 다음에는 어떻게 할까?

이제 알렉스 엄마가 어떻게 이 황금법칙가이드를 따라서 아이에게 대화 기술을 가르치고 다른 사람들의 시각을 이해하는 능력을 향상시켰는지 살펴보겠습니다.

알렉스

알렉스가 카누 동아리에 꾸준히 참여하기 시작하자 엄마는 다른 아이들과의 상호작용을 지켜보면서 알렉스가 사회적 상호작용을 어떻게 처리하는지 살펴보았습니다. 엄마는 알렉스가 여전히 조용하고 혼자 있는 한 편, 카누에 관련된 실질적인 것들에 대해서는 소통한다는 것을 알아냈습니다. 이는 보트를 물에 넣고 뺄 때 협력이 필요하기 때문에 생기는 것인데, 보트를 뒤집고, 함께 올라타고, 서로 팀 플레이로 협동해야 했기 때문입니다.

처음에 알렉스는 대화를 피하고 눈빛 교환도 제한적이었습니다. 대부분의 의사소통은 손짓과 몸짓으로 이루어졌습니다. 그러나 엄마는 지도를 할 수 있는 기회가 많다고 생각하여, 위에서 언급된 네 가지 원칙(A - D)을 해보기로 결심했습니다.

알렉스는 집에서 엄마와 함께 역할극을 하면서, 카누 동아리에서 다른 아이들과 이야기할 준비를 했습니다. 알렉스는 먼저 질문으로 대화를 시작하고, 대화 상대가 답변할 수 있도록 기다리는 것(A)과 카누와 관련된 정보를 교환하는 원칙(B)의 중요성을 빨리 깨달았습니다. 알렉스는 대화 상대와 상호작용할 때 눈을 바라보려 노력하는 것(D)도 중요하다는 것을 이해했습니다. 또한, 자신의 특별한 관심사인 버스와 공룡에 대해 말하려는 경향이 있었지만(C), 카누에 대한 주제에 집중하기 위해 노력했습니다.

엄마는 카누 동아리에서 다른 사람들과 상호작용하는 것이 알렉스에게 다른 사람들의 시각을 생각해볼 수 있는 좋은 기회를 제공한다고 생각했습니다. 특히, 중요한 사회적 상황에서 다른 사람들의 시각을 고려하는 것에 대해 알렉스는 점차 숙련되어 갔습니다. 예를 들어, 알렉스와 윈스턴이라는 아이가 보트에 함께 올라타지 못해 보트가 뒤집어지고 윈스턴이 가벼운 머리 상처를 입은 일이 있었습니다. 두 아이들이 물에서 나온 후, 윈스턴은 "아이고 아파라., 내가 좀더 잘 했어야 했는데, 바보 같아"라고 말하다가 결국 바닥을 쳐다보며 조용히 울기 시작했습니다. 이에 혼란스러워 한 알렉스는 어떻게 대처해야 할지 어려워했습니다.

시간이 지나고, 알렉스는 윈스턴 일을 엄마에게 말했습니다. 엄마는 위에서 설명한 세 가지 관점 수용 질문을 활용했고, 함께 윈스턴이 어떻게 생각하고 있을지 예상해보았습니다. ('알렉스 탓이야', '알렉스가 싫어'라는 생각보다는 '내가 실수했어', '함께 올라타자'라고 생각 할 것이라고 판단하였습니다.) 알렉스는 윈스턴이 자신에게 화를 내는 것이 아니라 상처를 받아서 감정적인 반응을 보인 것이었다는 것을 알 수 있었습니다. 이번 대화를 통해 알렉스가 어떻게 대처해야 할지에 대해 이야기하고('윈스턴 괜찮니?', '진짜 아프겠다.') 이를 집에서 연습할 수 있었습니다.

엄마는 소셜 코칭에 대한 알렉스의 반응이 다양하다는 것을 발견했습니다. 피곤하거나 스트레스를 받은 경우에는 집에서 엄마와 서로 대화를 나누지 않는 경우가 있었습니다. 따라서 엄마는 알렉스의 상태를 고려해서 대화와 활동에 적절한 시간을 선택해야 했습니다. 알렉스는 카누 동아리의 다른 사람들과 잘 지내는 방법을 배우고, 괴로웠던 상황을 다루는 방법을 배우기를 원하기 때문에 사전에 약속한 시간(일반적으로 토요일 아침 일찍)에 어머니와 함께 대화할 때 가장 수용적이었습니다.

ASD 아이들은 종종 눈빛 교환에 제한이 있거나 이상한 행동 패턴을 보입니다. 이는 사회적 상호작용에서 장벽이 될 수 있습니다. 그러나 만약 눈빛 교환을 지속적으로 하게 되는 것은 오히려 노려보는 것으로 받아들여질 수 있습니다. 이는 눈빛 교환이 없을 때와 비슷하게 불안감을 유발할 수 있습니다. 일반적으로, 상대방의 말을 들을 때는 더 많은 눈빛 교환을 하고, 자기가 말할 때는 덜하는 것이 좋다는 것을 아이에게 알려주는 것이 도움이 될 수 있습니다.

다른 사람들이 대화하는 것을 관찰함으로써 이를 알 수 있습니다. 상대방과 대화할 때 눈빛 교환에 집중하는 것이 눈빛 교환 개선에 첫 번째 단계입니다. ASD 아이들은 이야기하는 상대방을 바라볼 때 어려움을 느낄 수 있지만, 일시적인 흥미를 끄는 것으로 시작할 수 있습니다. 적절한 눈빛 교환에는 다양한 여러 종류가 있으며, 이를 개선하기 위한 어떠한 개입도 단계적인 방식으로 이루어져야 합니다. 먼저 아이가 편안하고 친숙한 사람들과 대화하는 상황에서 작은 개선을 목표로 하고, 이를 더 넓은 세상에서 눈빛 교환을 사용할 때까지 확장해 나가는 것이 좋습니다.

여러 사회적 상황에서 아이들의 대처 방식 돕기

고기능 ASD 아이들이 사회 이해력을 향상시키고 부적절한 행동을 감소시키는 데 널리 사용되는 방법 중 하나는, 캐롤 그레이가 개발한 사회적 이야기(Social story)입니다. 사회적 이야기는 어려운 상황에 처한 아이들을 대상으로 짧은 맞춤형 스크립트(그림이 포함 되어있기도 함)를 어른들이 작성한 것들입니다. 특정 상황에 대한 짧은 설명을 제공하며, 누가 거기에 있을지와 무엇이 일어날지에 대한 정보를 포함합니다. 아이가 무엇을 기대해야 하는지에 대한 이해를 향상시키도록 설계되었으며, 어떻게 행동하거나 대응해야 하는지에 대한 명확한 코칭을 포함합니다.

다음은 일반 초등학교에 다니는 11살의 ASD 소녀 에이미

를 대상으로 작성된 사회적 이야기의 예시입니다. 에이미는
다른 사람들과 다투는 경향이 있어 또래관계를 유지하는 데
문제가 있었습니다.

에이미의 사회적 이야기

친구가 있는 것은 좋은 일이에요. (확언)

바바나는 내 친구예요. 바바나는 학교에서 나와 이야기하고
내 옆에 앉아요. 함께 놀면 즐거워요. 그리고 내가 슬플 때 나
를 북돋아 줘요. (서술)

친구들은 때로는 다투기도 해요. (서술)

바바나와 나는 서로 다른 일을 하고 싶을 때 다투기도 해요.
(서술)

우리가 다툴 때, 나는 멀리 걸어가서 깊게 숨을 들이마시면서
차분해지려고 노력할 거예요. (지시)

나는 바바나에게 소리치지 않으려고 노력할 거예요. (지시)

바바나는 내가 소리치는 것을 좋아하지 않아요. (관점)

바바나는 내가 소리치면 무서워하고 슬퍼해요. (관점)

가끔 나는 바바나에게 소리를 질러서 어른들한테 혼나기도
해요. (서술)

학교 사람들은 서로 소리 지르는 것을 허용하지 않아요. (확
언/서술)

내가 차분해지면, 바바나의 주장을 듣고 말을 끊지 않으려고
노력할 거예요. (지시)

나는 바바나가 말한 내용을 다시 반복해서 '너가,,, (화가 나거

나, 슬퍼하거나) 하는 것 같아'라고 말할 거예요. (지시)

그런 다음 나는 내 주장을 설명할 거예요. (지시)

나는 사과하려고 노력할 거예요. 그리고 "너가... (화가 나 거나, 슬퍼하거나) 하게 된 것이 너무 미안해"라고 말할 거예요. (지시)

우리가 다투는 것이 해결되면 바바나는 나와 계속 친구를 유지하길 원할 거예요. (확언)

이 이야기는 초반에는 에이미와 학교의 교육 보조교사가 매일 함께 읽도록 만들어졌습니다. 매일 읽은 후, 에이미는 이해도를 확인하기 위해 몇 가지 질문을 받았습니다. 일주일 후, 에이미는 독립적으로 읽기 시작했습니다. 그러나 바바나 와의 상호작용에서 긴장이 느껴지자 교육 보조교사는 다시 함께 읽기 시작했습니다. 3주 후, 두 소녀 사이의 관계는 눈에 띄게 더 조화롭게 바뀌었습니다.

사회적 이야기는 친절하고 도움이 되는 방법이고 스트레스가 있는 상황에서 대처하는 방법(예: 학교의 놀이터나 식당과 같은 많은 아이들이 모이는 장소)을 묘사하는 데 사용될 수 있습니다. 사회적 이야기는 아이들의 필요에 맞게 개별적으로 조정되기 때문에, 쉽게 이해할 수 있는 언어로 작성되어야 하며 관심사와 관련된 주제를 사용해야 합니다. 아이들을 위해 처음 작성된 사회적 이야기는 즉각적인 문제가 없는 상황을 다루는 것이 좋으며, 그래야 아이들이 성공을 경험 할 수 있습니다.

사회적 이야기는 여러 가지 다른 유형의 문장으로 작성됩니다. 그 중에는 기술적인 문장(descriptive sentences: 사실에 대한 진술), 관점 문장(perspective sentences: 다른 사람들의 내부 상태 - 생각, 감정 및 신체 감각을 참조하는 문장), 지시문(directive sentences: 상황에서 수용 가능한/원하는 대응을 제안하는 문장. 예: '저는 …을 시도해 보겠습니다.'), 확언적인 문장(affirmative sentences: 중요한 규칙이나 폭넓게 합의된 규칙을 강조하는 문장) 등이 있습니다. 제어 문장과 협력적인 문장(control and co-operative sentences)과 같은 추가적인 문장 유형도 사용될 수 있습니다.

사회적 이야기 작성에 대한 많은 지침이 책이나 온라인에서 제공됩니다. 사회적 이야기 작성에 있어서 명확하게 정의된 구조를 따를 수 있도록 돕습니다. 캐롤 그레이는 사회적 이야기 작성을 위한 책을 출판하였고, 책 내용 중 일부는 사회 기술과 또래관계와 관련된 문제를 다루고 있습니다.

연구 결과, 사회적 이야기는 일부 ASD 아이들에게 잘 적용되는 유망한 방법이지만 모두에게 효과적이지는 않습니다. 사회적 이야기는 아이들이 잘 이해할 수 있는 내용과 함께, 역할극, 모델링, 적극적인 행동 장려와 보상과 같은 다른 접근 방법과 함께 사용될 때 가장 효과적입니다. 사회적 이야기는 어른이 읽어주는 것보다 아이가 소유하고 자주 읽는 것이 가장 효과적입니다. 그림, 일러스트 또는 애니메이션을 지원하는 이야기는 더욱 효과적인 것으로 나타났습니다.

언어, 의사소통에 어려움이 있는 아이들 (Speech, Language, and Communication Needs, SLCN)

언어는 사회적 상호작용과 친구 관계 형성의 중요한 구성 요소입니다. 아이들은 초등 교육 전반에서 서로 공유하는 활동과 상호 관심사에 참여하고 즐길 수 있으며, 이 때 언어는 더 큰 중요성을 갖게 됩니다. 아이들이 더 어릴수록 상호적인 (양방향) 또래관계를 형성하는 데 언어가 더욱 중요한 역할을 합니다. 어린 아이들은 대개 같은 연령집단 내에서 놀이를 공유하며 관심을 가지는 상대방에게 매우 수용적입니다. 하지만 SLCN 아이들은 다른 아이들보다 더 쉽게 배제되거나, 차이점으로 인해 괴롭힘을 받거나, 더 어려운 사회적 상황에서 대화하기를 어려워하기 때문에, 친구를 사귀기 힘들어 합니다. 명확하게 말하면, 언어는 욕구와 필요사항, 그리고 생각과 감정을 전달하는 데 중요합니다. SLCN 아이들은 자신이 원하는 것이나 필요한 것을 표현하기 위해 말보다는 행동에 의존해야 하는데, 이는 효율적이지 않을 뿐만 아니라 사회적으로도 부적절할 수 있습니다. 따라서 SLCN 아이들이 또래관계를 형성하는 데 도움을 받기 위해서는 다양한 요인을 고려해야 합니다.

아이들에게서 SLCN이 발생하는 것에는 여러 이유가 있습니다. 그 이유들로는 학습 및 언어 기술의 지연, 언어와 관련된 특정한 어려움, 언어 발달이 전혀 이루어지지 않는 경우

가 있습니다. 일부 언어 발달은 일반적인 패턴을 따르고 있지
만, 다른 아이들보다 더 느리게 언어를 발달하는 경우도 있습
니다. 이런 경우 언어 발달 지연이라고 불릴 수 있습니다. 배
우고자 하는 언어가 2개 이상이어서 학교에 입학하기 전에는
영어 경험이 적을 수도 있습니다. 학교나 전문가들은 아이들
의 언어 및 의사소통 측면에서 표현성 언어 장애, 수용성 언
어 장애, 사회적(실용적) 의사소통장애와 같은 상황을 지적하
기도 합니다. 또한 일부 아이들은 특정 상황에서만 말을 하고
언어를 사용하는 경우도 있습니다. 이런 경우 선택적 함구라
고 합니다.

　이 분야의 다양한 어려움들을 표현하기 위해 많은 용어들
이 사용되었습니다. 그러나 이번 장에서는 용어에 대해 논하
지 않고, 오히려 어떤 유형의 언어 기술 또는 구성 요소에서
아이가 실제로 어려움을 겪을 수 있는지에 대해 생각해볼 것
입니다.

　표현 언어와 관련하여, 일부 아이들은 언어의 좋은 모델을
가지고 있을 수 있습니다(즉, 올바른 단어를 올바른 순서로
올바른 타이밍과 올바른 맥락에서 사용합니다). 그러나 아이
들은 단어를 형성하거나 발음하는 데 있어 특별히 어려워하
는 경우, 다른 사람들이 이해하기 어려울 수 있습니다. 어떤
아이들은 말을 멈추거나 말이 끊기는 등 발음을 어려워하기
도 합니다. 이러한 경우 아이들은 말하기 자체에 어려움을 겪
고 있습니다. 어떤 아이들은 언어 자체에 어려움을 겪을 수도
있습니다. 단어를 사용하여 사물을 명명할 때 사용할 단어를

모르거나(표현 어휘), 문장에서 단어를 올바른 순서로 사용하는 방법, 문장 구성 또는 의미 있는 방식으로 문장을 구성하는 방법을 이해하지 못할 수 있습니다.

밀리

밀리는 동네 어린이집에 다니는 4살짜리 소녀입니다. 언어치료를 받고 있습니다. 이해력이 좋아 보이며 조기 학습 능력에 대해서는 당장 어린이집에서 걱정되지 않지만, 말하기가 전혀 되지 않는 '표현 언어'에 문제가 있습니다.

그러나 밀리는 매우 사교적이고 눈치도 빠릅니다. 다른 사람들을 열심히 지켜보고 사회적 단서에 빠르게 반응합니다. 예를 들어 '정리 시간'이라고 할 때, 밀리는 옷장 문 앞에 서서 물건을 정리하는 데 도움을 주기를 기다립니다. 선생님이 밀리의 운동화에 대해 이야기할 때, 밀리는 환한 미소를 짓습니다. 운동화에는 원숭이 모양이 있고, 발을 구르면 불빛이 나옵니다. 마찬가지로, 밀리가 밖에서 놀기를 원할 때는 자기 겉옷을 가져와 어른에게 가져다 줍니다.

밀리는 다른 어린이들과 함께 놀며 규칙을 이해하고 따른다는 것을 알아차리고, 예쁜 미소를 띠며 다른 어린이들에게 같이 놀자고 제안합니다. 밀리는 쉽게 참여하며 다른 어린이들과 함께 노는 경우가 자주 있습니다. 그러나 가끔 혼잡한 어린이집 환경에서는 밀리가 뒤쳐지기도 합니다. 예를 들어, 밀리는 미끄럼틀에 대기줄을 서 있을 때 밀려나는 경우가 있습니다. 예전에는 다른 아이들을 꼬집거나 밀어내곤 했지만, 이

제는 더 이상 부적절한 행동을 하지 않고 그냥 더 좋은 자리
로 이동하려고 노력합니다.

표현 언어에 어려움이 있는 아이들은 친구들에게 '장난꾸
러기'로 표현될 수 있으며, 원하는 것을 알리기 위해 부적절한
행동을 사용할 수 있기 때문에 교사들에게 오해를 받을 수 있
습니다. 밀리에서 본 것처럼, 아이들은 원하는 것을 말로 전
달하기 어려울 때 매우 좌절하고, 어릴 때는 땡깡을 부리거나
협조하지 않을 수 있습니다.

수용 언어(이해력)와 관련하여도 유사한 문제가 발생할
수 있습니다. 어떤 아이들은 수용 어휘력이 낮아 단어의 의미
를 이해하지 못할 수 있습니다. 문장이나 단락을 이해하지 못
하고 교실에서, 게임에서, 이야기에서 지시사항을 따르기 어
려울 수 있습니다. 수용 언어 장애를 가진 아이들은 또래관계
에서, 특히 언어적 상호작용에 더 의존하는 연령이 되어 가면
서, 친구들과 함께 따라가기 어렵게 될 수 있습니다. 다른 아
이들이 무엇을 하는지 관찰해보며 따라가려고 하지만, 또래
그룹에서 소외될 수 있습니다.

일부 아이들은 사회적인 상황에서 적절한 언어 사용 방법
을 모르기 때문에 **실용적인 언어** 사용 측면에서 어려움을 겪
을 수 있습니다. 이는 또래관계 발달에 중대한 영향을 미칠
수 있습니다. 사회적 의사소통 장애가 있는 아이들을 지원하
는 방법에 대한 조언은 ASD에 관한 부분에서 참고하실 수 있
습니다(179-193쪽).

선택적 함구(Selective mutism)는 특정 상황에서 다른 사람들 앞에서 말하지 않는 것을 말합니다. 언어 문제와 관련이 있을 수도 있지만, 최근에는 주로 불안장애와 관련이 있다고 여겨지고 있습니다. 어떤 아이들은 특정한 사회적 상황에서 말하는 것에 대한 두려움을 갖게 될 수 있습니다. 만약 어떤 아이가 학교에서 말을 거부하면, 이는 교육과정 진행에 지장을 미치거나 학습능력을 평가하는 것뿐 아니라, 친구들과 교류하는 것에도 영향을 미칠 수 있습니다.

그러나 아이들이 어디에서, 언제 말하는지 정확히 살펴보는 것이 중요합니다. 어떤 아이들은 놀이터에서 친구들과 이야기하지만, 교실에서는 말하기를 싫어할 수 있습니다. 이런 경우, 또래관계에 영향을 미친다기보다는 학교 생활에서 어떻게 지내는지와 관련된 요소들에 영향을 줄 가능성이 더 큽니다(예: 선생님과의 관계). 다른 경우에는 아이들이 다른 아이들 앞에서 말하기를 꺼려하기도 합니다.

두 상황 모두에서, 아이들의 불안을 단계적으로 해결하도록 도울 수 있습니다. 아이들이 학교에서 가까운 사람에게 말할 수 있는 기회를 주는 것이 좋습니다. 예를 들어, 처음에는 아이들이 잘 아는 어른 앞에서만 말하도록 격려할 수 있습니다. 수업 시간에 정기적으로 오는 보조 교사나, 부모가 학교에 들어올 수 있다면 부모도 괜찮습니다. 다른 아이들 중에 대화 나누기에 편하다고 생각되는 아이도 좋으며, 그 범위를 늘리는 것도 한 방법입니다. 아이가 편안함을 느끼고 성공적으로 적응한다면, 다른 아이들을 포함시켜 범위를 넓혀갈 수 있습니다.

단계적으로 호전이 되면, 아이들이 더 편안하게 느끼고 다양한 아이들과 어른 앞, 그리고 다양한 환경에서 말을 할 수 있을 것입니다. 동시에 이완 기술을 연습하고 자신의 생각과 감정이 행동에 미치는 영향을 이해하는 것도 중요합니다. 이를 인지행동치료라고 합니다. 만약 기저질환으로 언어 또는 말하기 문제가 의심되는 경우에는 언어평가도 함께 받아볼 수 있습니다.

소피

소피는 지역 일반초등학교에 다니는 8살짜리 소녀입니다. 소피는 학교에서 매우 조용하지만, 집에서는 시끄럽고 활발하며 남동생들에게도 이래라 저래라 하는 편으로 동생들에게 대장 노릇을 합니다. 소피는 수업 시간에 말을 하지 않고, 선생님과도 대화하지 않으며, 출석체크에 대답조차 하지 않습니다. 눈마주치기조차 거의 하지 않습니다. 조별 활동에도 잘 참여하려하지 않습니다. 선생님들은 소피에 대해 걱정스럽습니다. 소피는 친한 친구가 한 명 있는데 그 친구에게 많이 의존하곤 합니다. 태교수업 때부터 엄마들끼리 친하게 지냈기 때문에 엄마 뱃속부터 함께 자란 사이입니다. 모든 것을 함께 할 정도로 가까운 사이입니다. 안타깝게도, 그 친구가 이사를 가면서 소피는 학교에 가기 싫다며 슬퍼했고, 점점 더 내성적으로 변했습니다.

학교 측에서는 또래관계 형성을 위해 점심시간 조별활동을 계획했습니다. 소피는 같은 반 친구들 중 같은 관심사를 공유하는 친구들과 함께 조를 이루었습니다. 소피가 대화할 수 있는 보조교사가 옆에 있어주었고, 아이들이 좋아할 만한 책, 게임이 제공되었습니다. 소피는 점심시간에 차분히 있을 수 있는 공간이 있어 좋았고, 점점 친구들과 있을 때 편해지기 시작했습니다. 새로운 선생님이 나타나도 소피는 점점 말을 잘 할 수 있게 되었습니다. 다른 외부 선생님에게 음악 수업을 추가로 듣기도 했고, 결국 학교 연주회에서 연주를 할 만큼 과감해졌습니다.

소피는 결국 선택적 함구증과 함께 언어 장애로 진단 받아서 EHC 계획을 받게 되었습니다.

영어가 모국어가 아닌 경우

집에서 사용하는 언어와 다른 언어로 학교에서 배우고, 문화적 관습도 다를 때 아이들은 교실, 놀이터 등에서 어려움을 겪기도 합니다.

모국어에서는 언어 능력이 높지만 아직 영어가 능숙하지 않은 아이들의 경우에는 특수 교육이 필요하지 않습니다. 숙련된 교육법과 다양성을 소중히 여기는 포괄적 학교 분위기에서는 많은 아이들이 빠르게 외국어를 습득하고 일상적인 대화 언어를 익히며 또래 그룹에 잘 적응합니다. 아이들이 여러 과제와 다양한 환경에서 모국어, 외국어 모두를 사용할 수 있도록 하고, 인지 능력에 따라 차등화된 활동을 통해 친구들과 같은 속도로 교육과정에 참여할 수 있도록 합니다. 이는 또래관계에 긍정적인 영향을 미칩니다.

또래관계와 관련해 한 가지 더 고려해야할 것이 있다면, 영어가 모국어가 아닌 아이가 반이나 또래그룹에서에서 유일한지, 아니면 여러 명인지가 중요합니다. 모국어로 다른 아이들에게 말할 기회가 있는 것은 분명히 그룹내 또래관계에 좋은 점이며, 정체성과 자존감을 높이는 데도 의미가 있습니다.

그러나 일부 아이들은 모국어와 외국어 모두를 어려워할 수 있으며, 이런 아이들은 다른 아이들과 의사소통을 하는 것이 어려워 또래관계에 문제를 겪을 확률이 높습니다. 또한 학교 커뮤니티에 따라 문화적 차이로 인해 소외감을 느낄 수도 있겠습니다.

무사

7살 소년 무사는 동네 초등학교 3학년입니다. 무사는 부모님과 함께 살고 있는데, 무사의 부모님은 무사가 태어나기도 전에 파키스탄에서 영국으로 이사를 왔습니다. 무사의 부모님은 파키스탄에서 자랄 때 학교에 다닐 기회가 없어 영어를 배울 기회가 없었습니다. 아버지는 영국에서 일하면서, 그리고 성인 교육 수업에 참여하여 일상 대화에는 무리가 없게 되었습니다. 무사와 가족은 가정에서는 펀자브어를 사용하며, 파키스탄 커뮤니티와 가깝게 지냅니다.

무사는 3살 때 지역 유치원에 입학했습니다. 자기 동네 출신의 다른 아이들과도 대화하지 않았으며, 유치원의 일상을 따르는 것을 어려워했습니다. 무사는 뛰어다니는 것을 좋아했고, 카펫 위에 가만히 앉아 있지 않고 수업 활동에는 몇 분 동안만 참여했습니다. 무사는 다른 아이들과 함께하는 술래잡기 게임을 좋아했지만, 원하는 것을 얻지 못하면 다른 아이들을 때리거나 물건을 빼앗았습니다.

담임 선생님은 시각적 시간표와 시각적 기호를 도입하여 무사가 이해하고 원하는 활동을 선택할 수 있도록 도움을 주었습니다. 학교에서 1단계 과정을 진행하면서 무사는 보다 차분해졌지만, 무사가 계속해서 매우 조용히 지내고 교실에서 거의 말을 하지 않으며 문해력에 어려움을 겪고 말로 제시된 작업을 이해하는데 어려움이 있다는 것을 학교 관계자들은 알게 되었습니다. 무사와 함께 지내는 것처럼 보이는 아이들이 있었지만 축구를 하는 것 외에는 실제로 또래들과 교류하지 않았으며, 다른 아이들의 집에 초대받는 일도 드물었습니다.

학교는 통역사의 지원을 받아 무사의 부모님과 이러한 우려에 대해 논의했습니다. 부모님은 무사의 펀자브어 능력도 기대했던 수준이 아니어서 걱정이라고 말하며, 펀자브어 수업에서 다른 아이들보다 뒤처지고 있었습니다. 무사의 동생은 겨우 4살이었지만 언어능력에 있어서 이미 무사를 따라잡았습니다. 무사의 모국어, 외국어 2가지 모두에 대한 언어 및 말하기 능력 체크리스트를 작성했으며, 무사를 지역 언어 치료 서비스에서 평가해보기로 했습니다.

부모님과의 회의를 바탕으로 학교의 특수교육 담당 교사와 담임 교사는 무사를 위한 특수 교육 지원을 계획하였습니다. 그리고 교실에서 도울 수 있는 여러 초기 전략들을 확인했습니다, 무사의 발전을 아주 가까이 관찰할 수 있었습니다, 학교는 교육심리학 서비스를 통해 무사를 어떻게 가장 잘 지원할 수 있는지 조언을 구했습니다, 담임 선생님의 지도 아래, 친구 그룹을 만들어 무사가 어려워하는 것이 무엇인지, 그리고 무엇이 도움이 되는지 이해하고 도울 수 있도록 했습니다,

SLCN 아이들 돕기

부모님, 보호자, 학교스텝들이 주로 염두에 두어야 할 것은 SLCN 아이들이 또래관계 그룹뿐 만 아니라 교실 및 학교 환경 전반에서 최대한 참여하고 어울릴 수 있도록 어떻게 도와야 하는지입니다. 또래관계는 여러가지 장점이 있지만, 특히 아이들이 언어와 의사소통 기술을 더욱 발전시키는 데 도움이 됩니다. SLCN 아이들이 소외되거나 배제되지 않도록 해야 하며, 상호 친교적인 또래관계를 발전시키고 다른 아이들과 함께 즐길 수 있는 활동에 접근할 수 있도록 모든 기회를 제공해야 합니다.

SLCN 아이들은 자존감이 낮아지고 스스로에 대해 나쁘게 생각할 확률이 더 높습니다. 사회적 상황에 대해 불안해하고 회피하기 시작하여, 다른 사람들과 소통하는 또래관계에 대해 배울 기회가 줄어들 수 있습니다. 그러나 연구 결과, 모든 SLCN 아이들이 또래관계에 어려움을 겪는 것은 아니라고 합니다. 실용 언어 기술(사회적 환경에서 적절하게 언어를 사용하는 법을 아는 것)과 다른 아이들의 관점과 견해를 이해하거나 공감하는 능력은 언어가 필요한 아이들의 또래관계

발달에 특히 중요한 것으로 나타났습니다.

사회적 적응에 중요한 요소로 제시된 또 다른 것은 아이들이 감정적으로 어떻게 대처하는지입니다. SLCN 아이들 중에서도 매우 불안한 아이들이 더 큰 어려움을 겪는 것으로 나타났습니다. 불안한 아이들은 사회적 상황에서 위험을 감수하고 도전하기보다는 더 쉽게 물러나게 되어, 사회적 접촉과 사회적 경험의 기회가 줄어들기 때문입니다.

모든 부모들이 따라할 수 있는 몇 가지 간단하고 일반적인 전략들을 소개합니다.

SLCN 아이들을 돕는 전략

- 집에서, 차 안에서, 밖에서 대화할 기회를 만들어보세요, 함께 무언가를 하는 것은 자연스럽게 대화를 시작하는 좋은 방법일 수 있습니다,

- 집안 식구 간 풍부한 대화를 통해 아이가 의사소통하는 방법을 배울 수 있도록 하세요, 아이는 당신이 사용하는 단어와 문장을 구성하는 방식뿐만 아니라, 차례를 가지고 상대방을 주의 깊게 듣는 등의 양방향 대화에서 언어를 사용하는 방법을 관찰하고 듣고 배울 것입니다,

- 대화의 양과 속도 측면에서도 아이를 따라가세요, 아이가 말과 행동을 통해 주도권을 잡을 수 있도록 조용히 관찰하고 들어야 합니다,

- 사회적 기술을 장려하세요, 예를 들어, 아이가 언어 사용 여부와 관계없이 사회적 상황에서 긍정적으로 접근할 때, 미소나 따뜻한 반응과 같은 간단한 반응으로 보상해 주세요,

- 아이가 집에서 또래관계에 대해 이야기하도록 격려하세요, 관심을 보이고, 관계의 긍정적인 면을 장려하며, 듣고 공감하며 아이가 도움을 원할 때 어려운 상황에서 문제를 해결할 수 있도록 도와주세요(다음 항목 참조),

- 사회적 문제 해결 능력을 발달시켜주세요, 다양한 상황에서 사용할 수 있는 다양한 전략을 생각해보세요, 아이가 어려운 상황에서 어떻게 생각하거나 느꼈는지, 다른 사람들이 어떻게 생각하고 느꼈는지 탐색하는 것을 도와주세요, 이런 방법들이 친구나 다른 사람들이 특정한 방식으로 행동한 이유를 이해하는 데 도움이 됩니다, 편을 들어주기보다는 객관적으로 판단하되, 아이들이 어려움을 느꼈을 수도 있음을 인정하세요,

- 아이가 감정과 기분에 대해 배울 수 있도록 도와주세요, 사용할 적절한 단어를 알고 있나요? 상황이나 행동에 적합한 감

정 단어를 찾을 수 있나요? 누군가가 특정한 방식으로 생각할 때 얼굴이 어떻게 보이는지 인식하나요? 이제 온라인에 이러한 유형의 기술을 돕는 많은 자료가 있으며, 게임 형태로 제공됩니다('감정과 기분 단어', '얼굴', '활동('emotions and feelings words', 'faces', 'activities')'을 검색해보세요), 이러한 활동을 일상생활에 통합하여, 아이가 집에서 마치 교육을 받는 것처럼 느끼지 않도록 해주세요.

- 집에서 안전한 방법으로 협력과 말을 주고 받는 기술을 연습하도록 아이를 도와주세요. 집에서는 좌절하고 화가 나도 괜찮습니다. 많은 게임들에서 차례 교환(Turn-taking)을 손쉽게 배울 수 있고, 많은 게임들이 그렇게 설계되어 있습니다(예: 뱀과 사다리[4]행복한 가족들 카드 게임[5]). 만약 아이가 이것을 어려워한다면 현실적으로 대처하세요. 매우 짧은 게임부터 시작하고, 가능하면 한 두 명의 다른 사람과 함께 게임하도록 해서 차례가 빨리 돌아오게 하고 너무 오래 기다리지 않도록 합니다. 차례 사이에 기다려야 한다는 것을 알리는 신호(옐로우 카드)를 사용할 수도 있습니다. 그들에게 동기를 부여할 수 있는 게임을 선택하세요. 예를 들어, 좋아하는 취미를 주제로 한 게임입니다.

---

4) 뱀과 사다리는 오늘날 세계적인 고전으로 여겨지는 두 명 이상의 플레이어를 위한 보드 게임입니다.이 게임은 고대 인도에서 시작되었으며 1890년대에 영국으로 전해졌습니다. 번호가 매겨진 격자무늬 사각형이 있는 게임 보드에서 진행됩니다. 여러 개의 "사다리"와 "뱀"이 보드에 그려져 있으며 각각 두 개의 특정 보드 사각형을 연결합니다. 게임의 목적은 사다리를 오르는 데 도움이 되지만 뱀이 떨어지는 것은 방해가 되는 시작에서 끝까지 주사위 굴림에 따라 자신의 게임 조각을 탐색하는 것입니다.

5) 특수 제작된 그림 카드 세트가 포함된 전통적인 영국 카드 게임으로, 대부분 직업 유형에 따라 가상의 4인 가족 삽화가 포함되어 있습니다. 게임의 목적은 온전한 가족을 모으는 것입니다.

- 아이가 사회적 교류를 할 수 있는 기회를 제공함으로써 친구를 사귀도록 도와주세요. 다른 부모들을 통해 놀이 약속을 정하거나, 신중하게 선택한 동아리에 참여하는 것 등 다양한 방법을 사용할 수 있습니다. 잘 아는 아이와 짧게 노는 약속부터 시작하세요. 아이가 누구와 노는 것을 좋아하는지, 아이가 도움이 필요한 일이 무엇인지 부모가 알고 있는 경우가 좋습니다.

- TV, 영화 또는 책에서 본 또래관계에 대해 이야기해 보세요. 이야기를 잘 들어주는 친구, 문제를 협상하여 함께 해결하는 친구 등 주목할 만한 것들을 찾아보세요. 또한 동화책 이야기를 읽을 때 인물에 알맞는 표정을 짓도록 하세요.

- 아이의 필요에 따라 전략을 조정해야 함을 인식하세요. 예를 들어, 게임 방법을 이해할 수 있도록 시각적으로 제시하는 것이 도움이 될 수 있습니다. 아이들은 무엇을 원하거나 가리키거나, 문장을 만드는 데 도움이 될 수 있는 기호를 사용할 수 있습니다. 기호와 말을 함께 사용하여 지시 사항을 이해하거나 선택이나 활동을 제안하는 데 도움을 줄 수도 있습니다. 자료 예시를 보려면 www.widgit.com을 참조하거나 '무료 PECS[6] 카드 인쇄'를 검색하세요. 또한 189-193쪽에서 설명한 사회적 이야기가 도움이 될 수도 있습니다.

다양한 전문가들의 지원을 받을 수도 있으며, 아이와 또래관계에 대한 추가적인 조언을 제공받을 수 있습니다(예: 아이

---

6) PECS(Picture Exchange Communication System)는 사진 교환 의사소통 시스템으로, 비언어적인 의사소통에 어려움을 겪는 사람들을 위한 방법입니다. PECS는 주로 자폐 스펙트럼 장애(Autism Spectrum Disorder, ASD)를 포함한 의사소통 장애를 가진 개인들에게 사용됩니다.

의 선생님, 학교의 특수 교육 선생님, 언어치료사, 교육심리학자 또는 지역 소아정신과 의사).

주의력결핍 과잉행동장애, ADHD

ADHD는 대체로 충동성, 과잉행동, 주의력결핍이라는 세 가지 핵심적인 특성으로 구성된 신경 발달 장애입니다. 이러한 증상들이 각 개인마다 다양한 방식으로 나타납니다. 일부 아이들은 세 가지 요소를 모두 가지고 있는 것처럼 보일 수 있습니다. 불쑥 말하는 것과 같이 스스로를 제어하는 데 문제가 있을 수 있으며(충동성), 가만히 앉지 못하는 문제(과잉행동)와 일정기간 동안 집중하기 어려운 문제(주의력결핍)가 있을 수 있습니다. 어떤 아이들은 주의력결핍이 더 우세할 수 있습니다. 이러한 행동이 두 개 이상의 환경에서 나타날 때, 예를 들어 가정, 학교 등에서 나타날 때 소아 정신과 의사가 ADHD 진단을 내릴 수 있습니다.

ADHD의 주요 특징은 아래와 같습니다.

ADHD의 특징

충동성

아이들이 먼저 생각하지 않고 행동하는 것처럼 보입니다. 소리를 지르고 일을 방해하거나, 작업에서 실수를 저지르거나, 도망가거나, 위험한 행동을 하는 것을 포함할 수 있습니다. 또한 위험을 모른 채 흥미롭다고 인식되는 경우 위험한 행동을 할 수도 있습니다.

과잉행동

안절부절 못하고 지나치게 활동적으로 보이는 아이에게서 나타납니다. 아이들이 가만히 앉아 있는 데 문제가 있고, 가만히 있지 못하고 이 일에서 다른 일로 옮겨갈 수 없으며, 꼼지락거리면서 가만히 있는 것이 어렵다는 것을 의미할 수 있습니다.

부주의

아이들이 집중과 주의를 유지하는데 어려움을 겪는 것을 의미합니다. 학교 과제에 집중하는 문제, 학습 활동에 지속적으로 집중하는 문제, 다른 사람의 이야기를 듣는 문제 등을 포함할 수 있습니다.

아이들은 이러한 증상들을 전부 또는 일부 경험할 수 있으며, 가족과 학교에서 어떻게 가장 잘 도울지 고민하고 이를 인식하는 것이 중요합니다.

ADHD 아이들은 사회적인 상황에서 어려움을 겪을 수 있으며, 충동적이고 안절부절 못하는 행동, 또는 주의력결핍으로 인해 친구를 사귈 때 어려움을 겪을 수 있습니다. 이는 ADHD 증상의 각 원인이 다양한 사회적 상황에서 상호작용에 영향을 미치기 때문입니다.

ADHD 증상이 어떻게 친구 만들기를 더 어렵게 만들까요?

연구 결과, 많은 ADHD 아이들은 다른 사람들과 친구를 만들고 유지하기에 필요한 사회적 기술을 갖추고 있다고 합니다. 그러나, 특정한 사회적 상황에서 유연하고 적극적으로 사회적 기술을 보여줄 수 없는 경우에는 어려움이 발생합니다.

ADHD의 각 특징들이 대인관계에서 어떤 영향을 미칠까?

충동성

생각 없이 행동하거나 반응하는 경향은 대인관계에 영향을 미칠 수 있습니다. 예를 들어, 자신의 행동을 제어하지 못하면 다른 사람들은 아이를 예측할 수 없는 사람으로 생각할 수 있습니다. 이름 부르기와 같은 자극에 과도하게 반응하거나 빠르게 말다툼이나 싸움을 시작한 뒤 혼나면 도망칠 수 있습니다. 사회적으로는 다른 사람을 방해하거나 말을 끊는 등의 행동을 할 수 있고, 불쑥 말을 꺼내 버리고 그것이 어떤 영향을 끼치는지 생각하지 않는 경우도 있습니다. 아이들은 때로는 규칙을 어기는 위험한 행동에 뛰어들기도 하고, 위험과 결과를 예상하기 전에 서두르는 경우가 있을 수 있습니다. 이러한 행동들은 아이들이 무모한 것처럼 보이게 할 수 있습니다.

과잉행동

과잉행동은 아이들이 안절부절 못하는 것처럼 보이며, 늘 움직이고 있다는 것을 의미합니다. 종종 아이들은 에너지가 넘쳐나며 항상 활동적입니다. 때로는 말보다 행동으로 반응하며, 지나치게 신체 활동적입니다. 이것은 또한 아이들의 기분이 주위 사람들과 맞지 않을 수 있음을 의미합니다. 예를 들어, 다른 아이들이 슬픈 또는 억울한 상태일 때 ADHD 아이들은 에너지가 넘치며 주변의 상황에 대해 무관심해 보일 수 있습니다. 이로 인해 다른 사람들에게 동정심이 부족하거나 관심이 없는 것처럼 보일 수 있습니다.

부주의

이 경우 아이들은 다른 사람의 감정을 파악하는 능력이 떨어지게 됩니다. 다른 어린이들이 어떻게 느끼는지에 대한 신호를 놓치면서 민감하지 않게 보일 수 있습니다. 또한 다른 사람의 이야기를 듣고 대응하는 데 문제가 있기 때문에, 상호작용이 안되게 보일 수 있습니다.

예를 들어, 캐머런은 다른 사람들에게 관심을 보이기 위해 질문을 해야 한다는 것을 알고 있지만, 충동성 때문에 캐머런은 질문을 멈추지 않고 계속해서, 주변의 아이들이 과도하게 억제된 느낌을 받고 때로는 짜증을 냅니다. 마찬가지로, 소피는 다른 아이들과 함께 놀고 싶어하고 아이들에게 다가가는 방법을 알고 있지만 부주의 때문에 소피는 때로 다른 아이들이 무엇을 하고 싶은지에 대한 신호를 놓치게 됩니다. 이는 소피가 놀이를 지배하고, 다른 아이들이 하고 싶은 것에 대해서는 반응을 하지 않기 때문에, 다른 아이들이 소피와 놀기를 피하게 만듭니다.

2장에서 보았듯이, 학교에서의 또래관계는 다른 아이들

의 수용과 관련이 있습니다. 이는 비슷한 연령대의 아이들이 사회적 상황에서 다른 사람을 어떻게 보고 대응하는지와 관련이 있습니다. 또한 특정 아이에 대한 집단적인 의견과, 아이들이 사회적 그룹 내에서 좋아하거나 싫어하는 정도와 관련이 있습니다. 또래 그룹은 ADHD 아이들이 사회적으로 수용되거나 거부되는지를 결정하는 데 큰 영향력을 미칩니다. ADHD 아이가 친구를 만드는 데 문제가 있다고 생각할 때, 다른 아이들의 행동이 문제의 일부일 수도 있으므로 이것을 신중하게 고려해야 합니다.

다니엘

다니엘은 8살이고, 3학년입니다. ADHD 진단을 받았으며 수업에 집중하기 위한 학교 지원 계획을 받고 있습니다. 다니엘은 학교에 가는 것을 즐기며, 활발한 학생으로 보입니다. 특히 드라마 수업 시간과 체육 수업 시간을 좋아합니다.

다니엘의 엄마는 걱정하고 있습니다. 다니엘은 더 이상 친구의 집으로 초대 받지 못합니다. 엄마는 놀이터에서 다른 부모들에게 '다니엘과 함께 방과 후 놀이를 하는 게 어떻겠냐'고 물어봤지만, 다른 부모들은 아이들이 바쁘거나 동아리에 참여 중이라며 정중하게 거절했습니다. 엄마는 또한 다니엘을 등하교 시킬 때, 운동장에서 매우 흥분 상태인 것을 보고 걱정합니다. 다니엘은 많이 뛰어다니는 편이고 다른 아이들과 부딪히기도 합니다. 엄마는 다니엘이, 다른 아이들이 다치거나 기분 나쁘게 느끼는 것에 대해 전혀 신경 쓰지 않는 것 같다는 것을 목격했습니다.

최근 학부모-교사 면담에서, 담임 선생님은 다니엘에게 짧은 시간동안 과제를 하도록 하여 수업에 좀 더 집중하도록 했다고 말했습니다. 선생님은 또한, 다니엘이 일부 남학생들에게 인기가 있다고 말했지만, 점심 시간에는 종종 규칙을 어기는 일이 있어 문제가 될 때도 있다고 언급했습니다. 또한 다른 아이들의 꼬임에 쉽게 속아서 울타리를 넘어 공을 던지거나, 담벼락을 오르거나, 허락 없이 놀이기구를 가져가는 등 문제가 되는 행동을 할 때가 있다고 언급했습니다.

위에서 보듯이, 다니엘의 주의 집중력은 짧은 과제시간과 구조화된 학습 활동이 제공되었을 때 개선되었습니다. 이러한 조치로 인해 다니엘은 일정한 시간 동안 집중할 수 있게 되었습니다. 이는 조심스러운 관리를 통해 다니엘이 행동을 조절할 수 있다는 것을 보여줍니다.

하지만 놀이터에서는 이야기가 다릅니다. 다니엘의 ADHD 문제가 다른 아이들과의 대인관계를 제한할 수 있습니다. 과잉행동으로 인해 다니엘은 가끔씩 다른 아이들과 부딪쳐서 다치기도 합니다. 그리고 다니엘이 인지하지 못하는 부주의로 인해 다른 아이들에게 무관심하고 동정심이 없는 아이처럼 비춰집니다. 이러한 이유로 일부 아이들은 학교에서 다니엘과 놀거나 어울리기를 피하고 있습니다. 또한, 일부 아이들은 다니엘을 집에 초대하기가 꺼려진다고 부모들에게 말했습니다.

다른 아이들은 다니엘의 통제 부족과 충동성을 이미 알아 챘습니다. 다니엘은 위험 상황에서 잘못된 판단을 내릴 위험 이 있어 무모하게 행동하고 규칙 위반 행동을 할 가능성이 높 습니다. 이는 다른 아이들에게도 영향을 미쳐 다니엘을 문제 아로 분류하여 다니엘을 피하는 결과가 되었습니다.

따라서 또래 집단의 평판이 다니엘이 사회적으로 받아 들여질지 거부될지를 결정하는 것으로 보입니다. 다니엘의 부모는 걱정스럽기만 합니다. 다니엘이 대인관계에 손상을 입히는 평판을 얻고 있다는 것에 대해 답답하고 속상합니 다.

다니엘

방과 후 어느 날, 엄마가 다니엘에게 학교에서 친구들이 있 는지 물어보았습니다. 다니엘은 "추격전을 하거나 어벤져스 게임을 할 때 친구들이랑 놀기도 해"라며 대답했습니다. 그 러나 다른 때에는 "다른 아이들은 나를 버리거나, 내가 다른 일을 하게 혼자 둔 다음 다른 아이들이 내 탓을 하도록 만들 기도 해"라고 말했습니다. 특히 "나는 학교에서 항상 친구가 있는 것이 아니야"라고 말했습니다. 다니엘의 부모는 다니엘 이 다른 아이들로부터 언제나 잘 대우받지 못한다는 것이 걱 정입니다. 다니엘은 친구를 사귀기를 진심으로 바라고 있습 니다.

당신의 아이가 또래 집단으로부터 거부당했다면, 아이의 사회 기술뿐만 아니라 다른 아이들의 역할에 대해 생각해야 합니다. 이러한 문제를 해결할 때, 아이와 넓은 동료 집단 간의 상호적인 친구 관계 발전을 보장하기 위해, 아이들의 연령과 이해 수준에 따라 상황을 고려하는 것이 도움이 될 수 있습니다. 51쪽에서 다루었던 도지(Dodge) 교수의 친구관계 모델이 이를 설명합니다.

다니엘의 부주의로 인해 사회적 단서들을 놓치게 되고, 이후의 행동들은 다른 아이들과 함께 어울리는데 맞지 않을 수 있습니다. 이로 인해 다니엘은 다른 아이들에게 감성이 부족하다고 보여지거나 다른 아이들이 하고 싶은 것을 인지하지 못해 아이들과 상호 작용하는 방식이 다르다고 보여집니다. 이는 다니엘이 여타 아이들과는 다르게 보이며, 다니엘이 상호 작용하는 방식이 사회적으로 부적절하다고 인식되게 합니다. 이러한 이유로 다니엘은 또래 아이들에게 부정적으로 인식되어 다른 아이들이 친절하게 대해주지 않게 됩니다. 따라서 다니엘의 부정적인 평판이 또래 아이들의 판단과 행동에 영향을 미치게 되어 다니엘은 어울리기가 어려워집니다.

개인 수준 접근법

가장 중요하고 먼저 해야 할 일은 아이들과 이 문제에 대해 더 자세히 이야기하는 것입니다. ADHD 아이의 경우 추가적으로 고려할 사항이 있을 수 있습니다. 특히, 대화하는 시간이 중요합니다. 대화는 간결하고 명확하며 구체적이어야 합니다. 아이가 문제에 대해 이야기할 수 있는 기회를 제공하되, 비난하거나 판단하지 않도록 해야 합니다. 이렇게 하면 충동성과 부주의가 아이들의 특성의 일부인 것이며, 부끄러울 필요가 없다는 것을 이해하게 도와줄 수 있습니다. 아이들에게 충동성과 같은 행동이 빠른 판단이 필요한 일에서 긍정적으로 보일 수 있다는 것을 이해시키는 것이 도움이 될 수 있습니다. 다음 단계는 친구와 사회적 상호작용에 대해 이야기하는 것입니다.

ADHD 아이에게 지지적으로 대화하는 방법

- 대화를 시작하기 전에 아이가 집중할 수 있도록 하세요. 아이가 집중을 잘 할수 있는 적합한 시간과 장소를 선택하세요.
- 대화를 간결하게 하고 아이의 집중력에 맞게 맞추세요.
- 아이를 돕기 위해 아이들에게 중요한 문제를 살펴볼 것임을 명확히 하세요.
- 언어를 명료하고 간결하게 사용하세요.
- 방해 요소를 제거하고 방해를 차단하세요(전화, 문자 메시지, 형제 자매 등).
- 시각, 청각, 운동감각(Visual, Auditory and Kinaesthetic, VAK) 입력을 사용하여 아이의 관심을 끌어내세요. 예를 들어, 친구들의 사진(시각), 음악 듣기(청각) 또는 레고로 친구들의 모형 만들기(운동감각) 등입니다.
- 대화를 서로 다른 종류의 활동으로 나눠보세요. 예를 들어, 이야기하는 시간, 역할극, 생각하는 시간('생각 모자'를 쓰고 아이디어를 내는 데 도움을 주기) 및 그림 그리는 시간 등입니다.

- 아이에게 긍정적인 칭찬을 사용하세요. 예를 들어, 대답을 하거나 제안을 할 때 잘했다고 말해주세요. 즉각적인 보상도 대화에 계속 참여하도록 격려할 것입니다.
- 아이가 대화를 계속 하고 싶은 욕구를 유지하기 위해 인센티브를 사용하세요. 예를 들어, 5분간 대화한 뒤 좋아하는 컴퓨터 게임이나 보드 게임을 5분간 할 수 있게 해주세요.

아이에게 가장 걱정되는 문제를 함께 살펴본 후, 서로 다른 해결책을 찾아 아이가 행동하기 전에 멈추고 생각하도록 배우게 차분히 지도하세요. 아래 전략들이 도움이 될 수 있습니다:

아이들과 함께 행동과 반응을 탐색하는 방법

- 만화나 막대형 사람그림(스틱맨)을 사용하여, 문제가 발생할 때 일어나는 일들을 아이와 함께 그려보세요(68-70쪽에서 처음 보았던 것처럼). 아이가 어려운 사회적 상황에서 어떤 일이 일어나는지 이야기하도록 격려하고, 그림에 사람들의 생각, 감정, 그리고 행동(말과 행위)을 추가하세요. 이를 통해 부주의, 충동성, 또는 과잉행동의 문제인지 아이와 함께 파악할 수 있습니다. 새로운 종이에 사회적 상황을 다시 그려 아이가 자신의 반응을 늦추는 다양한 방법과 대신할 수 있는 더 도움이 되는 대안을 탐색할 수 있게 해보세요.
- 멈추기/시작하기 행동 계획을 사용하여 아이가 자신의 행동에

어떤 일이 일어나고 있는지 확인할 수 있도록 합니다:

멈추기-문제	시작하기-해결책	겨냥하기-목표
(어떤 행동이 어려운가)	(다른 대체 행동은 무엇이 있을까)	(새로운 행동을 언제, 어떻게 할지)
예: 대화 중 다른 아이의 말을 방해하는 행동	예: 일단 다른 아이가 말하는 것을 듣고, 말을 하기 전에 조용히 기다리기	예: 짝꿍과 함께 과제를 하거나 놀이터에서 대화할 때면 내가 말하기 전에 다른 아이들에게 먼저 귀 기울이기

- 이를 통해 아이들이 사회적 상황에서 어떤 행동이 도움이 되지 않는지 알게 될 수 있습니다. 예를 들어, 친구가 '아니요'라고 말하더라도 친구의 말을 듣지 않는 것과 같은 행동을 좋은 대안으로 바꿀 수 있습니다. 이는 친구들을 보면서 친구들이 '아니요'라고 말할 때 멈추는 것입니다. 아이가 이러한 행동을 할 수 있는 시간을 생각하도록 격려하면 더 현실적으로 다가옵니다. 예를 들어, 놀이시간, 줄 서있을 때, 식당에서, 축구를 할 때 등입니다.

- 어려운 사회적 상황에서 일어나는 일을 연기해보세요. 역할극, 인형, 작은 장난감이나 미니 피규어(예: 레고)를 사용하여 사회적 상황과 관련된 모든 사람들의 행동을 보여줄 수 있습니다. 그런 다음 논의를 통해 아이의 행동을 어떻게 개선할 수 있는지, 즉 '멈추고, 생각하고, 행동하기'를 어떻게 다르게 할 수 있는지, 그리고 더 나은 결과를 이끌어낼 수 있는지에 초점을 맞출 수 있습니다.

아이와 함께 개인적인 목표를 세워 시도해보세요. 대안적인 행동 목록을 만들고 아이가 어떤 것을 시도해보고 싶어하는지 결정할 수 있게 해보세요. 긍정적이고 바람직한 행동으로 표현하

는 것이 가장 좋습니다. 예를 들면,

○ 놀림을 받을 때 깊게 숨을 들이마시고 차분하게 대처하기

○ 게임을 시작하기 전에 상대방이 괜찮은지, 놀고 싶어하는 지 확인하기

○ 누군가와 부딪히면, 그 후에 상대방이 괜찮은지 확인하기

- 문제가 될 수 있는 것을 알아낸 후 아이와 함께 시각적인 교통 신호등 시스템을 만들어보세요. 이 신호등은 아이가 멈추기(빨강), 생각하기(노랑), 그리고 대체 행동을 취하면서 가기(초록)할 때 사용할 수 있습니다. 이렇게 하면 아이는 어려움을 겪는 특정한 사회적 상황에서 교통 신호등의 색깔을 기억하듯이 도움을 받을 수 있습니다.

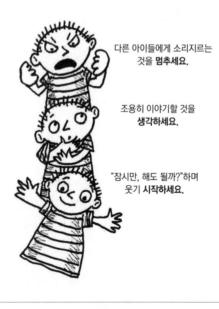

다른 아이들에게 소리지르는 것을 **멈추세요.**

조용히 이야기할 것을 **생각하세요.**

"잠시만, 해도 될까?"하며 웃기 **시작하세요.**

이러한 전략들은 아이와 함께 어려움을 탐색하고 어떻게 해결할지 찾아낼 수 있게 도와줍니다. 선생님과 대화하는 것도 도움이 됩니다. 선생님은 이를 실천하는 데 도움을 줄 수 있습니다. 특히, 아이가 긍정적인 행동 대안을 사용할 때 즉각적인 칭찬이 필요한데, 이는 미래에 바람직한 행동을 하는 것을 강화할 수 있기 때문입니다.

칭찬은 가정과 학교에서 일관된 방식으로 여러 어른들이 하는 것이 가장 좋습니다. 예를 들어, '참 잘했어, 너는 딜런에게 말하기 전에 기다리고 들어주는 것을 참 잘했어'라고 말하는 것입니다. 가정과 학교 간 대화를 통해 목표와 보상을 설정하고 공유하면 아이가 지지를 받고 다양한 사회적 상황에서 다른 사람들과 새로운 방식으로 행동하는 것을 격려 받는 데 큰 도움이 됩니다.

그룹 단계 접근법

그룹 차원의 개입은 긍정적인 태도를 촉진하고 ADHD 아이를 사회적으로 받아들여지게 할 수 있습니다. 포괄적인 전략은 다른 아이들을 참여시켜 ADHD 아이가 겪는 문제를 이해하게 하고, 사회적 어려움을 마주할 때 지원을 제공합니다. 과거에 다른 사람들에게 사회적으로 거부당한 경험이 있는 아이들에게 특히 유용한데, 이는 행동이 아닌 아이에 초점을 맞추어 부정적인 평판에 도전하는 것을 목표로 합니다. 예를 들어, 친구 동아리 접근법(164-165쪽 참조)은 사회적 문제 및 행동 문제가 있는 ADHD 아이들에게 효과적일 수 있는 데, 일정한 사회적 역량을 가지고 있지만 이제 실제 상황에서 적용해야 합니다. 이를 바탕으로 한 적절한 대응을 통해 주변 아이들과 선생님들에게 인정받을 수 있습니다.

ADHD 아이들을 위한 사회 기술 그룹 작업도 도움이 될 수 있으며, 특히 부모와 다른 아이들과 관련된 개입과 함께 사용할 때 효과적입니다. 사회 기술 그룹의 형식과 초점은 4 장과 6장에서 설명되었지만, ADHD 아이들에게는 고려해야 할 추가적인 측면이 있습니다.

ADHD 아이들을 위한 사회 기술의 고려사항

- 사회 기술 문제가 무엇인지 확인하세요. 예를 들어, 주로 부주의한 것이 문제인 아이들은 과잉행동이나 충동적인 아이들과 구분할 필요성이 있을 것입니다. 이 아이들에게는 사회적 접촉 시작, 대화 기술, 갈등 해결 및 분노 관리 연습이 포함될 수 있습니다.

- 사회 기술에 영향을 미치는 어려운 행동을 고려하세요. 예를 들어, 사회적 상황에서 다른 사람의 감정에 주의를 기울이지 않는 것인지, 대화를 방해하거나 사회 활동에 끼어들기 경향이 있는지 확인하세요. 이를 통해 아이가 배워야 할 대체 행동이 무엇인지 파악할 수 있습니다.

- 다양한 사회적 환경에서 사회 기술의 수행과 사용을 연습할 기회를 만들어주세요. 이를 통해 아이가 교실이나 운동장과 같

은 '가까운' 환경뿐만 아니라 슈퍼마켓이나 공원과 같은 '먼' 환경까지도 사회기술을 적용하여 사용하는 법을 배울 수 있습니다.

- 동료, 선생님, 학교 직원, 부모를 포함한 모든 사람들의 지원을 받으세요. 이는 아이가 다양한 환경에서 적절한 사회 기술을 사용할 때 즉시 보상받고 칭찬받는 것이 보장되기 때문에 필수적입니다. 이는 아이가 기술을 다시 사용할 가능성을 높이는 행동을 강화합니다.

- 다른 아이들의 참여가 과정에 통합되도록 해야 합니다. 이는 그룹에 긍정적인 동료 롤모델을 포함시키는 것부터, 운동장에서 동료끼리 돕도록 하는 것, 수업에서 동료들을 인정하도록 하는 것 까지 다양할 수 있습니다.

다니엘의 경우, 사회적 단서와 자기 관리 기술에 초점을 맞추는 것이 도움이 될 수 있습니다. 이를 통해 듣기 기술을 개선하고 다른 사람들을 더 잘 관찰할 수 있도록 하여, 눈에 띄는 감정과 반응을 더 잘 파악하는 능력을 향상시킬 수 있습니다. 또한 자기 통제를 개선하고, 행동을 더 잘 조절하는 방법을 배울 수 있습니다. 이는 학교의 사회 기술 그룹에서 연습할 수 있고, 집에서나 동아리에서 더 비공식적으로 구성된 그룹 경험을 통해서도 할 수 있습니다. 성공의 핵심 요소는 아이가 다른 아이들과 함께 기술을 연습하고 사용할 기회를 제공받는 것입니다.

특수 교육 요구를 가진 청소년들과의 설문 조사에서, 또래 관계는 미래에 가치가 있으며 청소년들이 원하는 것으로 항상 지목되었습니다. 가장 취약한 청소년들은 강하고 안정적인 관계로 많은 도움을 얻을 수 있으므로, 아이의 생활에서 어른들이 또래관계를 길러주고 지원하는 최선의 접근법을 찾아내는 데 시간을 할애하는 것이 중요합니다. 친구들은 외로움, 거절, 괴롭힘, 불안 및 우울증으로부터 보호해 줄 수 있으므로, 더 큰 어려움을 겪는 사람들이 관계를 맺고 유지하는 데 도움을 주는 것은 가치 있는 투자입니다. 이는 성인으로 거듭나는 과정을 조금 더 원활하게 만들어줍니다.

3부에서는 괴롭힘을 더 자세히 이해하고 대처하는 방법에 대해 알아봅시다.

핵심 포인트

- ASD, SLCN 및 ADHD 아이들은 또래관계에 더 큰 어려움을 겪을 수 있고, 보다 구체적이고 개별적으로 맞춤식 지원이 필요할 수 있지만, 효과적일 것으로 제안되는 다양한 접근법이 있습니다.

- 부모들은 아이들의 문제를 이해하고 변화에 대한 옵션과 해결책을 논의하여 지원하는 데 중추적 역할을 합니다.

- 일반학교와 특수학교의 아이들은 다른 아이들과 함께 그룹에서 사회적 기술을 연습할 수 있습니다. 이를 통해 아이들은 기술을 연습하고 어떻게 하고 있는지 피드백을 받을 기회를 갖게 됩니다. 또한 아이들이 배운 특정 기술을 사용할 수 있는 다른 사회적 상황에 대해 이야기하는 것도 도움이 됩니다.

- ASD 아이들은 사회적 코칭으로 도움을 받을 것입니다. 사회적 이야기를 사용하여 아이들이 어려워하는 활동이나 상황을 해결하는 것도 유망한 접근법입니다.

- SLCN 아이들은 개인의 요구에 맞춘 전략을 통해 도움을 받을 수 있으며, 이는 대화나 이를 이해하는 것, 또는 사회적 맥락에서 언어 사용과 관련된 어려움일 수 있습니다.

- ADHD를 가진 아이들은 사회적 기술 사용에 초점을 맞추어 도움을 받을 수 있으며, 사회적 단서에 대한 주의를 기울이고 사회적 상황에서 행동반응을 통제하는 방법을 배우는 방식으로 합니다.

- 모든 아이들에게, 동료 집단(주변의 다른 아이들)의 참여는 학교 직원의 지원과 모니터링과 함께 아이들의 수용과 포괄성을 증진하는 데 중요합니다.

- 가정과 학교 간의 관계와 부모님과 교직원 간의 의사소통은 학교에서 친구 관계와 사회적 수용을 길러주는 일관된 접근법을 보장하는데 있어 모든 아이들에게 도움이 됩니다.

제 **3** 부

괴롭힘에 대해 이해하고
대처하기

제 8 장

괴롭힘 이해하기

괴롭힘은 종종 뉴스 헤드라인을 장식하는데 그럴만한 이유가 있습니다. 괴롭힘은 설문 조사에서 아이들이 걱정하고 경험하는 것으로 일관되게 확인되고 있고, '피해자'와 '가해자' 모두에게 다양한 심각한 문제와 연결되어 있습니다.

피해자는 심각한 정신 건강 문제(예: 불안, 우울, 낮은 자존감, 때로는 자살)가 발생할 수 있으며, 고립되고 학교 출석에 어려움을 겪을 수 있습니다.

괴롭힘 상황에 직접 연루된 것으로 보이지 않는 아이들에게도 부정적인 영향이 있습니다. 예를 들어 괴롭힘을 목격한 아이는 더 긍정적인 또래 집단의 아이들보다 낮은 수준의 행복, 더 많은 행동 장애 및 낮은 학업 성취도를 보일 수 있습니다.

괴롭힘은 관련된 모든 사람에게 영향을 미치며, 괴롭힘의 빈도가 높기 때문에, 대부분의 어른들은 어린 시절 놀림이나 괴롭힘, 따돌림을 당했을 때를 분명히 기억하며, 그러한 행동이 다른 아이들에게 어떠한 영향을 미치는지 알고 있습니다. 이번 장에서는 괴롭힘이 무엇인지, 연구와 법률에서 어떻게 정의되는지, 그리고 누가 관련되어 있는지 알아봅니다. 괴롭힘이 발생하는 몇 가지 이유에 대해서도 살펴봅니다. 괴롭힘에 대처하기 위해 학교와 학부모 모두 사용할 수 있는 효과적인 전략이 많이 있으므로, 9장과 10장을 살펴보도록 합니다.

진짜 괴롭히는 것인가요?

아이들은 종종 학교에서 '괴롭힘을 당하고 있다'고 집에 돌아와서 말합니다. 어른으로서 아이가 묘사하는 것이 괴롭힘인지 아니면 놀이터나 교실에서 일상적으로 발생하는 충돌인지 파악하기 어려울 수 있습니다. 10장에서 논의하겠지만, 바로 이 시점에서 귀를 기울이고 확인하는 것이 중요합니다. 아이들이 괴롭힘에 대해 보고할 때 그것을 무시하지 말아야 한다는 것이 매우 중요합니다. 이 때 제대로 대처하지 않으면, 아이들은 괴롭힘 행위가 용인되고 삶의 일부라는 메시지를 받고, 어른들에게 다시 말하는 것을 그만둘 수 있습니다. 하지만, 제1부에서 나왔던 것처럼, 아이들은 언제나 서로 사이가 나빠질 수 있고, 무례하거나 다른 아이들이 어떻게 느낄지 생각하지 않고 행동할 수 있습니다. 이는 관계에 대해서 배우는 과정 중 하나입니다.

아이들은 교실과 운동장에서 많은 시간을 보내기 때문에

이번 장에서는 학교 환경에서의 괴롭힘에 초점을 맞출 것입니다. 그러나 분명히 아이들은 여러 사회적 환경(바깥에서 놀기, 집에서 놀기, 파티, 스포츠 및 취미 동아리 등)에 놓이게됩니다. 이번 장에서 나오는 여러가지 개념들이 그 맥락에서도 적용될 수 있습니다.

괴롭힘의 정의

연구나 영국의 정책에 따르면, 괴롭힘은 IIR의 약자로 기술됩니다.

'I'는 의도(intention)를 나타냅니다. 목적과 의도를 가지고 일부로 괴롭혔다는 것을 의미입니다.

두번째 'I'는 힘의 불균형(imbalance of power)을 나타냅니다. 한 아이가 다른 아이보다 더 힘이 세거나 강하다는 의미입니다.

'R'은 반복(repeated)을 의미합니다. 한 번에 그치지 않고 일정 기간 동안 지속되었다는 것입니다.

의도

2장에서 살펴본 것처럼, 아이들은 때때로 사회적 기술이나 특정한 사회적 상황에서 어떻게 행동해야 하는지 이해하는 데 도움이 필요하기에 또래관계에 어려움을 겪을 수 있습니다. 때때로 그룹에서 잘못 어울리고 불편하거나 불확실하다고 느끼기 때문에 어떤 특정한 방식으로 행동하기도 합니다. 어찌보면 도전적이라고 이해될 수 있는 행동은 아이의 의도가 무엇인지, 그리고 실제로 할 수 있는 것이 무엇인지에 대해 이해할 필요가 있습니다.

초등학교 저학년 아이들은 무리에 갑자기 끼어들거나 장난감을 마음대로 가져가서 도망치는 경향이 있기도 한데, 이것은 못되게 굴려는 의도보다는 다른 아이들과 관계를 맺고 싶어하는 행동 - 예를 들면 술래잡기 - 일 수 있습니다. 아마도 같이 껴서 놀아도 되냐고 물어볼 만한 언어적 능력이 부족할지도 모르겠습니다만, 괴롭힘은 분명 아닐 것입니다. 그러나, 언어 능력이 좋은 고학년 이상의 아이들이 똑같은 행동을 한다면, 이는 상당히 다르게 생각될 수 있습니다. 만약 반복적으로, 더 어리거나 신체적으로 더 작은 아이에게 그러한 일이 일어나고 아이가 상처를 받게 된다면, 이것은 괴롭힘으로 보아야 합니다.

반복

한 아이가 학교에서 집으로 돌아와서 더 큰 아이가 자기 축구공과 점심값을 빼앗아서 괴롭힘을 당했다고 말할 때, 만약 처음 일어난 일이라면 괴롭힘으로 간주되지는 않습니다. 하지만, 그렇다고 해서 그런 공격적인 행동이 중요하지 않다는 의미는 아닙니다. 단지 괴롭힘이라고 부르지 않을 뿐입니다. 만약 같은 아이가 오랫동안 한 아이에게 반복적으로 공격한다면, 괴롭힘이라고 말할 수 있습니다.

힘의 불균형

힘은 신체적 크기, 힘이 센 정도나 나이로 볼 수 있습니다. 힘은 또한 '누가 최고의 이야깃거리를 가지고 있는가' 또는 다른 사람에 대한 영향력, 아니면 누가 그룹에서 가장 인기가 있는지에 대한 것입니다.

괴롭힘은 또래 그룹 내에서 발생하기도 하므로, 아이들이 또래 그룹 안에서 괴롭힘을 당한다고 말할 때 그룹 안에서 일어나는 일이니까 괴롭힘은 아닐 거라고 함부로 단정하면 안 됩니다. 아이들은 무슨 일이 일어나고 있는지, 그리고 그게 괴롭힘이라는 사실을 알기 위해선 도움이 필요하기도 합니다.

다음은 여러가지 사회적 상황입니다. IIR 정의에 따라 괴롭힘이 맞는지 생각해보세요.

괴롭힘인가요? 아닌가요?

빌랄과 스테판은 스미스 선생님의 유치원 1학년에 있는 남자 아이들로, 서로 친한 친구 사이입니다. 어느 날, 빌랄이 게임을 하면서 장난감을 가지고 놀 차례를 바꾸려하자 스테판은 이성을 잃고 빌랄을 때립니다. 스테판은 빌랄을 한 번도 때려본 적이 없지만, 점점 일이 커질 것만 같습니다.

알리차와 니마는 초등학교 3학년 여학생입니다. 헛칭스담임 선생님은 놀이시간마다 그 둘이 서로 사이가 틀어지고 욕하는 것 같아 지치고 화가 납니다. 서로 잘 지내기는 어려워 보입니다. 곤란하게도, 그 둘은 반 친구들을 절반으로 갈라 서로 자기 편으로 하려는 경향이 있습니다.

아마야와 사라는 초등학교 4학년 여학생입니다. 아마야는 매우 인기가 많고 예쁘며, 집에 언니들이 있어서 항상 반에서 가장 먼저 최신 음악을 다운로드하고 패션 아이템을 가지고 있습니다. 항상 주변에 여러 여학생들과 함께 있어서 반에서 관심의 중심입니다. 반면에 사라는 조용한 아이입니다. 다른 반에 한두 명의 친구가 있지만, 같은 반 무리에서는 약간 어색하게 지냅니다. 심지어 원래 있던 한 친구는 이사 때문에 전학을 가버렸습니다. 아마야는 다른 아이들에게 사라가 촌스럽고 "옷을 제대로 입지 않는다"며 함께 놀지 말라고 말합니다. 아마야는 다른 아이들에게 사라가 교실에 들어오면 말을 멈추고 비웃으라고 말했습니다.

조쉬는 2학년 학생이고, 축구를 좋아하는데 주 포지션은 골키퍼입니다. 날씨도 춥고, 운동장이 너무 진흙투성이라 학교에서는 운동장을 닫아 1, 2학년은 하나의 운동장을 공유해야 했습니다. 어느 날, 조쉬는 친구들과 함께 축구를 하고 있었고, 공을 막은 뒤 공을 다시 던지는 일이 있었습니다. 탈린이 실수로 공을 흘려서 카이시의 얼굴에 맞자 카이시는 정말 화가 났습니다.

톰은 새로 전학 온 학생입니다. 아버지가 별거하게 되면서 톰과 엄마는 더 작은 집으로 이사를 가야 했고, 톰은 4학년이 되었습니다. 엄마는 매일 일하셨고 톰이 학교 가기 전에 먼저 출근하셨습니다. 톰이 학교 가는 길에는, 동네 중학교 남학생들이 담배를 피우며 다니는 골목을 지나가야 합니다. 처음 지나쳤을 때, 중학교 학생들은 톰의 바지와 코트에 대해 이야기했고, 그리고 나서 톰이 지나갈 수 없도록 어깨를 밀치기 시작했습니다. 톰은 다음 날 아침에 일어나자마자 배가 아프기 시작했고 학교에 가기 싫어했습니다.

해답

이제 하나씩 생각해 봅시다. 위에서 이야기 나눈대로 생각해봅시다.

빌랄과 스테판: 괴롭힘이 아닙니다. 여기에는 힘의 불균형이 없으며 정해진 행동 패턴도 아닙니다. 게다가 스테판이 빌랄에게 상처를 주고 싶어하기보다는 자신의 분노의 감정에 반응하는 것처럼 보입니다. 하지만, 신체적으로 공격을 했고, 비록 괴롭힘이 아닐지라도 누군가를 때리는 것은 용납되지 않는다는 것을 스테판이 이해하도록 확실히 해야 합니다. 스테판은 다른 아이들에게 상처를 주지 않기 위해 화가 난 감정을 다루는 법을 배우고, 차례 지키기 기술(turn-taking)과 긍정적인 사회 기술을 실천하기 위해 도움이 필요로 합니다.

알리차와 니마: 괴롭힘이 아닙니다. 힘의 불균형이 없지만, 행동은 반복됩니다. 한 명의 여자 아이를 '가해자'로, 한 명을 '피해자'로 식별하는 것이 가능한지는 명확하지 않습니다. 학급 전체와 협력하여 또래관계에 대해 이야기하고 협력과 팀 구성에 중점을 두어 예의 바르고 도움이 되는 행동에 대해 학급 점수나 보상을 주는 것이 도움이 되겠습니다.

아마야와 사라: 명백한 괴롭힘입니다. 확실한 힘의 불균형이 있고, 분명히 의도적이고 진행 중에 있습니다. 또한 일회성이 아닙니다. 이러한 괴롭힘 상황은 학교에서 해결해야 합니다(가능한 전략과 접근법은 9장 참조).

조쉬와 카이시: 괴롭힘이 아닙니다. 여기에는 힘의 불균형이 없고, 의도적이지도 않았고, 반복되지도 않았습니다. 조쉬는 축구를 조심해서 해야 하며 운동장을 함께 쓸 때엔 학교 전체의 규칙을 잘 지켜야합니다.

톰: 명백한 괴롭힘입니다. 의도적이고, 힘의 불균형[숫자, 나이와 규모, 동네를 얼마나 잘 아는지)]이 있고, 얼마 전부터 계속되고 있습니다. 톰은 학교를 갈 수 있는 다른 방법과 함께 갈 친구가 필요할 것 같습니다. 그렇게 해야지 자신감이 돌아오고 새 학교에 대해 긍정적으로 생각할 수 있습니다. 만약 그 중학생들이 어느 학교에 다니는지 알 수 있다면, 톰의 엄마는 그 학교에 연락해서 몇몇 학생들의 학교 밖 행동에 대해 확실히 알리는 것이 중요합니다.

다양한 유형의 괴롭힘

괴롭힘 행동은 여러 형태를 취할 수 있습니다. 괴롭힘이 아이에게 직접적인 영향을 미치는지(예: 신체적인 괴롭힘 또는 아이의 앞에서 욕하기) 또는 간접적인지(예: 소문을 퍼뜨리기)를 구분합니다. 언어적(말을 이용한 괴롭힘), 신체적(때리기, 발차기 등), 감정적(의도적으로 기분을 나쁘게 하는 행동), 관계적(또래 관계를 방해하거나 조작하고, 다른 아이들에게 어떻게 비춰질지 영향을 주는 행동)인 괴롭힘이 있습니다.

다양한 유형의 괴롭힘 에 대한 예시는 다음과 같습니다.

	언어적	비언어적
직접적	욕설, 도발, 놀림 물리적 폭력 위협	때리기 발차기 침 뱉기 물건을 가져가고 훔치기 소지품을 훼손하기 기분 나쁜 표정 및/또는 위협적인 몸짓
간접적	험담을 퍼뜨리거나 비난하기 놀지 말라고 말하기 다른 아이들에게 물건을 부수거나 훔치라고 말하는 것	게임에서 절대 공을 패스하지 않기 생각 무시하기 아이가 반에 들어왔을 때 모두 침묵하고 쳐다보기 선생님한테 혼나도록 만들기

때때로 공격적인 신체적인 행동의 형태로 이루어진 신체적인 괴롭힘은 언어적, 감정적, 관계적인 괴롭힘보다 더 심각하

게 받아들여지는데, 다른 한편으로는 성장 과정의 일부로 보는 경우도 있습니다. 하지만, 모든 괴롭힘은 아이들의 발달하는 자아와 안녕감에 큰 손상을 줄 수 있으므로 항상 심각하게 받아들여져야 합니다. 아이가 괴롭힘을 당했다고 호소할 때는 항상 귀담아듣고 어떻게 대응해야 할지 함께 고민해야 합니다.

사이버 괴롭힘

영국 연구원 피터 스미스는 사이버 괴롭힘을 '자기 자신을 방어할 능력이 없는 사람에게 전자 방식을 통해 반복적으로 오랫동안 의도적으로 공격하는 행동'이라고 정의했습니다. 많은 아이들이 전화, 태블릿 또는 컴퓨터에 접근할 수 있고 이전보다 어린 나이의 아이가 사이버 괴롭힘에 노출되고 있다는 기사가 뉴스에 등장하고 있습니다. 사이버 괴롭힘 또한 이 장의 첫 내용(의도성, 힘의 불균형, 행동의 반복)과 일맥상통하는 부분이 있습니다.

사이버 괴롭힘의 예시는 아래와 같습니다.

- SNS에 불쾌한 메시지와 댓글을 남기기
- 유해한 이메일/문자 보내기
- 악의적인 소문 유포
- 잘못된 정보로 웹 페이지 설정
- 온라인 그룹에서 배제하기
- 사진이나 동영상을 찍어 온라인에 공유하기

영국 정부는 사이버 괴롭힘의 여러가지 특징들에 대해 학교는 주의를 기울여야한다고 말합니다. 특히 문제가 발생했을 때는 더욱 그렇습니다.

사이버 괴롭힘의 특징

- 사이버 괴롭힘의 익명성-'전통적인' 괴롭힘과는 달리, 피해자는 누가 괴롭히는지 모를 수 있습니다.
- 피해자 피드백의 결여-가해자는 피해자가 어떻게 느끼고 반응하는지 알 수 없습니다. 따라서 어느 한 쪽에 의해 해결될 여지가 적습니다.
- 다양한 연령대에 걸쳐 발생할 가능성이 더 높습니다. (예시: 선생님을 타겟으로 한 사이버 괴롭힘)
- 방관자의 숫자는 전통적인 괴롭힘보다 훨씬 많습니다. 이메일과 게시물을 매우 광범위한 사용자에게 전달할 수 있습니다.
- 방관자는 메시지나 이미지를 다른 사람에게 보여줌으로써 자신도 모르게 가해자가 될 가능성이 더 높습니다.
- 어디에나 있습니다-어디도 안전하지 않습니다. 아이들은 휴대전화를 통해 SNS와 인터넷에 접근하고 언제 어디서나 접근할 수 있습니다. 사이버 괴롭힘에서 벗어날 수 없다는 느낌이 있습니다.
- 멈추거나 제어하기 어려울 수 있습니다.

노르웨이의 유명한 연구원인 댄 올베우스의 데이터에 따르면 사이버 괴롭힘은, 유럽에서는 아직까지 실제로 전통적인 괴롭힘보다 훨씬 덜 일반적이며 덜 흔한 것으로 보입니다.

아이들에게 인터넷과 SNS를 안전하게 사용하고 온라인에서 긍정적인 결정을 내리는 방법을 가르치는 것은 옹호하지만, 학교와 사회의 초점은 확실히 전통적인 괴롭힘에 남아 있어야 한다고 제안합니다. 하지만 이와 달리 한국의 경우에는 고민이 필요할 듯 보입니다.

학교는 법적으로 무엇을 해야 할까요?

영국 정부는 교육부 웹사이트에 괴롭힘에 대한 학교 지침을 제공합니다(예: '괴롭힘 예방 및 대처: 교장, 직원 및 치리회를 위한 조언'). 이 지침은 학교에 대한 법적 입장을 설명하고 다양한 법률이 어떻게 적용되는지 명시합니다(교육 및 검사법, 평등법, 보호법 및 형법). 사이버 괴롭힘에 대해 부모와 보호자에게 조언할 뿐만 아니라 포함하여 여러 자료도 제공됩니다. 교내의 정신건강, 행동 및 훈육에 관해 교육부에서 발행한 지침에서는 괴롭힘을 정신 건강의 위험 요소로 언급합니다. 결론적으로 학교는 괴롭힘을 방지하기 위해 반드시 조치를 마련해야 한다는 것입니다.

실제로 대부분의 괴롭힘 상황은 학생, 학부모 및 학교 간에 처리됩니다. 그러나 개입이 효과적이지 않은 경우 또는 괴롭힘 행위의 심각성과 피해를 입은 아이의 고통에 따라 경찰 또는 사회 복지 서비스가 참여하는 것이 적절할 수 있습니다.

영국 교육부의 지침 '괴롭힘 예방 및 해결: 교장, 직원 및 치리회를 위한 조언'의 핵심 사항

- '모든 학교는 모든 형태의 괴롭힘을 방지하기 위한 조치를 마련해야 합니다.'
- '이러한 조치는 모든 학생, 교직원 및 학부모에게 전달되어야 합니다.'
- 평등법(The Equality Act)에 의거하여, 학교는 '불법적인 차별, 괴롭힘, 피해 및 법으로 금지된 기타 행위를 제거'하고, '기회의 평등'을 촉진하고, '보호가 필요한 사람들과 그렇지 않은 사람들 사이의 좋은 관계를 조성'하도록 분명히 해야 합니다.
- 보호법(Safeguarding legislation) 관련해 '아이가 고통받고 있거나 중대한 피해를 입을 가능성이 있다고 의심할 만한 합리적인 사유'가 있는 경우 해당 지방자치단체 아동서비스에 신고해야 한다고 명시하고 있습니다.
- '비록 괴롭힘 그 자체가 영국에서 범죄 행위는 아니지만, 괴롭힘이나 위협적인 행동, 또는 의사소통의 몇몇 유형이 범죄가 될 수 있다는 것을 명심하는 것이 중요합니다.' 학교에서 범죄가 일어났다면, 학교는 경찰에 신고해야 합니다. 피해를 입은 아이의 부모도 경찰에 연락하고 싶어할 수 있습니다.
- 학교는 일부 상황에 따라 학교 밖에서 발생한 괴롭힘 사건에 대해 학생을 징계할 수 있지만, '학교가 그러한 상황에서 학생의 행동을 규제하는 것이 합리적일 경우에만' 해당합니다. 여기에는 등굣길 또는 공공 장소와 같이 학교 외부에서 발생하는 괴롭힘 사건이 포함될 수 있습니다. 학교 밖에서 괴롭힘이 발생한 경우, 학교는 이를 조사하고 조치를 취해야 합니다.

영국 정부 지침 '학교에서의 행동 및 규율: 학교 교사를 위한 지침'에는 학생이 사이버 괴롭힘에 사용한 전자 장치(휴대폰 등)를 교직원이 찾아 볼 수 있도록 합니다. 학교는 모든 교직원이 성적인 내용의 문자(성적인 이미지, 텍스트 또는 비디오 전송)의 위험성을 인식하도록 하고 학교는 아동 보호 정책에 성적인 내용의 문자에 대한 접근 방식의 개요를 명시하도록 권고받습니다. 영국 아이들의 휴대폰 보유 평균 연령이 10세(즉, 초등학교의 경우 3-4학년 아동)인 것으로 밝혀졌음에도 불구하고 이러한 문제는 중학교와 가장 관련이 높습니다. 학부모와 초등학교가 잠재적인 위험에 대해 경계하고 조치를 취하는 것이 중요합니다.

다행히도 학교가 괴롭힘을 심각하게 받아들이고 아이의 복지를 보호하고 증진하기 위한 의무의 일환으로 여러 조치를 마련하고 있습니다.

괴롭힘에 관련된 사람은 누구일까요?

괴롭힘을 중학교 이상의 학생들에게만 있는 것으로 생각할 수도 있지만 연구에 따르면 괴롭힘은 실제로 중학교보다 초등학교에서 더 일반적이며 학년이 올라갈수록 괴롭힘을 덜 당한다고 보고합니다. 그러나 괴롭힘에 대한 모든 연구에 있어서 누가, 어떻게, 누구에 의해 질문을 받는지 생각해야 합니다. 서로 다른 설문조사는 다양한 결과가 나올 수 있기 때문입니다. 교사는 또래 그룹에서 무슨 일이 일어나고 있는지 항상 알지 못하기 때문에 괴롭힘을 과소 보고하는 경우가 많습니다. 더 어린 아이들은 고학년 아이들(또는 젊은 사람들)이 학교 생활의 일부로 볼 수 있는 것을 괴롭힘이라고 부를 수 있습니다. 고학년 아이들은 저학년 아이들보다 언어적 괴롭힘을 흔한 농담으로 간주하기도 합니다. 또한 괴롭힘의 정의를 고려할 때 한 번의 공격적인 행동은 일반적으로 괴롭힘으로 간주되지 않습니다. 많은 초등학교 아이와 부모들은 이를 괴롭힘이라고 부르기도 하지만요. 다른 한편으로 종종 아이들과 부모들은 힘의 불균형을 간과할 때도 있습니다. 이 때문에 괴롭힘에 대한 보고와 해석이 영향을 받기도 합니다.

종종 누가 가해자이고 피해자인지 간단하게 생각할 때가 있지만, 피해도 입고 자신도 가해를 하는 그룹의 아이들도 있습니다. 이 그룹은 피해-가해자[1]라고 불리며 가장 취약한 그룹으로 인식됩니다. 괴롭힘에 대해서는 처벌하는 것이 맞다고 생각하는 전통적인 견해에 따르면, 이들은 매우 취약합니다. 여러분의 아이가 피해-가해자일 수도 있다고 생각한다면 여기에 있는 조언들이 도움이 될 것입니다. 그러나 이것은 복잡한 문제이며 교육 심리학자 또는 소아 정신건강 전문가에

---

1)   피해-가해자(bully -victims)는 피해자이자 괴롭힘을 가하는 사람을 설명하는 용어 (피해-가해 중복 경험자)입니다. 피해자와 괴롭힘이 상호 작용하는 사회적 계층에서 취약하고 낮은 지위에 있다고 생각하는 다른 사람들을 괴롭히기도 합니다. 괴롭힘의 정당한 피해자 중 일부가 계속해서 다른 사람을 괴롭힌다는 사실은 괴롭힘 문제를 다루고 해결하는 것을 어렵게 만듭니다.

게 추가 조언을 구하는 것이 유용할 수 있습니다.

그렇다면 이제, 어떤 아이들이 괴롭히는 아이들일까요? 누가 가장 피해자가 될 가능성이 높을까요? 각각 관련된 아이들의 '유형'에 대해 일반화를 할 때엔 분명히 조심할 필요가 있습니다. 하지만 연구에 따르면, 아이들은 아래와 같이 행동하는 경우가 있습니다.

가해자 아이들

사전에 생각하고 계획한(목표지향적) 괴롭힘(proactive bullying)에 대해 알아보겠습니다. 여기에는 명확한 목적과 의도가 있습니다. 괴롭힘에 참여하는 아이들은 다른 사람들의 감정을 이해하고 사회적 이해력은 좋지만, 공감 능력이 부족할 수 있습니다. 즉, 다른 사람들이 어떤 감정을 느끼는지 이해하기 어려울 수도 있습니다.

대조적으로, 반응적인 괴롭힘(reactive bullying)도 존재합니다. 반응적인 괴롭힘에 연루된 아이들은 다른 사람들의 감정을 잘 이해하지 못해서 자신의 행동을 다른 사람들이 어떻게 느끼는지 알지 못할 수도 있습니다. 사회적 기술과 이해력이 부족할 수 있습니다. 지나치게 활동적이고 충동적이며, 화를 내며 반응하고, 상황을 악화시킵니다. 이 그룹 내에는 가해자, 피해자 아이들 모두 속해있을 수 있습니다.

피해자가 될 가능성이 높은 아이들

이 아이들은 자기 주장과 사회적 이해력이 부족할 수 있습니다. 어떤 아이들은 불안하고 수동적인 반면, 또 어떤 아이들은 자신의 감정을 조절하는 것이 어렵다고 생각할 수도 있고, 맹렬히 스스로를 비난하다 문제에 휘말릴 수도 있습니다. 다른 사람들이 어떻게 느끼는지 감정적으로는 잘 공감할 수는 있지만, 인지적 공감이 낮아 그런 감정을 이해하지는 못할 수 있습니다. 친구가 거의 없는 경우가 많아, 이런 점이 아이들을 더 취약하게 만듭니다.

벤과 샘

벤은 초등학교 3학년 학생으로, 조용하고 온화한 학생입니다. 벤은 신체적으로 왜소하며 여러가지 면에서 조금은 서툴고 어설프기도 합니다. 벤은 Xbox 게임을 좋아하고 책을 자주 읽습니다. 담임 존스 선생님은 벤이 학교 아이들과 잘 지내고 그룹으로도 잘 어울린다고 말합니다. 담임 선생님은 별다른 문제가 없다고 생각했습니다. 벤은 점심시간에 여자애들과 함께 다니곤 했고 이지라는 한 친구가 있습니다. 벤과 이지의 엄마들은 임산부 수업에서 만난 이후로 쭉 친구였습니다. 여자애들이 점심시간에 '음악에 빠져들기' 시작하면서 벤이 점점 혼자 지내는 시간이 많아졌다는 것을 담임 선생님은 알아차렸습니다. 벤은 점심시간 클럽으로 컴퓨터 클럽과 해리포터 클럽에 가입했습니다. 축구를 해본 적이 한 번 있기도 합니다. 벤의 아빠는 축구를 하면 다른 남학생들과 더 잘 어울릴 것이라고 생각하고 관심을 유발하기 위해 크리스마스에 벤에게 축구공을 사주었지만, 누군가가 울타리 너머로 공을 차버려 잃어버렸습니다. 벤은 무척이나 속상해 했고 아빠한테 말하기 무서워하기도 했습니다. 엄마는 벤과 이야기를 나눠보려 했지만, 벤은 그저 모든 것이 괜찮다며 방으로 돌아갔습니다.

샘은 벤과 같은 반 학생입니다. 샘은 반에서 가장 키가 큰 아이들 중 한 명이고 축구를 잘 합니다. 지역 팀에서 뛰고 학교의 주장이기도 합니다. 전반적으로 운동에 소질이 있으며, 반의 많은 남학생들이 샘을 따를 정도로, 샘은 인기가 많습니다. 샘이 어렸을 때, 놀이터에서 가끔은 너무 힘이 세서 문제가 생길 때도 있었습니다. 하지만, 샘이 성숙해지면서 더 차분해졌고, 학교는 샘의 엄마에게 '학생 상담을 위해' 학교로 오시라고 요청할 필요가 없었습니다. 샘은 항상 많은 모임이나 노는 자리에 초대 받았습니다. 샘은 친구들과 잘 어울리는 것처럼 보이지만, 샘이 종종 친구들의 '윗사람'처럼 행동하기도 해, 샘의 엄마가 샘에게 다른 사람들 말도 들으라고 말할 때가 있습니다. 샘은 점심시간에 학교 운동장에서 축구하는 것을 가장 좋아합니다. 샘은 마치 감독처럼 자신이 직접 축구 팀원을 고르는데, 축구를 잘 하는 아이들 위주로 뽑습니다. 샘은 벤에게 '넌 축구를 쓰레기 같이 못하니까 껴줄 수 없다'고 말했다고 합니다.

존스 담임 선생님은 샘과 벤에 대해 이렇게 말합니다.

"샘은 반에서 가장 인기가 많은 남자애입니다. 밝은 소년처럼 보이고 또래에 비해 어른스럽습니다. 다른 남자애들도 확실히 샘을 우러러 봅니다. 샘은 가끔 선생님이나 다른 학생들의 행동에 대해 지적을 하기도 합니다. 반을 잘 알고 있어서 그러기도 하고, 무례하게 보일 수도 있지만 샘은 언제 조용히 있어야 하는지 알기까지 합니다. 샘한테 반을 맡길 수 있을 정도입니다. 다른 학생들에게는 공평하게 보이지 않을 수도 있다는 것을 알고 있지만 선생님들이 학교 일들을 운영해 나가는 데 도움이 됩니다. 점심 시간을 마치고 반에 들어오면 샘이 항상 중심에 있곤 하는데, 무슨 상황인지 알기 어려울 때가 많습니다."

"저는 벤이 더 걱정됩니다. 벤은 조용하고 다른 남학생과 잘 어울리지 않는 것 같습니다. 컴퓨터 게임과 책 읽기에 더 관심이 있고 어떤 면에서는 여학생들과 더 잘 어울리는 거 같습니다. 학년을 진급하면서 더 힘든 것 같고 앞으로 어떻게 될지 걱정됩니다. 축구에 낄 때엔, 골을 넣기도 하지만, 잘하지는 못해서 축구에 끼는 것 자체만으로 좋아하는 것 같아 보입니다. 저는 벤을 주시하고 있습니다. 학부모 저녁 모임에 부모님과 이야기를 나누고 벤이 집에서 어떤지, 걱정거리가 있는지 알아보겠습니다."

샘은 벤에 대해 다음과 같이 말합니다.

"벤은 체육 시간에 항상 꼴찌로 선수로 뽑히고 냄새가 나요, 음,. 사실 진짜로 나지는 않지만 제가 그렇게 이야기하면 친구들이 다 웃어요. 지난 주에 형편없는 축구공을 가지고 왔어요, 제가 공을 가지고 도망갔는데, 벤은 못 쫓아오더라구요, 웃기더라고요, 다른 애들도 결국 따라와서 벤 옆에서 뛰면서 같이 웃었어요, 그때 호루라기가 울려서 저는 담장 너머로 공을 차버렸어요, 너무 재밌었고 애들이 다 같이 웃었어요, 체육시간이 되었고, 살내 하키 팀은 또제가 골랐죠."

벤은 샘에 대해 이렇게 말합니다.

"샘은 문제가 없어요, 하지만 샘이 저를 그냥 내버려뒀으면 좋겠어요, 저는 축구를 별로 안 좋아해요, 한 것도 아빠가 원하셔서 한 거예요, 그냥 도서관에 앉아서 책을 읽거나 해리포터 클럽에 가고 싶어요, 어떤 날은 샘이 기분이 안 좋을 때면, 기분 나쁜 미소를 지으며 "안녕"하고 말하는 순간 저는 알 수 있어요, 다른 애들은 웃거나 외면해요, 그냥 어디 몸을 숨기고 죽고 싶어요, 담임 선생님은 좋지만, 선생님이 무엇을 할 수 있을지 모르겠어요, 만약 선생님이 도와주려고 무슨 일을 벌이신다면, 상황은 더 악화될 거예요, 저는 지금부터 1년 동안 애들과 같은 반에 있어야 해요, 만약 제가 그냥 조용히 있고 무시하려고 노력한다면 걔네들은 지루해하고 결국 다른 사람에게 그럴 거예요, 가끔 저는 엄마에게 배가 아프다고 말씀드리지만, 엄마는 항상 저를 학교에 가게 해요, , , , 이지랑 같이 해리포터 클럽에 가는 날은 좋아요, 이야기 나누고 함께 있을 사람이 있다는 것은 참 좋은 것 같아요."

우리는 여기서 신체적, 언어적, 감정적, 관계적으로 벤을 반복적으로 괴롭히는 인기 많은(힘의 불균형) 남학생의 전형적인 패턴을 볼 수 있습니다. 벤은 분명히 다른 남학생들과 다르게 자신을 튀게 하는 몇 가지 요소들을 가지고 있습니다. 작고, 약간 서툴고, 체계적이지 않으며, 항상 반 남자애들과는 다른 관심사를 가지고 있습니다. 하지만 상대적으로 사회적 기술은 괜찮아 보입니다. 벤은 일반적으로 반에서 그룹 활동을 하는 데 문제가 없고 몇몇 여학생들과 잘 지냅니다. 벤은 자신이 어떤 말이라도 하면 괴롭힘이 더 심해지지는 않을까 걱정이 많습니다. 벤은 분명히 학교에서 겪는 일로 인해 상당히 괴로워 보입니다.

괴롭힘과 더 넓은 또래 그룹

지금까지 우리는 가해자와 피해자에 초점을 맞추었습니다. 그러나 더 넓은 또래 그룹에 초점을 맞춘 연구가 많습니다. 핀란드의 심리학자 크리스티나 살미발리 연구팀은 괴롭힘에서 주요한 6가지 역할에 대해 설명했습니다.

괴롭힘 내 역할

가해자(Bully): 적극적이며 주도권을 잡거나 괴롭힘을 시작함, 리더와 같은 행동

보조자(Assistant): 괴롭힘에 적극적으로 참여하지만 리더를 따르는 경향이 있음

강화자(Reinforcer): 괴롭힘을 조장하고, 청중처럼 옆에서 비웃고 가해자들과 함께 어울림

방어자(Defender): 피해자를 지지하거나 도와줌

아웃사이더(Outsider): 괴롭힘 상황에 대해 어떠한 행동도 하지 않음

피해자(Victim) : 괴롭힘을 당함

샘과 벤 이야기에서, 반 아이들은 어떻게 생각할까요?

벤과 샘의 또래 집단

이지는 벤, 샘과 같은 반 학생으로, 밝고 열심히 공부하는 성실한 학생입니다. 피아노 수업을 받고 네트볼도 하며, 여러 여학생들과 친한 사이입니다. 가장 친한 친구는 아만디프와 마리샤입니다. 또한 대부분의 아이들과 잘 지냅니다.

이지는 항상 벤을 돌봐왔습니다. 엄마들은 둘이 아기였을 때부터 친구였고 이지와 벤은 항상 같은 반이었습니다. 놀이 시간에 벤은 이지를 포함한 다른 여학생들과 함께 해리 포터 판타지 게임을 하고 뛰어다니며 놀곤 했습니다. 하지만 이제는 함께 어울리는 시간이 줄어들면서 대부분의 여학생들은 다른

게임을 하러 갔습니다. 그래도 이지는 벤을 보살펴 줍니다. 벤에게 클럽 활동 시간을 상기시켜 주고 체육 시간에 벤과 같은 팀을 하기도 합니다. 가끔씩은 다른 여자애들과 놀기보다 벤과 해리포터 클럽에서 함께 어울리는 시간이 있기도 합니다.

어떤 면에서는, 이지는 다른 여학생들에 비해 덜 성숙해보이기도 합니다. 세상 물정에 덜 밝았다고 해야 할까요? 하지만 사실, 존스 선생님은 이지가 반 아이들 중에 가장 성숙한 학생 중 하나라고 생각합니다. 한 발 물러서서 반성할 수 있고 여학생들 사이에서 일어나는 사소한 일들에 휘말리지 않을 수 있다고 보았습니다.

이지는 벤의 상황에 대해 다음과 같이 말합니다.

"저는 벤이 불쌍해요. 다른 아이들이 벤에게 끔찍하게 대할 때면 눈물이 나요. 저는 사실 꽤 걱정돼요. 단지 존스 선생님께서 무슨 일이 일어나고 있는지 아시기를 바랄 뿐이예요. 샘이 최악인건 분명하고, 옆에서 같이 비웃는 패거리들도 그렇지만 제 친구들마저도 벤이 짜증난다고 말하기도 해요. 그리고 벤은, 이게 더 문제인데요, 벤은 창피해요. 걔는 친구들이 원하는 대로 행동하는 데 한 세월이 걸려요. 어쩔 수 없다는 것을 알고 있어도, 저는 벤이 좋아요. 어떻게 해야 할지 모르겠어요. 저는 벤을 보고 웃으려고 노력하고, 여러 가지로 함께 하고, 다른 사람들이 정말 벤이 형편없다고 해도 벤과 함께 해리포터 클럽에 가요. 하지만 저는 벤 말고 다른 친구들과도 놀고 싶기 때문에, 친구들이 저를 떠나는 것을 원하지는 않아요,,"

이지는 **방어자**로 묘사될 수 있습니다. 샘이나 다른 아이들에게 적극적으로 맞서지는 않았지만 벤에게 정서적인 지원을 제공하려고 노력하고 있습니다.

아만디프와 마리샤(이지의 친구들)는 이렇게 말합니다. "우리 반은 정말 괜찮아요. 문제가 있다면, 남자 애들이 항상 문제에요. 샘은 예전에는 매우 불안정했고 소중한 시간을 항상 낭비했지만, 지금은 그래도 좀 나아졌어요. 일을 멈추고 조용히 해야 할 때를 알고 있어요. 벤에게는 그다지 친절하지 않아요. 벤은 우리 모두가 안타깝게 생각하는 아이에요. 샘은 벤을 지배하고, 물건을 가져다가 숨기고, 입고 있는 옷과 축구 실력이 얼마나 쓰레기 같은지에 대해 이야기해요. 벤이 그 일에 대해 좀 우울해 하는 것 같아요. 하지만 벤은 존스 선생님에게 아무 말도 하지 않을 것이고, 우리는 샘이 우리에게 그 짓(괴롭힘)을 하는 것을 원하지 않기 때문에 아무 말도 하고 싶지 않아요. 샘은 다른 애들한테도 뚱뚱하다거나, 머리가 곱슬거린다거나, 뭐든 간에 사람을 놀려요. 어째서인지 샘은 벤을 째려봐요. 벤이 울어서 그런가 봐요. 샘이 벤을 놀리기 시작할 때, 몇몇 남학생들은 함께 둘러서서 비웃어요. 우리는 듣고 싶지 않기 때문에 그냥 지나치려 해요. 만약 수업시간에 괴롭힘에 대해 토론을 한다면, 샘이 벤을 괴롭히고 있다고 생각하기 때문에 벤을 알고 지내는 것이 어색할 뿐이예요, 벤이 전학을 간다고 하던데, 그러면 좀 괜찮겠죠."

아만디프와 마리샤는 **방관자**로 묘사될 수 있습니다. 무슨 일이 일어나고 있는지 알고 있지만, 관여하는 것을 거부하고 있습니다.

제이크, 카이론, 셍, 루이스는 샘의 친구들입니다. 샘과 함께 어울리고 샘이 축구팀으로 선택한 아이들입니다. 샘의 농담에 같이 비웃고 샘이 벤을 놀리고 있을 때 같이 놀리는 걸 좋아합니다.
이 남학생들은 이 상황에서 **보조자**와 **강화자** 역할을 하고 있습니다. 벤을 직접적으로 괴롭힐 때 샘을 '도와준다'는 식으로(예를 들어, 샘이 가방을 낚아챘을 때 가방을 잡고 던지거나 숨긴다) '행동'합니다. 이 아이들의 관심과 웃음은 샘으로 하여금 기분이 좋고 더 강력하게 느끼게끔 하여 샘의 행동을 강화하고 샘이 계속 그렇게 행동하도록 일조합니다.

9장에서는, 교내 괴롭힘을 막고 예방하기 위해 더 넓은 또래 그룹에 초점을 맞추는 내용이 나옵니다. 또한 보조자/강화자와 방어자의 균형에 대해 생각해봅니다. 여러 역할과 모든 아이들이 괴롭힘을 유지하는 데 어떻게 기여할 수 있는지에 대해 생각하는 것이야말로 효과적인 개입을 제공할 수 있어

보입니다.

그래서 괴롭힘은 왜 발생할까?

괴롭힘이 일어나는 이유에 대해서는 여러 가지 이론이 있는데, 이는 피해자/가해자, 다른 아이들의 특성, 그룹, 학급 또는 학교의 역학 관계, 그리고 가족과 지역 사회에서 일어나고 있는 일 등 다양한 측면이 있습니다. 괴롭힘이 발생할 때는 여러가지 요인들이 얽혀있기 때문에, 왜 괴롭힘 상황이 발생했고 어떻게 개입해야 하는지, 또는 무엇을 도와줘야 하는지를 알아내는 것을 어렵게 만들 수 있습니다. 먼저, 몇 가지 이론들을 살펴보겠습니다.

아이 내적 이론

괴롭힘은 다른 아이들을 괴롭히는 경향(예를 들면 성격, 생각이나 행동 패턴)이 많은 아이가 존재해서 발생하는 걸까요? 적극적으로 괴롭히는 아이들은 종종 또래 집단에서 높은 지위를 얻으려는 것으로 생각되며, 지위와 힘을 가장 잘 보여주기 위해 피해 아이와 피해 장소를 선택합니다. 243쪽에서 보았듯이 반응적인 괴롭힘을 하는 아이들도 있습니다. 이러한 아이들은 사회적 상황을 이해하는 데 어려움을 겪거나, 자신에 대해 부정적인 견해를 가지거나, 충동적이고 화를 잘 내는 등 자신의 행동을 관리하는 데 어려움을 겪을 가능성이 더 높습니다.

특히 취약한 아이들도 있을 수 있습니다. 244쪽에서 본 것처럼 수동적이고 순종적일 수 있으며, 성격, 관심사, 외모, 민족성 또는 가족 문화에 따라 여러 면에서 가해자와 다를 수 있습니다.

비록 이것들이 괴롭히거나 괴롭힘을 당할 가능성을 더 높이는 내부 요인들로 보일 수 있지만, 가족이나 또래 환경에 영향을 받았을 가능성이 높습니다. 행동을 조절하는 데 어려움을 겪는 아이들은 생애 초기에 혼란스러운 경험을 했을 수 있고, 다양한 다른 요인들이 관련되어 있을 수 있습니다. 만약 괴롭힘이 실제로 또래 집단 내에서 지위를 얻는 것이라면, 다른 아이들의 반응에 따라 달라집니다. 비웃거나 괴롭힘에 같이 동참하는 등 다른 아이들이 괴롭힘 행동을 강화한다면, 괴롭힘이 계속될 것입니다. 교실에 피해자를 보호하고 지원하는 아이들이 많을수록 괴롭힘의 정도는 낮아지고, 방어자가 있는 피해자는 불안감과 우울감을 덜 느끼게 됩니다.

아이 개개인에 대한 이론들은 실제로 그 아이들에게 어떤 일들이 벌어지고 있는지 반드시 고려하면서 생각해야 합니다.

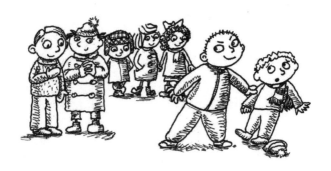

그룹(집단) 이론

괴롭힘이 아이들의 집단과 관련되어 문제가 있다는 것을 암시하는데, 아마도 아이들이 서로 어떻게 잘 지내는지와 관련이 있을 것입니다. 아이들이 어떻게 그룹 내에서 어울리고 속하는지 초점을 맞춥니다. 이론들에 따르면, 괴롭힘은 그룹 안팎 어디서든지 발생할 수 있다고 합니다. 이것은 우리가 주변에 집단을 형성할 때, 자신이 더 낫고, 더 연결되고, 더 큰 소속감을 느낄 수 있다고 생각하는 것에서 비롯됩니다. 집단은 '누가 속하는지'도 중요하지만, 누가 속해있지 '않은지'에 의해 정의될 가능성이 높기 때문에, 그룹 자체가 어떤 아이들로 하여금 배제 당하고 괴롭힘 당하게끔 합니다.

남들과 다르게 보이는 아이들은 특히 취약합니다. 이를 편견 괴롭힘이라고 부르기도 합니다. 예를 들어, 다른 반으로 전학 온 아이들, 그룹 내에서 소수인 아이들(예를 들면 특수 교육 대상자 아이들이나 장애 아이들), 소수 민족이거나 비만인 아이들이 있겠습니다. 어떤 차이로도 가능합니다. 옷, 말

또는 행동에서 대부분의 또래들에게 어떤 식으로든 다르게 행동하는 것이 있을 수 있습니다. 다른 관심사를 가지고 있는 것뿐이며, 그저 특이한 머리 색깔을 가지고 있을 수도 있습니다. 예를 들어, 빨간 머리[2]를 가진 아이들은 종종 괴롭힘의 대상으로 여겨져 왔습니다. 마찬가지로, 아이들은 가족 내의 무언가 때문에 괴롭힘을 당할지도 모릅니다. 아마도 어머니가 암에 대한 화학 요법 치료 때문에 머리카락이 없거나, 아버지가 감옥에 있거나, 엄마가 두 명이거나, 위탁 가정부와 함께 살고 있는 요소들이 영향을 미칩니다.

이는 위에서 논의한 아이 내적 요소들과도 관련이 있습니다. 아이들이 집단으로 행동하는 방식이 있다는 것을 생각할 때, 아이들의 개별적인 취약 요소들을 고려해야 합니다.

수업, 학교는 매우 중요합니다. 특히 교훈이나 교내 문화와 관련하여 그렇습니다. 학교 문화는 학교 규칙과 정책에 반영되지만, 일상적으로 일어나는 일이나 규칙들에서도 발견됩니다. 규칙이 잘 지켜질까요? 만약 그렇다면 어떻게요? 학교의 가치관은 무엇입니까? 무엇이 중요합니까? 예를 들어, 아이들의 성취 정도를 높이고 지원하는 것이 학교의 최우선 목표입니까, 아니면 아이들을 돌보고 학교 환경에서 모두가 안전하다고 느끼도록 하는 것입니까? 학교는 부모에게 친절한가요? 부모님들은 일이 어떻게 처리되고 처리될 것인지에 대

---

2)   영국에서는 빨간색 머리를 Ginger hair라고 부르며 빨간색 머리를 가진 학생들을 차별하고 괴롭히는 경향이 있습니다.

해 명확히 알고 있나요? 학교는 실제로 따뜻하고 개방적인 곳 인가요? 명확한 절차가 있어서 정돈되고 예측 가능한가요? 선 생님들은 아이들에게 관심이 있고 부모에게 잘 대하는 분들 인가요? 아이들을 잘 맞이하고 반기나요? 학교의 리더쉽이 이 런 면에서 그 역할이 매우 중요합니다.

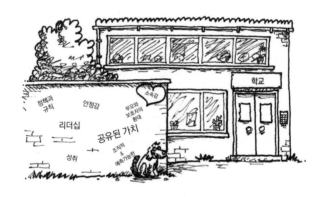

가족 이론

가족 이론은 괴롭힘(또는 피해자)을 유발하거나 초래하는 문제가 가족 내에서 발생하는 것이라는 이론입니다. 이전과 같이, 여기에 있는 이론들은 아이 내적 이론들과 연결되어 있 습니다. 부모로서 우리는 아이들의 사고와 행동 방식에 어느 정도 영향을 미칩니까? 아이들에게 물려주는 유전자는 아이 들의 '기질'에 영향을 미칠 수 있지만, 부모의 행동과 가정 환 경도 한 몫 할 것입니다. 이와 관련되어 많은 심리학적 이론 들이 있습니다.

애착 이론에 따르면, 아이들은 태어났을 때 주양육자와의 관계를 통해 사회 세상에 대해 배운다고 합니다. 부모와 자녀의 관계는 아이들에게 세상에 대해 무엇을 기대하고 어떻게 작동하는지에 대한 모델을 제공합니다. 부모들은 아이들에게 어른들이 안전하고, 예측 가능하고, 배려심이 있고, 도움이 필요할 때 듣고 도울 수 있는 사람들이라는 것을 알려주어야 합니다. 또한, 부모들은 가정 내에서 긍정적이고 따뜻한 정서적 환경과 사회적 지원을 제공합니다. 그것을 시작으로 아이들은 세상으로 나가 자율적이고 독립적인 개인으로서 세상에서 역할을 하려 하고, 부모가 필요할 때엔 언제든지 옆에 있다는 것을 아는 것이 중요합니다.

사회적 학습 이론은 아이들이 부모의 행동을 관찰하여(사회적 역할 모델링) 배운다고 제안합니다. 부모(그리고 다른 중요한 어른)는 아이들의 롤모델입니다. 가정의 문화는 아이들에게 '세상의 상황이 어떤지'에 대해 제공하고 아이들은 그것을 통해 학교 등의 여러 사회적 상황에 적용합니다. 그러므로 부모들은 스스로 어떻게 행동하는지가 아이들의 행동에 영향을 줄 것이라는 것을 항상 알아야 합니다. 만약 가정 내에서 고함을 지르고 말다툼, 폭력 등을 통해 갈등이 해소된다면, 아이도 이를 모델로 삼아 학교에서 마찬가지로 행동할 수 있습니다. 만약 가족 중 어른들이 서로를 통제하고 무시하거나 경멸적으로 말하는 것을 아이들이 본다면, 아이들은 다른 사람에게는 그렇게 해도 된다고 여길 수도 있습니다. 어른으로서, 부모들은 스스로 아이들에게 보여지고 있는 이미지에 대해 되돌아볼 수 있어야 합니다. 부모들은 자녀들을 위해 스스로의 욕구를 제쳐두어야 할 때가 있습니다.

화가 안 나고 소리를 안 지르는 사람들은 없습니다. 어쩌면 그런 행동들이 자신의 강한 감정을 표현하는 데 중요하고 건강한 방식일 수도 있습니다. 이것은 아이들과 감정과 행동에 대한 이야기를 할 수 있는 기회를 제공합니다. 화가 났을 때 소리를 지르고 목소리를 높이거나 슬플 때 우는 것은 꽤 정상적인 일입니다.

아이들의 학교 폭력 가해와 피해 경험과 관련하여 이른바 '양육 스타일'을 살펴본 연구가 있습니다. 양육 스타일은 부모들이 어떻게 행동하는지, 그리고 아이들이 성장하고 있는 가정의 환경이나 분위기에 영향을 미치는 태도로 설명될 수 있습니다. 아이들의 학교에서의 사회적 경험을 고려할 때, 부모가 해야 하는 것들 중에 중요한 것이 있습니다. 부모는 아이들과 얼마나 의사소통을 잘 합니까? 아이들은 부모와 대화할 수 있고 부모가 들어줄 것이라고 생각합니까? 여러분은 학교에서 아이들에게 무슨 일이 일어나는지 알고 있나요? 아이들의 친구들을 아나요? 여러분은 아이들이 방과 후나 주말 여가 시간에 무엇을 하는지 알고 있나요? 적절한 수준의 독립성을 장려하면서 아이들이 무엇을 하고 있는지 어떻게 관찰하나요? 학교나 선생님들에 대해서 의문점이 있더라도 긍정적인 의견을 내곤 하나요? 10장에서 이러한 질문에 대해 자세히 설명합니다.

샘은 왜 괴롭힐까?
그리고 벤은 왜 괴롭힘을 당할까?

괴롭힘의 정의에 대해 생각해보면, 샘은 신체적으로 우수하고 또래 집단에서 인기가 있기 때문에 벤보다 더 강력해 보입니다. 다른 아이들은 샘이 놀릴까봐 두려워할 수도 있기 때문에 샘에게 용감하게 맞서기보다는 조용히 있고 방관자나 추종자(bystanders or followers)로 행동할 가능성이 더 높습니다. 또한 샘에게 대항하면 또래그룹에서 제외될 것이라 걱정을 합니다. 샘이 힘을 가지고 있기 때문에 실제로 샘 무리들과 친구로 지내고 싶어할지도 모릅니다.

샘은 관심의 중심이 되고 싶어하고 아이들과 함께 다른 아이를 놀리는 그 상태를 즐기는 것 같습니다. 이러한 샘의 행동은 학교 공부나 학교 밖에서 어려움이 있는 아이들에게 특히 매력적일 수 있습니다. 자신의 사회적 지위를 보호하기 위해 행동할 수도 있습니다. 샘은 다른 아이들이 생각하고 느끼는 것을 이해하고 자신에게 유리하게 상황을 통제할 수 있는 아이처럼 보입니다. 그러면서 선생님한테 걸리지 않아야 한다는 것도 알고 있습니다. 샘은 벤이 다른 소년들보다 신체적, 사회적으로 덜 인기가 있기 때문에 괴롭히기 시작했을 수도 있습니다. 아마도 벤이 작고 신체적으로 덜 숙련되었기 때문에 다르게 보였습니다.

벤이 화가 나서 샘과 무리들이 저절로 사라지기를 바라면서 괴롭힘을 무시하려고 하는 것은 이해할 수 있습니다. 하지만, 이것은 실제로 상황을 더 악화시킬 가능성이 있습니다. 벤이 화를 냄으로써 샘의 행동에 보상을 해주고 있습니다. 그리고 무시하려고 노력함으로써, 주변의 어른들로부터 지원을 받지 못하고 있습니다. 따라서 벤은 샘에게 대항함으로써 더 적극적으로 반응을 할 수 있고, 친구들에게서 도움을 더 받을 수도 있습니다.

나머지 반 학생들은 어떻게 괴롭힘에 기여합니까?

여러 반들 중에서도 어떤 반은 특히 괴롭힘의 수준이 더 높은 것으로 보입니다. 아이들의 조합에 따라 다르겠지만, 선생님의 반응 또한 중요할 것입니다. 결국, 학교와 교장선생님의 방침에 달려있을 수 있습니다. 샘과 벤의 경우를 보더라도, 존스 선생님은 동정심이 많고 무슨 일이 일어나고 있는지 잘 알고 있는 것 같지만, 학교의 방침에 따라 선생님이 어떻게 행동해야 되는지는 알지 못합니다. 분명히 샘의 친구들은 샘의 행동을 강화하고 있고 아이들의 반응은 괴롭힘을 계속하는 데 기여할 것입니다.

피해자 아이들은 반에서 다른 피해자 아이들이 있을 때 반에서 더 잘 대처하곤 합니다. 혼자가 아니라는 것을 느낄 수 있기 때문입니다. 벤의 경우에는 벤은 혼자인듯 합니다.

방어자가 많은 학급에서는 괴롭힘의 수준이 낮아질 수 있습니다. 방어자들은 적극적으로 개입하지 않을 수도 있지만, 감정의 측면에서 도움을 줄 수 있습니다. 이것이 이지가 하는 일입니다. 학교나 선생님이 명확히 알려주지 않았음에도 불구하고, 이지는 괴롭히는 아이들과 맞서지 않고, 벤에게 감정적

인 지원을 제공하고 있습니다. 이는 매우 중요합니다. 이지는
자기가 벤이 어떠한 상황인지 알고 있고, 벤을 돌보아준다는
사실을 벤으로 하여금 알게끔 합니다.

몇 가지 새로운 개입은 학급에서 더 많은 아이들이 방어
자 역할을 하도록 장려하고, 피해자를 지원하고 괴롭히는 사
람들에게 맞서도록 하는 것을 목표로 합니다. 아이들은 친구
들과 부모들이 괴롭힘의 피해자들을 도와야 한다고 생각하는
경우에 괴롭힘을 목격했을 때 방어자로서 행동하고 개입할
가능성이 더 높다고 생각합니다. 인기 있고, 지위가 높은 아
이들은 또래 집단에서 롤모델로 보일 수 있지만, 그런 아이들
이 괴롭힘에 동참하지 않고 방어자로 행동을 한다면, 또래 그
룹에게 아주 강한 긍정의 메세지를 전달할 수 있습니다. 다음
장에서는 괴롭힘이 확인되었을 때 학교가 할 수 있는 일을 더
자세히 살펴보고 괴롭힘이 발생하는 것을 방지하고 모든 아
이들의 사회적, 정서적 역량을 증진시키기 위해 학교가 할 수
있는 일이 무엇이 있는지 알아봅니다.

핵심 포인트

- 상당수의 아이들이 괴롭힘 상황에 연루되거나 목격하고 있으며, 이는 아이들의 정신건강이나 안녕감에 있어서 영향을 미칠 수 있습니다.
- 괴롭힘에 대한 잘 알려진 정의는 IIR입니다. 행동은 의도적이고(가해자가 일부로 함), 아이들 사이에 힘의 불균형이 있고(가해자가 피해자보다 힘의 우위에 있음), 오랫동안 반복적으로 발생합니다.
- 아이들이 전자/전기 또는 디지털 기술을 사용하는 사이버 괴롭힘 등 다양한 유형의 괴롭힘이 있습니다. 신체적 괴롭힘(때리기, 발차기, 주먹질)뿐만 아니라 반복적으로 아이를 따돌리거나 무시하거나 대화를 거부하는 등의 행동 역시 괴롭힘에 해당됩니다.
- 학교는 괴롭힘을 예방하기 위한 대책을 마련해야 합니다.
- 아이들은 괴롭힘 상황에서 가해자, 피해자, 피해-가해자, 그리고 방관자 등 다양한 방식으로 관여할 수 있습니다: 방관자들은 직접적으로 관여하지 않지만, 괴롭힘 행동을 돕거나(비웃기) 강화하거나, 방어자 역할을 통해 피해자를 도울 수도 있습니다. 어떤 아이들은 그냥 멀리 있으려할 수도 있습니다(아웃사이더). 비록 도와주지 않는 것에 대해 죄책감을 느끼거나 자신이 괴롭힘을 당할지도 모른다는 불안감이 있을지라도요.
- 괴롭힘이 일어나는 이유에 대한 이론은 다양하게 있습니다. 아이들이 더 괴롭히거나/괴롭힘을 당하게끔 하는 문제들이 있을 수 있습니다. 또 다른 이론으로는 아이들이 집단 내에서 어떻게 행동하는지, 그리고 어떻게 행동을 배우는지, 부모님과 형제자매를 포함한 주변의 다른 사람들에 의해 영향을 받는지를 고려합니다. 이러한 다양한 이론들과 요소들이 괴롭힘을 당하는 상황에 관련되어 있을 가능성이 높습니다.

- 어떤 상황이든 간에 괴롭힘이 왜 발생했는지에 대해 생각하는 것 자체가 관련된 아이들을 도울 수 있고, 괴롭힘을 멈추는데 도움이 됩니다.

제 **9** 장

학교 내 괴롭힘에 대한 접근법

학교에는 여러가지의 괴롭힘 예방 조치들이 있습니다. 이미 책에서 다루었던 여러 이론들과 관련이 있으며, 개입 시기에 따라 예방적 접근법과 사후 대응적 접근법으로 나눕니다.

- **예방적 접근법**-학교 환경과 아이들의 복지를 개선하는 데 중점을 둡니다. 학교는 8장에 설명된 바와 같이 관련 정책을 시행하고, 이러한 정책이 학교 공동체(부모/보호자 포함)의 아이와 어른 모두에게 익숙한지 확인해야 합니다.
- **사후 대응적 접근법**-실제로 괴롭힘이 발생했을 때 발생하는 상황에 초점을 맞춥니다. 학교는 무엇을 해야 할까요?

예방적 접근법

이전 장에서 샘과 벤의 사례를 살펴보았습니다. 이제 괴롭힘을 예방하기 위해 초등학교 교장 선생님의 입장에서 학교의 접근법에 대해 살펴보도록 하겠습니다.

샘과 벤: 예방적 접근법

교장 선생님이 말합니다.

'우리는 최근 몇 년간 괴롭힘을 막기 위해 학교에 많은 것들을 설치했습니다. 괴롭힘 예방 정책이 학교 웹사이트 커뮤니티에 공개되어있으며, 매년 직원 교육일마다 이에 대해 검토합니다. 모든 직원 즉, 점심시간 관리자, 학습지원 조교 및 교사를 포함하고 있습니다. 또한 매년 부모님들에게 가정통신문을 보내며 연간 검토의 일환으로 피드백을 요청합니다.

우리는 공동체로서 받아들일 수 있는 행동과 받아들일 수 없는 행동에 대해 분류한 명확한 행동 지침을 가지고 있습니다. 매년 11월 괴롭힘 예방 주간에 괴롭힘에 관한 특별 집회를 열고, 우정, 협동 학습, 관계에 관한 주제로 토론합니다.

긍정적인 학교 환경을 갖추기 위해 노력하고 집중합니다 학교 규칙은 학생들이 학교에서 긍정적인 관계를 발전시키고 서로를 돌보도록 하는 것들에 중점을 둡니다. 아이들이 금요일에 골든타임을 얻을 수 있는 것들 중 하나는 다른 아이들에게 친절하게 대하거나 어른을 돕는 것입니다. 어려운 점 중 하나

는, 괴롭힘이 일어나고 있다고 생각될 때 무엇을 해야 하는지
입니다.'

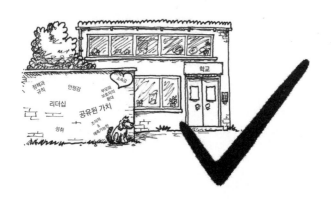

　　예방적 접근법은 학교가 괴롭힘을 예방하고 긍정적인 학
교 환경을 개발하기 위해 전략을 세웠다는 것을 뜻합니다. 최
근 수년간, 학교에서는 괴롭힘에 대한 아이들의 인식, 괴롭힘
이 미칠 수 있는 영향, 그리고 괴롭힘을 예방하고 줄이기 위해
또래 집단 전체가 어떻게 협력할 수 있는지를 개선하기 위해
많은 작업이 수행되었습니다. 많은 학교들은 이제 아이들의
복지, 사회적 기술, 정서적 발달을 지원하기 위한 업무의 일부
로 괴롭힘을 줄이는 데 적극적인 접근을 하고 있습니다. 학교
는 시험 성적을 달성해야 한다는 압박을 받을 수 있지만, 또한
아이들이 자신감 있고 행복한 학생이 될 수 있도록 지원하기
를 원하며(그리고 그럴 의무가 있습니다), 또래 집단에서 행
복하게 지내는 것이 핵심입니다.

예방적 접근법에는 학교를 좋은 곳으로 만들기, 아이들이 반드시 서로에게 친절하게 하기, 사회적 기술에 대해 가르치기, 공감하기(다른 사람들의 생각과 감정을 이해하고 느낄 수 있는 것), 긍정적인 행동을 장려하는 것이 포함됩니다. 학교는 또한 친구 시스템을 만들 수 있습니다. 예를 들어, 학교에 새로 온 아이가 있다면, 다른 아이와 짝을 지어서 학교를 안내하고, 어떻게 학교 일이 돌아가는지 알려주고, 스스로 친구를 사귈 때까지 새로 온 아이와 친구가 될 수 있도록 합니다. 놀이터에는 우정 벤치/정류장(친구 만남 정류장)이 있는데, 기분이 슬프거나 같이 놀 사람이 없는 아이들이 앉곤 합니다. 다른 아이들이 이를 발견하면 같이 놀자고 할수가 있게 됩니다. 어떤 학교들은 또한 또래 멘토링이나 또래 조정 시스템[1]을 만들어 아이들이 운동장(놀이터)에서 다른 아이들의 문제를 해결할 수 있도록 돕고 선생님들의 감독과 지원을 받습니다.

예방적 접근법은 또한 아이들에게 괴롭힘에 대해 말할 수 있도록 가르칩니다. 그래서 만약 어떤 일이 일어나고 있다면 아이들은 서로 이야기하고 학교 직원들에게 무슨 일이 일어나고 있는지를 더 많이 알릴 수 있습니다. 학교에서는 괴롭힘, 더 나아가서는 또래 관계에 대한 회의를 열곤 합니다. 이

---

1) 영국 학교에서 또래 사이의 갈등을 해결하기 위해 도입된 프로그램입니다. 핵심 원칙은 학생들 자신이 또래들 사이의 문제를 중재하고 해결할 수 있음을 인식하는 것입니다. 중재자 학생을 훈련시키고, 실제로 중재를 맡기며, 중재 과정에서 도출된 해결책을 잘 따르는지 사후 추적을 합니다. 이를 통해 학생들이 공감, 비평적 사고, 문제 해결 능력 등의 중요한 생활 기술을 배우게 되며, 학교 내 갈등을 줄이는 데 도움을 줍니다.

외에도, 사이버 폭력과 인터넷 안전/SNS 지침 또한 중요시되고 있기 때문에, 어린 아이들도 온라인에서 자신의 안전을 지키는 것에 대해 알게 됩니다. 학교 전체 괴롭힘 예방법 중에서 그 교육 자료를 찾아볼 수 있습니다. Kidscape와 Anti Bullying Alliance와 같은 많은 국가 자선 단체들의 웹사이트에 선생님들과 부모님들을 위한 자료가 제공됩니다.

사후 대응적 접근법

사후 대응적 접근법은 실제 괴롭힘 상황이 드러났을 때 시행되는 것입니다. 앞서 언급한 사례로 돌아가서 시작해 보겠습니다. 샘과 벤의 교장 선생님은 이미 학교에서 괴롭힘이 일어나고 있다고 생각할 때엔 대응하기 어렵다고 말씀하셨습니다. 따라서 이러한 경우에 학교는 무엇을 하는지 알아보겠습니다:

벤과 샘: 사후대응적 접근법

교장 선생님은 다음과 같이 말합니다.

'괴롭힘 사건에 대해 들었을 때, 먼저 우리는 아이들(피해학생과 가해학생)에게 무슨 일이 일어났는지 각각 따로 만나 말해봅니다. 아이들로부터 자초지종을 듣는 것은 보통 담임 선생님이 하는 일이지만, 아이들을 잘 아는 다른 교직원이 하거나, 피해자가 처음 괴롭힘에 대해 알렸던 선생님이 할 수도 있

습니다. 제3의 아이들과 이야기 나눠볼 수도 있겠지만, 그건
상황마다 다릅니다.

그런 다음 괴롭힘 가해자의 부모/보호자를 부릅니다. 가해자
들의 행동이 용납될 수 없고 몇가지 제재를 받을 것이라는 명
확하고 확실하게 전달합니다. 그 제재로는, 며칠 동안 놀이터
에서 노는 게 금지되거나 골든타임을 잃는 것입니다. 괴롭힘
정도가 심하다면, 하루 동안 아이를 등교 정지를 시킬 수도
있습니다.

우리는 학교에서 괴롭힘을 얼마나 심각하게 생각하는지 가해
자의 부모님이 이해할 수 있도록 합니다. 만약 가해자가 분노
나 사회 기술을 다루는 것을 어려워한다면 학교는 반드시 이
를 지원해줄 것입니다.

우리는 또한 피해자의 부모/보호자들과 이야기를 나누고, 아
이가 추가적인 지원이 필요하다면 어떤 지원이 필요할지에 대
해 부모와 함께 생각합니다. 보통 한 주 간 아이가 수업에 집
중하도록 도와주고 가해자 아이들에게 관심이 끌리지 않도록
합니다.'

괴롭힘을 다룰 때, 학교는 직면하거나 처벌적인 접근법
(앞서 교장 선생님이 말한 것처럼 놀이터에서 못 놀게 하거나
골든 타임을 잃게 함)이나, 또 달리 직면적이지 않고 비난하
지 않는 접근법(분노 문제나 사회적 기술과 관련되어 추가적
인 지원 제공)을 사용할 수 있습니다. 많은 부모들과 아이들
은 처음에 직면적이고 처벌적인 접근법이 필요하다고 생각할

것입니다. 즉, 가해자들이 벌을 받음으로써 그런 행동을 하지 않게 된다고 생각합니다. 이와는 대조적으로, 비처벌적인 접근은 가해자들에게 공감 능력을 심어주는데 집중하고 상황을 더 좋게 만들고 관계를 회복하는 데 초점을 맞춥니다. 예를 들어, 회복적 접근법은 단순히 처벌을 하는 것이 아니라 잘못된 행동을 하는 아이들로 하여금 관계를 개선시키기 위해 자신들이 할 수 있는 행동들에 대해 생각하게끔 합니다.

많은 비처벌적인 접근법들은 피해자의 기분이 나아지도록 학생 그룹들을 이용하곤 합니다. 교직원들의 감독 하에, 모든 학생들이 자신의 견해와 감정을 공개적으로 표현할 수 있도록 하는 과정을 안내합니다. 학생 그룹은 가해자, 방관자, 방어자들을 포함해 교직원과 피해자가 그 그룹에 누가 포함될지 선택합니다. 피해자가 그룹의 일부일 수도 있고 아닐 수도 있습니다.

우리가 가해자와 피해자들의 특징에 대해 생각해본다면, 한 가지 접근법만으로는 모두에게 도움이 되지 않는다는 것을 알 수 있습니다. 또한 피해자이면서 동시에 가해자인 아이는 충분한 어떤 사회적 기술이 부족해 주변의 어려운 환경과 협상하여 또래 관계를 잘 쌓는 것에 어려움을 겪곤 합니다. 괴롭힘 행동이 용납될 수 없다고 분명히 전달함과 동시에, 사회적 관계를 이해하고, 적절히 효과적으로 친구를 사귀는 방법에 대한 전문가들로부터 도움을 받을 수 있습니다. 처벌하는 것이 사회 기술이나 이해력을 향상시키거나 미래에 다시 괴롭힐 가능성을 감소시키지는 않습니다.

사회적 이해력이 좋은 가해자(샘 같은 아이)는 사회적 기술과 이해력을 향상시키기 위한 개입을 제공할 필요가 없습니다. 어쩌면 다른 아이들을 조종하는 것을 더 잘하게 될 수도 있는 부작용이 있기 때문입니다. 회복적 접근법을 통해, 가해자들로 하여금 자신들이 입힌 상처를 이해하게끔 하는 것이 더 효과적일 가능성이 높습니다.

일부 아이들은 정서적 공감(피해자의 기분을 이해하는 것)이 매우 어려워하거나 공감에 관심이 거의 없다는 것을 알게 됩니다. 이런 아이들을 위한 접근법으로는 그 행동이 용납될 수 없다고 분명히 전달하고, 아이들이 동기부여를 받을만한 특권들을 제재하는 방법이 있겠습니다.

효과적으로 개입하고 있는지 확인하기 위해서는 특정 아이들의 특성과 괴롭힘이 일어나는 맥락에 대해 신중하게 생각할 필요가 있습니다. 연구에 따르면 처벌적인 방법과 비처벌적인 방법 모두 괴롭힘을 멈추는 데 효과적일 수 있으나, 이는 아이의 연령(중고등학교에서는 비직면보다 직면적/징계적 접근이 더 효과적일 수 있음)과 괴롭힘이 진행된 기간에 따라 달라질 수 있습니다(한 달 미만의 괴롭힘을 줄이는데 비직면 접근이 더 나을 수 있음).

연구 저자들은, 아마도 어린 가해자들일수록 공감 능력이 부족한 것이 관련될 수 있다고 합니다. 아직 어리기 때문에 그 기술을 배우지 못한 것일 가능성이 있습니다. 따라서 피해자에 대한 공감을 높이기 위해 비직면적 접근이 어린 아이에게는 효과적일 수 있습니다.

　　기간과 관련하여 괴롭힘이 이미 두 달 이상 계속되고 있는 경우 직면적 접근법은 이미 시도했지만 실패했을 가능성이 높기 때문에, 그러한 접근법을 다시 사용하는 것은 효과적이지 않다고 생각합니다.

　　그러나 중요한 것은, 괴롭힘 문제를 다루는 어른들이 가해자에게 명확한 메시지를 전달하는 것과 가해자들을 비난하는 것 사이의 차이를 이해하는 것입니다. 즉, 가해자의 행동은 받아들여지지 않고 허용되지 않을 것이며 그 이유는 무엇인지를 명확히 해주는 것(행동을 비난하는 것)과, 모든 것이 가해자의 잘못이며 그들이 나쁜 사람이라는 메시지를 전달하는 것(아이를 비난하는 것) 사이의 차이입니다. 비난받아야 할 것은 행동이지 그 사람이 아닙니다. 행동은 자신의 일부이며, 결코 변하지 않을 것이고 스스로가 나쁜 사람이라는 메세지를 주는 것은 아이들이 자신의 행동을 바꾸고 다른 사람들을 괴롭히는 것을 막는 데 도움이 되지 않을 것입니다.

통합적인 개입 방법

　　괴롭힘이 덜 일어나도록 분위기를 적극적으로 조성하고 '허용 불가'라는 것에 대해 명확히 알려주는 것과 동시에, 괴롭힘이 일어났을 때는 그 사이 관계를 복구하는 것에도 초점을 맞추는 방식이 있습니다. 이는 학교에서 괴롭힘 문제에 대해 흔히 사용하는 방법으로, 앞서 말한 것과 같이 학교는 괴롭힘에 대해 명확한 대응 방안을 마련해야 하며, 아이들을 보호하는 규정을 반드시 준수해야합니다. 학교는 아이들의 복지를 증진시켜야 할 의무가 있습니다.

벤과 샘의 초등학교의 경우처럼, 많은 학교들은 아이들의 사회적, 정서적 능력을 개발하는 데 초점을 맞춰 접근합니다. 학교 전체가 PSHCE에 기반을 두어 괴롭힘 방지와 또래 관계에 대해 학교 전체가 집중하는 기간이 있기도 합니다. 학교는 또한 육성 그룹(Nurture group)이나 학교 전체가 돌보는 시스템(Whole-school nurture), 정서 리터러시 지원 도우미(Emotional Literacy Support Assistants, ELSA)를 사용할 수 있습니다. 또한 학교 상담사, 놀이치료사, 또는 미술 치료사를 초청하여 특정 학생들의 사회적, 감정적 능력을 개발하는 데 도움이 되도록 지원할 수 있습니다. 지원 대상은 괴롭힘에 연루된 아이들이 될 수 있으며, 주로 피해자 또는 피해-가해자로서 역할을 하지만, 가해자 혹은 방관자, 보조자, 강화자 등의 역할을 하는 경우도 있습니다.

괴롭힘 방지 정책 내에서, 학교는 괴롭힘이 발생했을 때 어떤 접근법을 취할 것인지, 회복적인 접근법을 사용할 것인지, 아니면 처벌을 통해 가해자들에게 다시는 그런 행동을 하지 않도록 가르칠 것인지를 설명해야 합니다.

KiVa[2] 프로그램은 크리스티나 살미발리 팀에 의해 핀란

---

2)   "KiVa"는 핀란드어로 "키바투스"(Kiusaamista Vastaan)의 줄임말로, "학교 괴롭힘에 대항하는"을 의미합니다.

드에서 개발되었으며 현재 (영국을 포함하여) 널리 사용되고
있습니다. 이 접근 방식에는 다양한 수준의 개입이 포함됩니
다. 아이들을 위한 교육 자료, 괴롭힘 대처 방법에 대한 직원
교육, 괴롭힘이 확인되었을 때 직원과 학생을 지원하는 특정
팀이 포함됩니다. 괴롭힘 행동에서 또래 집단의 역할과 방관
자의 역할에 대해 아이들에게 가르쳐줌으로써 학교 분위기
를 개선하는 데 초점을 맞추고 있습니다. 이 아이들과 직원들
에게 방어자 역할을 하는 것에 대해 가르칩니다. 앞서 살펴본
바와 같이, 피해자들은 반에 방어자가 더 많을수록 결과가 더
좋아질 가능성이 높습니다. 가해자들이 청중을 얻음으로써
받는 관심과 권력을 없애고 피해자들에게 정서적인 지원을
제공하여, 괴롭힘의 수준이 감소해 모두에게 장기적으로 도
움이 되도록 합니다. 현재까지는 이 프로그램의 효과는 확실
해 보입니다.

　10장에서는 아이들을 지원하기 위해 부모와 보호자로서
할 수 있는 일에 대해 더 생각해 볼 것입니다. 아이들이 괴롭
힘을 당하거나 다른 사람들을 괴롭히는 것에 연루되어 있다
면 어떤 징후를 볼 수 있을까요? 어른들이 뭘 할 수 있을까요?
이 책은 레시피북(해결책)이나 매뉴얼로 작성된 것이 아닙니
다. 하지만 저자들은 연구와 전문적인 경험을 바탕으로 제안
을 합니다. 샘과 벤의 이야기를 통해 그들의 상황이 어떻게
행복하게 전개될 수 있는지 알아봅시다.

핵심 포인트

- 학교에서의 괴롭힘 방지에 대한 접근법은 예방적인 것과 사후 대응적인 것으로 나눌 수 있습니다.
- 예방적 접근법에는 괴롭힘이 무엇인지에 대해 아이들에게 가르치는 것뿐만 아니라 아이들의 사회적, 감정적 기술을 향상시키고 학교 교훈이나 교내 문화를 개선하기 위한 전략이 포함됩니다.
- 괴롭힘이 발생할 때, 학교는 다양한 접근법이 있는데, 처벌적 접근법과 비처벌적 접근법이 포함됩니다. 비처벌적 접근법은 가해자가 자신의 행동이 피해자에게 미치는 영향을 이해하고 특히 피해자들이 어떤 감정을 느끼게 했는지 이해하도록 돕고, 더 적절한 행동 방법을 가르칩니다.
- 아이들이 괴롭힘 행위는 용납될 수 없고 용납되지 않을 것이라는 명확하고 일관된 메시지를 듣는 것이 중요합니다. 다른 사람들을 대할 때엔, 남들이 자신한테 어떻게 대했으면 좋겠다는 것을 거꾸로 생각하면서 행동해야 합니다.
- 특히 가해자들에게 괴롭힘은 용납될 수 없다고 분명히 전해야 합니다. 하지만, 사람을 처벌하는 것이 변화로 이어질 가능성이 낮기 때문에 그 사람이 아니라 행동을 비난하는 데 초점을 맞춰야 합니다.
- 상황을 처리하는 데 사용되는 전략은 신중하게 계획되어야 하며 발생한 일에 따라 달라져야 합니다. 아이들이 자신의 행동을 바꾸기 위해 도움이 필요한 경우 이를 제공해야 합니다. 피해를 입은 아이들도 지원을 받아야 합니다.
- 다중 단계 개입은 효과적일 수 있습니다(예: 괴롭힘에 대한 교육, 괴롭힘 상황에 대처하기 및 예방적 접근법).
- 아이들이 괴롭힘 행동에 대해 거부하고 피해자를 도와주는 것이 또래 그룹의 역할일 수 있습니다. 이는 괴롭힘과 피해 수

준을 줄이고 교실과 학교에서 긍정적인 분위기를 조성하는 데 도움이 됩니다,

제 **10** 장

부모가 해야 할 일

괴롭힘을 예방하거나, 괴롭힘이 발생했을 때 효과적으로 개입하는 데 부모의 참여가 중요합니다. 학교에서 추진할 수 있는 방안으로는 괴롭힘에 대한 학부모 교육, 학부모-교사 회의, 사건 발생 시 학부모와의 의사소통 개선 등이 있습니다. 그러나 지난 장에서 보았듯이 모든 아이들, 가족, 발생상황은 다르며, 괴롭힘 상황에서 자녀를 돕는 방법에 대해 부모에게 일괄적인 조언을 드리기는 어렵습니다. 따라서 이 장에서 우리는 교육 심리학자 또는 부모로서 배운 내용과 연구를 통해 배운 내용을 바탕으로 팁/전략과 함께 다양한 실용적인 조언을 제공할 예정입니다. 부모가 괴롭힘 예방을 위해 일반적으로 할 수 있는 일들 뿐만 아니라, 괴롭힘이 발생했을 때 부모가 할 수 있는 일들을 살펴볼 것입니다. 우리는 반에서 괴롭힘을 당하는 아이가 있을 때 방관자 또는 방어자인 당신의 아이를 지원하기 위해 무엇을 할 수 있는지, 아이가 괴롭힘을 당하는 것을 알게 되었을 때 그리고 당신의 아이가 가해자일 때 어떻게 해야 하는지에 대해 이야기 해볼 것입니다.

사이버 폭력이란?

지금까지의 연구결과를 보면, 전통적인 괴롭힘을 줄이기 위한 개입이 사이버 괴롭힘의 수준도 줄인다고 알려져 있으므로 우리는 이 장에서 전통적인 괴롭힘과 사이버 괴롭힘을 구별하지 않습니다. 하지만, 학교와 부모들은 온라인에서 아이들을 안전하게 보호하는 것에 관한 지침을 알고 따라야 합니다. 인터넷의 장점뿐만 아니라 위험에 대해 가르치고, 온라인에서 올바른 선택을 하는 방법을 가르쳐야 합니다.

아이들에게 친구들과 연락을 취하는 SNS 사용의 긍정적인 부분 뿐만 아니라, 다른 사람들을 화나게 하거나 위협하거나 심지어 괴롭히는 도구로 사용될 수 있는 부정적인 부분까지 이야기하는 것이 중요합니다. 가족으로서 여러분은 인터넷과 다른 형태의 전자 통신에 대한 접근에 대한 가정 내 규칙과 제한점을 만들어야 합니다. 예를 들어, 특정 시간에 와이파이를 끄고, 제한앱을 사용하여 휴대폰의 사용을 일정 시간으로 제한하고, 휴대폰이나 태블릿을 침실에 들여놓지 못하도록 하여 아이들이 SNS의 세상에서 벗어나는 시간을 마련해야 합니다. 또한 아이들이 직접 대화하는 그룹 활동에 참여하는 '오프라인' 활동 시간이 있는지 확인하는 것이 중요합니다.

예방 전략

아이의 독립심과 자발성 키우기

우리가 아이들을 도울 수 없을 때 아이들이 스스로를 챙기고 올바른 결정을 내릴 수 있도록 도울 수 있을까요? 우리는 아이들의 삶에 얼마나 관여해야 할까요? 아이들이 괴롭힘에 말려드는 것과 부모들이 아이들의 또래관계와 활동을 감시하는 정도 사이에는 연관성이 있는 것으로 보입니다.

부모의 관찰(모니터링)은 괴롭힘에 덜 말려들도록 하는데 관련이 있는 것으로 보입니다. 하지만, 부모가 너무 관여하고 자녀의 삶을 통제하여 자녀가 스스로 결정을 내리지 못하게 하는 과보호적 양육은 높은 수준의 피해와 관련이 있는 것으로 밝혀졌습니다. 그렇기에 자녀의 삶에 관심을 갖고 관여하는 것과 자녀가 독립적이고 자율적으로 문제를 해결하고 스스로 문제에 대처하는 것을 배울 수 있도록 하는 것 사이에는 균형이 필요합니다.

문제를 경험하고 독립적으로 해결하도록 허용되는 것은 아이들이 스스로에 대해 생각하는 방식과 자아 개념에 영향을 미칠 것입니다. 여러분은 아이들이 나이와 발달 단계에 적절하게 도전에 대처하고 다룰 수 있다고 믿는다는 메세지를 아이들에게 주는게 좋습니다. 아이들을 지나치게 보호하는 것은 세상이 어른 없이는 스스로 관리할 수 있는 곳이 아닌 너무 무서운 공간이라는 메시지를 줄 수 있고, 이것은 독립심과 대처 능력의 발달에 해로울 수 있습니다.

부모로서 아이들이 혼자서 학교에 걸어서 등교하는 것과 같이 독립을 향한 단계를 한걸음 한걸음 밟도록 하는 것은 때로 어려울 수 있습니다. 특히 아이가 첫째일 경우 이럴 가능성이 높으며, 어떤 부모라도 아이가 신뢰할 수 있는 어른이 주의깊게 지켜보지 못하는 순간이 있다고 생각하는 것은 감당하기 어려운 일입니다.

이러한 생각을 깨고 어른들이 아이들을 관찰(모니터링)하지 않는 시간을 점진적으로 늘리는 것은 여러분과 아이들 모두가 변화하도록 도울 수 있는 방법이 될 수 있습니다. 처음에 여러분은 아이들을 길 끝까지 혼자 걸어가게 할 수 있고 멀리서 학교로 걸어 들어가는 것을 볼 수 있습니다. 하지만, 아이와 환경의 위험, 그리고 아이들과 함께 나눈 경험을 바탕으로 여러분이 알고 있는 아이들의 기술과 능력에 따라 결정되어야 합니다. 아이들은 합리적인 선택을 하나요? 아이들은 도로에 대해 감각을 가지고 있고 낯선 사람들로부터 일어날 수 있는 위험에 대해 나이에 맞게 이해하고 있나요? 아이들이 전화하고 함께 다닐 수 있는 친구를 찾거나, 전화하거나 문자를 보낼 휴대전화가 있는지 확인하면 아이와 부모 모두 안심할 수 있습니다.

어떤 일이 발생했을 때를 대비하여 인지하고 준비하는 것

어떤 역할이던 괴롭힘 상황에 관련된 어린이와 청소년을 지원하는 어른의 주요 초점은 문제를 효과적으로 파악하고 해결할 수 있도록 일관된 대응 방법을 개발해 학교와 가족이 협력하는 방식을 개선하는 것입니다. 어떤 일이 일어나기 전에 부모로서 여러분이 가장 먼저 할 수 있는 일은 여러분이 아이들의 학교의 괴롭힘 정책과 긍정적인 행동에 대한 접근법을 확실히 아는 것입니다. 아이의 선생님을 알아가고, 학부모 저녁 모임과 학교 커뮤니티의 행사에 가고, 학교의 소통 경로에 대해 명확히 알아야 합니다. 문의사항에 대해 누구와 이야기해야 하는지, 교실 문 앞에서 선생님을 먼저 만나는 것이 좋을지, 아니면 처음에 먼저 이메일을 보내는 것이 가장 좋은지 말입니다. 중학교라면, 어떤 선생님에게 연락해야 하는지- 담임 선생님인지 아니면 학년 주임 선생님일까요? 어떠한 문제가 발생할 경우라도 학교에서 선생님들과 편하게 대화할 수 있도록 도와줄 것입니다.

　아이의 사회적 또는 정서적 발달에 대해 우려하는 사항이 있다면 선생님과 공유하십시오. 어쨌든 초등학교에서는 선생님이 1년에 220일 동안 하루에 대여섯 시간씩 아이와 함께하기 때문에 고민을 공유하고 가능한 한 함께 협력하는 것이 중요합니다.

사후 대응 전략-자녀가 아는 아이가 괴롭힘을 당하고 있다고 말할 경우 수행할 조치

　8장과 9장에서 보았듯이, 더 넓은 또래 집단은 괴롭힘 상황에서 매우 중요한 역할을 합니다. 그들의 행동을 통해, 다

른 아이들은 괴롭히는 아이들의 행동을 조장하거나 강화할
수도 있고, 방어자가 되어 괴롭힘을 당하고 있는 아이들을 지
원할 수도 있습니다. 다른 아이들은 자기도 괴롭힘을 경험했
을 수 있기 때문에 괴롭힘을 당하고 있는 다른 아이를 지원하
기에 좋은 위치에 있을 수 있습니다. 하지만, 아이들은 또한
'침묵하면서' 괴롭히는 사람들과 어울려야 또래 집단에 남을
수 있다는 압박감을 느낄 수도 있습니다. 아이들은 또한 피해
자의 편을 드는 것처럼 보인다면, 자기도 괴롭힘을 당할지도
모른다는 걱정을 느낄지도 모릅니다. 이러한 점들은 해결책
이 없고 무엇을 해야 할지 모르는 아이들에게 매우 스트레스
가 될 수 있습니다.

8장에서 강조한 것처럼, 한 학급에 방어자가 많으면 괴롭
힘이 줄어들 가능성이 높고, 방어자의 지지를 받는 피해자는
불안감과 우울감이 적습니다. 그러므로 부모로서 우리가 아
이들이 또래 집단에서 자신의 행동에 대해 생각하도록 격려
해, 괴롭히는 아이들에게 관심을 주지 않고 괴롭힘을 당하는
아이들을 도울 수 있도록 하는 것은 정말 중요해보입니다.

이것은 반드시 적극적인 의미에서 괴롭히는 사람(가해 학
생)에게 맞서라는 것이 아닙니다. 우리는 아이가 괴롭히는 아
이에게 반격하거나 말로라도 맞서려 하는 것을 기대하지도
원하지도 않을 것입니다. 아이들은 학교 내에서 더 광범위하
고 합의된 과정 내에서 괴롭힘에 맞서기 위한 안전한 전략이
필요합니다. 이러한 전략은 교실이나 학교 전체와 같이 연계
되어 수업처럼 이루어질 가능성이 높고 더 안전한 접근 방식

으로 이루어저야 합니다. 예를 들어, 교실 또는 학교 전체의
규칙은 예상 가능하고, 일어날 일에 의해 성립되고, 모두를
위해서 일관되게 보강되어야 합니다.

아이들이 어른들의 도움을 구하고, 괴롭힘을 당하는 아이
들에게 공감하고, 지지하고, 동참하도록 격려해야 합니다. 다
시 말하지만, 이것은 처음에는 어려울 수도 있고 여러분은 아
이가 문제 해결을 위해 무엇을 해야하는지 도와주어야 할 수
도 있습니다. 그리고 아이들이 '만약...'이란 생각을 통해 스스
로를 위험에 빠뜨리지 않으면서 도우려고 하는 아이의 최선
의 이득을 위해 행동할 수 있도록 아이들을 도와주어야 할 수
도 있습니다.

때때로, 도우려 했지만, 다른 아이가 괴롭힘을 당하고 있
는 아이의 상황을 실제로 더 악화시킬 수 있습니다. 8장의 벤
과 이지에 대해 다시 생각해 보겠습니다:

벤과 이지

어느 날, 벤은 도시락을 들고 교실에 옵니다. 샘은 5살짜리
꼬마의 도시락이라며 비웃고, 그 도시락을 잡아챕니다. 도시
락 지퍼가 샘의 소매에 걸리고 도시락이 바닥에 떨어져 금이
갑니다. 벤의 샌드위치가 바닥에 떨어지고 샘은 샌드위치를
밟으며 비웃습니다. 벤은 울지 않으려고 노력합니다. 이지는
우연히 지나가다가 무슨 일이 일어나는지 봤으며 벤을 돕고
싶어 합니다. 이지는 어떤 행동을 해야 할까요?

A. 샘에게 너는 벤을 괴롭히고 있고, 벤을 내버려둬야 한다고 말하면서 벤을 옹호할까요?

B. 교무실로 달려가서 존스 담임 선생님을 찾아서 무슨 일이 있었는지 말할까요?

C. 벤을 교무실로 데려가 점심을 해결해 줄까요?

D. 눈에 띄지 않는 곳에서 벤이 괜찮은지 확인하고 나서 벤을 찾아 어떻게 도울지를 확인할까요?

이지가 옵션 A(맞서기)을 선택하면, 샘과 일당들은 공격적으로 대응하거나 벤과 이지를 놀릴 가능성이 높습니다. 그러면 더 많은 아이들이 이 일에 관심을 가질 가능성이 높으며 이는 사건에 더 많은 방관자가 생긴다는 것을 의미합니다. 그렇게 되면 벤은 이 모든 것에 대해 더 나쁘게 느낄지도 모릅니다. 이지는 또한 벤으로부터 상황의 통제를 가져갔고 벤은 다른 누군가가 자신의 문제를 해결했기 때문에 더 놀림받을 수 있습니다.

이지가 옵션 B(선생님께 말하기/도움을 받기)를 선택한다면, 이지는 어려운 상황에 벤을 괴롭히는 아이들과 내버려두게 됩니다. 그녀가 담임 선생님을 빨리 오게 할 수 있다면 이는 사건을 해결하는 데 도움이 될 수 있고 어른들의 관심을 끌 수도 있지만, A와 마찬가지로 더 많은 구경꾼들의 관심을 끌 수도 있습니다. 그녀는 또한 고자질쟁이라는 이유로 놀림을 받을 수도 있습니다.

이지가 옵션 C (벤을 어른에게 데려가기)를 선택한다면, 이지

는 벤을 그 상황에서 벗어나게 하고 벤이 점심을 먹는 실질적
인 측면을 해결할 수 있도록 돕게 됩니다. 하지만 이런 행동
은 이지가 다시 통제한다고 보여질 수 있고, 벤을 약하게 보
이게 해 장기적으로 도움이 되지 않을 수 있습니다.

대신 이지는 옵션 D를 선택합니다. 그녀는 가까이 있으면서
지켜봅니다. 샘과 일당들은 다른 곳으로 가고 벤은 금이 간
도시락을 집어서 샌드위치를 허탈하게 쓰레기통에 넣습니
다. 이지는 벤에게 가서 그녀의 엄마가 전날 밤 저녁 식사에
서 남은 음식이 있었기 때문에 오늘 점심을 추가로 싸왔다
고 말합니다. 이지는 점심을 먹을 시간이 될 때까지 오전 시
간동안 벤 근처에 머물다가 그를 피크닉 벤치에 초대하고 나
서 같이 점심을 나누어 먹고 둘은 함께 해리 포터 클럽에 갑
니다.

옵션 D를 선택함으로써, 이지는 벤에게 현실적이고 감정적인
지원을 제공하고 일어난 일에 대처하는 방법을 통제할 수 있
도록 했습니다. 이지는 또한 벤에게 엄마에게 말할 것인지 선
생님에게 말할 것인지에 대해 물어볼 것이고, 이지는 벤의 대
답을 듣고 어떤 것이 더 좋은 생각 같다고 벤에게 알려줄 것
입니다.

이 사례 연구를 통해 어떻게 도울 것인가에 대한 답이 때
때로 하나 이상이라는 것이 분명하며, 앞으로 가장 좋은 방법
은 관련된 아이들과 더 넓은 학교 환경에 달려있을 가능성이
높습니다.

　방어자가 되는 것은 아이들에게 어려운 역할이 될 수 있습니다. 왜냐하면 그것은 그들 스스로를 비난을 받기 쉬운 입장에 놓이거나, 고자질쟁이로 비난받거나 따돌림받는 것을 포함할 수 있기 때문입니다. 특히 그들이 괴롭힘을 당하는 아이와 시간을 보내는 것을 좋아하지 않지만, 공감을 통해 행동해야 한다는 압박을 느낄 때 강력할 수 있습니다. 아이가 피해를 입은 아이를 지지하는 것이 보여질까 봐 걱정한다면, 미소를 짓거나 '안녕'이라고 말하는 것과 같은 작은 일이라도 누군가가 괴롭히는 아이들과 무슨 일이 일어나고 있는지 알고 있다는 것을 그 아이에게 알려주는 것만으로도 변화를 가져올 수 있다는 것을 상기시키세요.

　아이가 방관자이거나 방어자일 경우 취하는 접근 방식은 아이가 괴롭힘을 당하고 있다고 생각할 때 사용할 수 있는 전략과 유사합니다. 여러분은 자녀들의 말을 듣고 믿는 것, 무슨 일이 일어났는지 묻고, 안심시키고, 아이들이 할 수 있는 일에 대해 생각하도록 지원하는 것에 초점을 맞출 것입니다. 아이들에게 친절과 공감에 대해 이야기하세요. 만약 아이들이 괴롭힘을 당한다면 어떻게 느낄지, 그리고 그들이 행동할 수 있다고 느끼지 않는다면 과도하게 죄책감을 느끼게 하지 않고 도움이 될 수 있는 것은 무엇인지 말입니다. 괴롭힘에는 힘의 차이가 수반되며, 이러한 차이에 대해 피해자뿐만 아니라 또래 집단이 상황에 대해 어떻게 느끼는지에 영향을 줄 가능성이 높다는 것을 기억하세요. 만약 아이가 어른들의 도움을 요청했다면, 일정 기간 동안 또래로부터 소외감을 느낄 수도 있습니다. 만약 그들이 좋은 친구라면, (비록 친구들이 아이에게 화가 나거나 불행하더라도), 또래관계에 오랫동안 영향을 미칠 것 같지 않다는 것을 상기시키세요.

9장에서 논의된 것처럼 어떤 학교는 괴롭힘 방지에 대한 접근법의 하나로 또래를 돕기 위한 전략을 가지고 있으며, 여러분의 아이는 이러한 접근법 중 하나에 참여함으로써 자신감을 얻고 도움이 되는 무언가를 하고 있다는 것을 느낄 수 있습니다. 접근법의 정확한 성격은 아이들의 나이에 따라 달라질 가능성이 있습니다. 어떤 학교들은 외로움을 느끼고 누군가와 함께 놀기를 원하는 아이들을 데려가기 위해 놀이터 그룹과 또래 벤치(156 페이지 참조)를 가지고 있습니다. 초등학교는 같은 학년 그룹 내에서 또는 상급생이 하급생을 지원하는 선후배 친구 제도를 가지고 있을 수 있습니다. 또래 지원자들은 예를 들어, 좋은 경청 기술, 중요한 정보를 요약할 수 있는 능력, 다른 사람들의 관점을 받아들이고 다른 사람들의 감정을 이해할 수 있는 능력, 스트레스를 받는 상황을 다루는 능력, 갈등 해결 능력, 비밀을 지켜야 하는 상황과 비밀 유지의 경계를 이해하고 언제/어디서 도움을 줄 어른을 찾아야 하는지 이해합니다. 그들은 훈련을 받음으로써 학교에서 중요한 역할과 책임감을 갖게 되면서 뿌듯함을 느낄 것입니다.

괴롭힘과 관련하여, 또래 집단 접근은 아이들이 어른들보다 놀이터에서 괴롭힘 상황을 더 많이 발견할 가능성이 높기 때문에 도움이 될 수 있습니다. 어려움을 겪고 있는 아이들은 권위 있는 위치에 있는 것으로 보이는 어른보다 다른 아이들에게 무슨 일이 일어나고 있는지 더 잘 말해줍니다. 또래집단 접근법은 또한 만약 그들이 선생님 없이 그 상황을 해결하는 방법을 찾을 수 있다면 관련된 모든 사람들의 자존감을 지킬 수 있습니다. 그러나 이러한 방식으로 아이들이 서로를 지원하는 경우 학교에서 이를 지원하는 역할을 하는 어른이 있다는 것이 중요합니다. 그 선생님은 아이들에게 발생하는 어려움을 도와줄 수 있고, 학교의 보호 및 괴롭힘 정책에 정통해 괴롭힘 상황과 관련된 아이와 도와주는 아이들의 안전을 보장할 수 있어야 합니다.

회복적 접근법 지원

9장에서 우리는 회복적 접근법에 대해 논의했으며, 때때로 학교는 피해 아이가 포함되든 아니든 한 무리의 아이들과 회의를 열어 또래 집단의 도움을 받을 수 있는 방법을 논의합니다. 여러분의 자녀는 방관자나 방어자로서 다른 아이들을 돕기 위해 이와 같은 그룹에 가입하도록 요청받을 수 있다는 점에 유의하십시오. 이것에 대해 자녀들과 이야기하고 관심을 보인 다음 또래 친구를 도울 수 있는 방법에 대한 긍정적인 메시지를 강화하고, 또한 가해 학생은 스스로 자신의 행동에 대해 더 많이 생각하도록 도울 수 있습니다.

여러분은 학교나 피해학생의 부모에게 사실을 전달해야 할까요?

만약 여러분이 아이들의 안전에 위험이 있다고 느낀다면, 여러분은 학교에 알려야 합니다. 여기에는 신체적 폭행 사건, 피해자가 학교에 다니지 않아 학교 생활 중에 지도를 받지 못한다는 것을 인지하는 상황 또는 피해자가 부모나 보호자가 알지 못할 정도로 심각한 고통의 징후를 보이고 있다는 것을 아이들로부터 인지하는 상황 등이 포함될 수 있습니다(예: 자해). 모든 어른들은 아이들을 보호할 의무가 있습니다. 학교에 알린 후 학교는 상황을 조사하고 괴롭힘을 당하는 아이의 부모와 필요하다면 다른 기관을 참여시키는 데 앞장서야 합니다.

의심스럽다면, 아이들을 잘 아는 직원에게 알리고, 아무 말도 하지 않는 것보다 여러분이 가지고 있는 모든 정보에 대해 명확하게 말하는 것이 더 나을 것입니다. 그런 다음 상황을 모니터링할 수 있습니다. 아이가 학교에 알리는 것을 원치 않는다면, 아이에게 왜 이런 행동을 취해야 하는지, 그리고 다음에 일어날 가능성이 있는 일에 대해 주의 깊게 설명합니다.

괴롭힘을 당하는 아이의 부모에게 말해야 할까요? 만약 여러분이 부모를 알지 못하고 학교가 행동할 것이라고 믿는다면, 굳이 학교에서 어떤 행동을 취했는지 확인할 필요는 없습니다. 만약 여러분이 부모를 알고 있다면, 여러분은 자녀가 여러분에게 말한 것에 대해 그들과 이야기하는 것을 선택할 수도 있습니다.

괴롭히거나 이런 행동들을 거들거나 강화했다고 고발당한 아이들은 그 아이들 자신들이며, 이러한 행동이 일어나는 데 많은 기여를 하고 있다는 것을 기억하세요. 또한 괴롭힘으로 보일 수 있는 소문이나 가십을 퍼뜨리는 것에 관여하지 않도록 노력하세요. 만약 자녀가 고소를 당했다면 어떤 기분이 들 것인지를 고려하고, 비밀을 지킬 수 있는 다른 아이 가족의 권리를 존중하며, 관련 전문가들과 함께 필요한 영향과 지원을 고려할 수 있는 방법을 마련하십시오.

자녀가 괴롭힘을 당하고 있다고 생각되는 경우

1. 상황을 평가합니다: 무엇인가 잘못되었다는 것을 어떻게 알 수 있습니까?

아이들은 선생님보다 집에 있는 부모에게 괴롭힘을 폭로할 가능성이 높습니다. 하지만, 부모들은 선생님들보다 행동할 가능성이 낮은 경향이 있습니다. 우리는 많은 아이들이 괴롭힘을 당했을 때 어른에게 말하지 않는다는 것을 알고 있습니다. 많은 아이들은 그것이 왠지 자신들의 잘못이라고 죄책감을 느끼고 자신들이 자초했다고 생각합니다. 아이들은 또한 당황하고 자신들이 스스로 해결할 수 있어야 한다고 생각할지도 모릅니다. 만약 괴롭힘이 아이들의 가족과 관련이 있다면, 아이들 또한 가족을 보호하기를 원할 수도 있고, 심지어 친구에게 공유되어서는 안되는 사적인 것을 이야기했다는 죄책감을 느낄 수도 있습니다. 때때로 아이들은 어른들이 아무것도 하지 않을 것이라고 생각하거나 심지어 가끔은 실제로 그렇듯 상황을 더 악화시킬 수도 있다고 생각하기 때문에 어떤 것도 공개하고 싶어하지 않을 수도 있습니다.

어떤 유형의 괴롭힘은 예를 들어 밀치기, 발로 차기, 물건을 뺏거나 망가뜨리는 직접적이고 물리적인 괴롭힘은 다른 유형보다 알아채기 쉽습니다. 적절한 변명 없이 그 나이대 아이들에게 예상되는 것보다 더 자주 정기적으로 상처나 멍이 생기고 물건을 잃어버리거나 망가지는 것과 같은 명백한 징후가 있을 수 있습니다. 사회 관계적인 또는 간접적인 괴롭힘은 학교 스텝들조차 더 분명히 알고 식별하기 어려울 수 있습니다. 이러한 괴롭힘은 아이들이 직접적으로 괴롭힘을 당하지 않고 그룹에서 소외되거나 뒤에서 다시 이야기되는 괴롭힘입니다. 다른 아이들은 종종 또래 집단에서 실제로 무슨 일이 일어나고 있는지 가장 잘 알 수 있지만, 우리는 부모들이 다른 아이들에게 질문하는 것을 권하지는 않습니다.

자녀가 아무 말도 하지 않았지만 걱정이 되신다면 가장 먼저 생각해야 할 것은 자녀의 행동입니다. 변화가 있었습니까? 자녀들은 벤처럼 조용하고 내성적이어서, 무슨 일이 일어나고 있는지에 대해 이야기하고 싶지 않거나, 식사 시간에 침실에서 나오지 않으려 할 수 있습니다. 아이들은 여러분에게 단서를 줄 수 있는 것들(예: 찢어진 맨투맨)을 숨기려고 하거나 어떤 것도 잘못되지 않았다고 부인할 수 있습니다. 그들은 눈물을 흘릴 수 있고 쉽게 화를 낼 수 있으며, 부모는 아이들이 이런 식으로 감정을 느끼게 한 일에 대해 걱정하게 합니다. 어떤 아이들은 가까운 사람들에게 감정을 표출하기 때문에, 여러분의 아이는 집에서 정말로 화가 난 것처럼 보일 수 있고, 보이지 않는 방식으로 사람들과 싸우거나 말다툼을 할 수 있습니다. 또한 신체적인 증상(배앓이, 두통)과 다른 징후(학교에 가고 싶지 않거나, 친구들을 보러 가지 않거나, 친구들이 놀러 오기를 원하지 않음)가 있을 수 있습니다. 어린 아이들은 애기 같아지거나 사회기술이 퇴행하는 것처럼 보일 수 있습니다. 수면이 불안정해질 수도 있고, 다시 편식을 하게 될 수도 있고, 침대에 오줌 실수를 다시 시작할 수도 있습니다. 잠자리에 들 때 가장 좋아하는 봉제 인형을 다시 껴안고 잘지도 모릅니다.

물론, 이러한 모든 행동들은 건강이 나빠져서 생긴, 즉 괴롭힘과 관련이 없는 원인일 수도 있기 때문에, 이러한 행동들을 설명할 수 있는 다른 이유가 있는지 확인하는 것이 중요합니다.

2. 괴롭힘에 대해 알고 있는 사람이 또 있을까요?

교사나 학교의 다른 직원 구성원들은 사건과 문제에 대해 이야기하는 아이들을 통하거나, 또래 관계와 행동의 변화에 대한 관찰을 통해 또래 집단에서 무언가 문제가 생겼다는 것을 알아차릴 수 있습니다. 9장에 나오는 벤의 선생님은 무슨 일이 일어나고 있는지 걱정하지만, 선생님들의 눈 밖에서만 괴롭힘 행위가 발생하고 있어서인지 확실한 증거를 가지고 있지 않습니다. 샘은 또한 자신의 인기와 학급에서의 지위를 유지하기 위해 다른 아이들을 조종하고 있습니다. 학교 화장실과 고학년 아이들에게 학교버스는 어른들의 존재감이 줄어들고 괴롭힘이 발생할 수 있는 장소로 악명이 높습니다. 하지만, 아이들이 이러한 장소들로부터 피하는 것은 때때로 불가능합니다.

때때로 부모는 아이들이 무언가에 대해 이야기하는 것을 우연히 듣거나, 대화를 엿듣거나, SNS에서 불편하게 만드는 문자나 메시지를 볼 수 있습니다. 여러분은 또한 다른 아이들의 부모로부터 상황이 좋지 못다는 말을 들을 수도 있습니다. 비록 여러분은 아이가 괴롭힘을 당하고 있다고 의심하지만, 명확한 증거가 없다고 느낄 수 있기 때문에 분명히 어려울 수 있습니다. 걱정이 되신다면 메모해 둘 필요가 있습니다.

3. 자녀가 괴롭힘을 당하고 있을 수 있다고 생각되는 경우 할 수 있는 일

아이가 여러분에게 괴롭힘을 당하는 것에 대해 공개적으로 이야기하지는 않지만, 그들의 행동에 근거하거나 다른 사람들로부터 들은 것 때문에 여러분이 걱정한다면, 가장 먼저 해야 할 일은 아이에게 말을 거는 것입니다. 예를 들어 3장 67쪽의 질문 중 일부를 사용하여 시간을 보내는 등 간접적인 방법을 사용할 수 있습니다.

여러분들은 좀더 분명하게 알아보고 싶기 때문에, 더 큰 아이들에게 좀더 직접적인 접근을 시도하고 싶을 수도 있습니다. 이런 경우, 여러분이 아이들을 걱정하지만 아이들의 감정을 존중한다는 것을 보여주어야 해서 여러분의 고민에 대해 솔직하게 개방하는 것이 더 좋습니다. 아이들은 처음에는 부모와 이야기하고 싶지 않을 수도 있고 부모가 이해하지 못할 것이라고 생각할 수도 있습니다. 그러나 가능한 경우, 아이들에게 대화를 할 시간과 장소를 주고 아이들의 말을 듣기 위해 부모가 그곳에 있다는 것을 알려줍니다.

대신에, 아이들이 더 대화할 수 있다고 느낄 수 있는 다른 어른이나 신뢰할 수 있는 사람이 있을 수 있습니다. 만약 그렇다면, 상처를 받지 않도록 노력하되, 아이들이 털어놓을 수 있다고 느끼는 누군가가 있다는 것을 기뻐해야 합니다. 자녀가 정말로 이야기하고 싶어하지 않으면 차일드라인(Childline, 아동 상담전화 서비스)과 같은 기관, 지역 상담 서비스(또는 학교 상담 서비스)에 도움을 요청해야 합니다.

자녀가 괴롭힘을 당하는 것에 대해 이야기하는 경우

<u>자녀의 관점을 경청하고 인정합니다.</u>

다음은 여러분이 해야 할 가장 중요한 두 가지입니다. 상황이 얼마나 어렵고 그 상황에 대해 아이들이 어떻게 느끼고 있는지를 인정하고 감정적인 지원을 제공합니다. 예를 들어 '정말 화가 난 것처럼 들린다.' 또는 '왜 속상해하는지 이해할 수 있다.' 입니다. 3장에서 논의한 바와 같이 이렇게 하면 아이가 여러분이 상황에 대해 이야기한 내용을 실제로 듣고 이해하고 있음을 확인하는 데 도움이 될 것입니다.

아이의 고백에 대한 여러분의 초기 반응이 아이가 얼마나 자주 여러분에게 괴롭힘이나 미래의 다른 어려운 상황에 대해 이야기할 수 있는지에 영향을 미치기 때문에 어떻게 반응하는지가 중요합니다. 아이들이 여러분에게 말한 것이 심각하거나 중요하다고 생각하지 않는다는 것을 암시할 수 있기 때문에 즉각적인 해결책을 생각하지 않도록 노력하세요. 이 상황이 너무 힘들어서 해결 방법을 찾는 것이 어렵다는 암시를 줄 수 있기 때문에 너무 화를 내거나 속상해하는 것을 피하세요. 여러분이 그 상황에 대해 어떻게 생각하고 어떻게 느끼는지를 인식하고, 차분하지만 능력 있는 태도를 유지하기 위해 여러분 자신의 감정과 행동을 관리하도록 노력하세요.

<u>무슨 일이 일어났는지를 이야기합니다.</u>

어디서 있었던 일인지, 직전에 발생한 일과 그 이후에 발생한 일에 대한 정보를 수집합니다. 특히, 아이들이 매우 속상해한다면 이 과정은 다음에 해야할 수 있습니다. 3장에서 언급했듯, 심문처럼 느껴지지 않도록 하되, 열린 질문을 사용하여 발생했을 수 있는 일에 대한 아이 자신과 다른 사람의 관점을 탐색하도록 권장합니다. 가능한 한 눈에 띄지 않도록 즉시 또는 그 직후에 주요 정보를 기록합니다. 여러분은 기록보다 편안함을 주는 것이 더 중요하다고 느낄 수도 있는데, 이 경우 아이를 지지하고 대화가 끝난 후 가능한 한 빨리 메모를 합니다.

안심시킵니다.

아이에게 이야기를 경청했으며 도와줄 것이라고 안심시킵니다. 여러분은 말과 행동을 통해 메시지를 전달해야 합니다(즉, 하던 일을 멈추고, 그들과 함께 앉아서 시간을 내어 경청합니다).

먼저 상의하지 않고는 아무것도 하지 않을 것임을 알려줍니다.

아이들과 함께 다음 단계에 동의하는 것을 목표로 해야 합니다. 비록 어른으로서, 아이들이 행복하지 못할 수도 있는 단계를 밟아야 한다고 느낄 때가 있더라도 말입니다. 하지만, 아이들의 동의 없이도 여러분이 무언가를 해야 한다고 생각하는 지라도, 여러분은 그들의 안전이나 다른 아이들의 안전이 우려되는 경우에만 진행할 것이고, 여러분의 행동과 이유에 대해 자녀에게 먼저 말할 것이라고 그들을 안심시킬 수 있습니다.

4. 전략 수립: 다음 단계

우선, 학교의 괴롭힘 방지 정책을 확인하세요. 학교는 괴롭힘 상황에 대해 어떤 해결 절차를 가지고 있습니까? 아이의 나이, 사건의 심각성, 교사에 대한 신뢰(그리고 자녀와의 관계)에 따라 아이가 학교에서 선생님과 대화하도록 권장하는 것으로 시작할 수 있습니다.

우리는 가능한 한 아이들이 상황에 대해 생각하고, 일상적인 문제를 해결하기 위해 적극적이고 독립적으로 (또는 동료와) 행동할 수 있도록 돕는 것이 목표입니다. 부모로서 이러한 전략이 효과가 없거나 상황이 더 심각할 때에만 학교의 선생님들과 대화하고, 보다 직접적이고 적극적인 접근을 해야 할 수 있습니다. 만약 아이들이 스스로 그것을 해결할 수 있도록 돕는 것이 본능적인 선택이라면, 다음 섹션을 읽으십시오. 하지만, 중요한 고려 사항은 괴롭힘은 힘의 불균형을 포함하고 있으며, 여러분의 아이가 학교에서 선생님의 도움 없이 해결하는 것은 불가능할 수도 있다는 것입니다.

여러분이 무엇을 결정하든, 여러분은 아이의 담임 선생님과 이야기하고 싶을 것입니다.

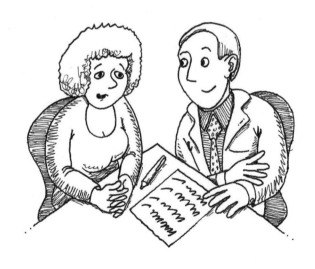

아이가 여러분에게 말한 것에 대해 담임 선생님에게 알리는 것은 중요합니다. 증거가 있으면 가지고 가야 합니다. 일이 진행된 경우 사건에 대해 메모하는 것이 유용할 수 있습니다. 학교가 무엇을 할 것인지, 그리고 그 상황을 지원하기 어떻게 할 것인지 선생님으로부터 알아보아야 합니다. 여러분과 학교가 서로를 탓하면서 책임을 떠넘기는 경우가 쉽게 일어날 수 있습니다. 가장 좋은 접근법은 함께 문제를 해결하는 것인데, 학교의 누군가가 다치거나 더 큰 문제에 빠지기 전에 모든 당사자들이 어려움을 해결하려고 노력해야 합니다.

5. 아이의 문제 해결 및 대처 능력 지원

아이가 문제를 해결하기 위해 가지고 있는 다양한 아이디어들을 떠올릴 수 있도록 돕고 다른 사람에게 아이디어를 요청하도록 유도하는 것이 중요합니다. 생각해야 할 부분들이 많기 때문에 여러분이 무엇을 말하고 무엇을 해야 하는지에 대한 간단한 방식은 없습니다. 자녀가 말한 내용을 이해할 수 있도록 다음을 생각해 보십시오.

- 아이들의 상황에 대한 정확한 설명은 무엇이었습니까?
- 아이들은 무슨 일이 일어나고 있다고 생각했나요?
- 아이들은 보통 어떻게 행동하거나 반응합니까?
- 아이들이 말한 것이 여러분이 이미 아이들의 일상적인 행동으로 알고 있었던 것과 같나요?

아이가 해야 할 행동에 대해 생각할 수 있도록 도우려면, 할 수 있는 여러 가지 가능한 일들을 브레인스토밍하고 그 모든 것들, 심지어 말도 안 되는 것들도 메모해 두십시오. 그런 다음에 아래 사항을 고려합니다.

- 아이들의 성격을 고려할 때, 어떤 접근법을 선호하고 가장 편안하게 느낄 것 같습니까?
- 아이들이 논의된 모든 조치들을 실행으로 옮길 수 있는 기술(능력)이 있습니까?
- 자신감과 동기를 가지고 있습니까?
- 누가 이러한 방법들로 아이들을 도울 수 있을까요?

가능한 모든 행동에 대해, '만약 어떤 일이 일어날까?'에 대해 아이와 이야기하세요. 아이가 상처받고 속상한 일을 생각할 때 객관적이고 침착한 태도를 유지하는 것은 매우 어려울 수 있지만, 아이가 감정을 억제할 수 있도록 하기 위해서는 여러분도 감정을 억제하도록 노력하는 것이 중요하다는 것을 기억하십시오. 이러한 태도는 적절한 행동의 모델과 아이에게 문제 해결에 도움이 되는 합리적인 접근 방식을 제공합니다.

전반적으로, 여러분은 학교의 규칙과 절차, 교실/운동장의 다른 아이들, 담임 선생님, 그리고 관련된 다른 아이들(그리고 그들의 가족)을 포함한 맥락에 대한 지식을 바탕으로 특정 상황에 대한 대응을 조절할 수 있습니다. 학교의 절차에 따라 자녀가 관리되고 있는지 확인하고, 공동 설계된 실행 계획을 바탕으로 자녀가 스스로 문제에 빠지지 않도록 하십시오. 만약 확신이 안 선다면 아이의 선생님에게 확인하십시오.

여자아이들은 아마도 선생님이나 또래의 지원을 구하는 것을 포함하여 괴롭힘을 당하고 있을 때 남자아이들보다 다양한 문제 해결 전략과 대처 전략을 생각해내고 사용할 가능성이 더 높습니다. 남자아이들은 이런 식으로 도움을 구하는 것을 덜 괜찮게 생각할 수 있습니다. 그러므로 남자아이들은 더 많은 도움이 필요할 수 있습니다.

아이들은 괴롭힘을 당할 때 이론적으로 무엇을 해야 할지 알고 있지만, 특히 스트레스와 걱정을 느낄 때, 실제 생활에서 실행에 옮기는 것이 어려울 수 있습니다. 만약 어떤 아이가 아이들을 괴롭히거나 불친절하게 대한다면, 그들은 자신감을 느끼기보다는 속상하고 슬퍼할 가능성이 높습니다. 여러분은 아이들이 괴롭힘을 포함한 어려운 상황에 대처하는 방법을 배울 수 있도록 도울 때, 이론적으로 상황에 대해 이야기하는 것보다는 아이들이 도전하고 기술을 연습하고, 할 말을 연습하고, 대본을 개발하도록 모델을 만들고 지원하는 것이 좋습니다. 아이들이 여러분과 함께 기술을 연습했다면, 이러한 기술을 실제 상황에서 사용할 수 있을 가능성이 더 높습니다. 만약 역할극을 여러분이 하기 어렵다고 느낀다면 무엇을 말할 것인지에 대해 모델을 만들고 이야기하도록 노력하세요.

하지만 아이가 여러분과 이런 것들에 대해 이야기하고 싶지 않을 수도 있다는 것을 기억하세요. 아이들이 편안함을 느낄 수 있는 시간을 선택하도록 노력하세요. 하지만 아이들을 속상하게 하는 어려운 주제에 대해 이야기하기 전, 약간의 간격과 시간이 필요할 수도 있다는 것을 또한 인식하세요. 만약 아이들이 명백하게 속상하고 스트레스를 받은지 며칠 뒤에 여러분과 함께 영화를 보기로 결정했다면, 부정적인 감정을 되살릴 수 있는 대화를 시작하지 마십시오. 또한, 잠자리에 들기 직전이나 외출하기 직전에 그런 토론을 하는 것을 피하세요. 나중에 남는 시간이 있다면 여유로운 토론을 할 수 있는 충분한 시간이 되는지 확인합니다.

6. 장기적으로: 자녀의 사회적, 정서적 역량

아이의 사회 이해 능력이나 사회적 행동이 또래 집단 내에서 아이의 어려움에 어떤 식으로 관련되어 있는지 생각해 보십시오. 3장에서 논의한 것처럼 자녀가 어려움을 겪는 사회적 기술은 여러 가지가 있을 수 있지만 가정과 학교에서 개입을 시행할 수 있습니다.

여러분은 아이들이 자신의 주장을 말하는 데 있어서 도움을 받는다고 느끼게 할 수 있습니다. 아이들은 매우 불안하면 화를 조절하는 것을 어려워할 수도 있습니다. 아이가 또래의 다른 아이들보다 이런 부분에서 더 많은 문제를 가지고 있는 것처럼 보입니까? 이러한 경우가 걱정된다면 아이의 선생님에게 의견을 물어보는 것이 좋을 수도 있습니다. 학교와 온라인에서 자기 주장 기술, 진정 및 이완기술의 지원이 가능하고, 불안을 가진 아이들을 지원하기 위한 개입이 가능합니다.

자녀와 관련이 있을 경우 이러한 것들이 어떻게 도움이 될 수 있는지 살펴보는 것이 좋습니다.

만약 여러분이 아이의 정신 건강과 학교적응에 대해 크게 걱정된다면, 담임 선생님과 이야기하고, 어쩌면 학교의 특수교육 선생님과도 이야기하거나 자녀를 데리고 의사를 찾아가야 합니다. 주의해야 할 상황으로는, 아이가 학교에 가고 싶어하지 않거나, 복통과 두통이 있거나, 집이나 방에서 나가기를 거부하거나, 가족과 함께 식사하기를 원하지 않거나, 행동과 또래관계의 변화, 우는 것과 무기력함 등이 있습니다.

아이들의 정신 건강이 중요한 관심사인 경우, 상기 내용이 의심된다면, 의료보험 또는 다른 적절한 지역 서비스 내의 아동 및 청소년 정신 건강 서비스(CAMH)의 전문가로부터 도움을 받을 수 있습니다. 여기서 아이들과 먼저 이야기를 나누고 여러분이 걱정하는 사항에 대해 이야기를 나눌 수 있는 누군가를 만날 가능성이 높습니다. 학교와 관련된 다른 기관(예: 교육 심리학자)은, 행동 및 또래관계가 어떻게 진행되고 있는지에 대한 정보를 주고 현재 일어나고 있는 일에 대해 의견을 제시해 줄 수 있습니다. 이를 통해 지원팀은 부모 및 자녀와 협력하여 자녀가 어떤 서비스의 지원을 필요로 하는지 평가할 수 있습니다.

많은 아동 청소년은 여전히 정신 건강이라는 용어와 관련된 오해가 있기 때문에 전문적인 도움을 요청하는 것에 대해 불안감을 느끼거나 화를 낼 수도 있습니다. 하지만, 우리 모두가 신체적인 건강을 가지고 있는 것처럼 정신적인 건강을 가지고 있고 우리 모두가 도움이 필요한 때가 있을 것입니다. 또래 집단에서 일어난 일 때문에 아이가 더 많은 도움을 필요로 한다면, 이는 부끄러워할 일이 아닙니다. 그들은 어렵고 스트레스를 받는 상황에서 완전히 예상되는 대로 느끼고 전형적으로 행동할 가능성이 높습니다. 적절한 도움을 받는다면, 그리고 집 또는 학교에서 사람들과 대화를 나눈다면 상황이 나아질 것이라고 아이들을 안심시키세요.

학교는 특수 교육분야에서 요구하는 바에 따라 아이의 사회적, 정서적, 정신적 건강에 대한 도움을 주는 것에 대해 이야기할 수 있습니다. 예를 들어 학교는 그들의 학습뿐만 아니라 이러한 영역에서 추가적인 상담이 필요한 아이를 도울 방안을 마련할 의무가 있습니다. 학교의 특수 교육 선생님은 사회적 기술, 자신감 또는 학급을 위한 몇 가지 방법들을 배울 수 있는 소그룹에 대해 이야기할 수 있습니다. 학교에서는 여러분에게 아이를 위해 어떤 결과를 원하는지 물어볼 수 있으며, 아이가 쉽거나 어렵다고 생각하는 것들에 대해 아이와 이야기할 수 있습니다. 그들은 SEN 지원 계획 작성에 대해서도 이야기할 수 있습니다. 학교와 적극적으로 협력하여 아이가 필요한 것과 아이에게 바라는 점에 대해 생각하여 함께 계획을 세울 수 있도록 하십시오. 이는 아이에게 발생하는 상황에 따라 매우 단기적으로만 필요할 수 있습니다. 당신의 아이도 그 과정의 일부가 되어 일어나고 있는 일에 대해 목소리를 낼 수 있어야 합니다.

또한 더 넓은 또래관계에 문제가 있는 경우 학교는 교육

심리학자 또는 전문 교사와 함께 교실 안에서 더 광범위하게 도울 수 있는 전략에 대해 이야기할 수 있습니다. 학교는 지역 당국의 독립적인 실무자 또는 때로는 자선 단체를 통해 일하는 전문가와 연계될 것입니다. 교장선생님 또는 특수 교육 선생님이 일반적으로 이러한 지원을 조율합니다.

하지 말아야 할 것: 몇 가지 지침들

일반적으로 아이가 괴롭힘을 당하고 있다고 말할 때 도울 수 있는 올바른 방법은 없지만 피해야 하는 몇 가지 사항들이 있습니다.

아이가 괴롭힘을 당하고 있다고 말할 때 하지 말아야 할 것

- 괴롭힘이 삶의 일부이며 걱정하지 말라고 말하지 마십시오.
- 헨리나 홀리는 친구니까 괴롭히지 않을 것이다라고 말하지 마십시오.
- 그들 스스로 해결하라고 말하지 마십시오. 괴롭힘을 당하는 상황에서 아이들 사이의 힘의 차이를 무시하는 것입니다.
- 아무것도 하지 않거나 괴롭히는 아이들을 무시하라고 하지 마십시오. 괴롭힘을 당한 어린이가 그것을 무시하거나 잊을 수 없을 만큼 사건이 큰 경우도 있습니다. 이러한 수동적 접근 방식은 아이를 불안하게 하고 우울증의 위험을 높일 수 있습니다. 이후에 아이들은 당신과 더 이상 대화할 수 없다고 느낄 수 있습니다.

- 가해 학생(괴롭히는 사람)에 대해 반격하거나 같이 싸우라고 하지 마십시오, 상황을 악화시키고 아이를 공격받기 쉽거나 잠재적으로 위험한 상황에 빠뜨릴 가능성이 더 높기 때문입니다,
- 다른 아이의 부모에게 전화를 걸어 아이를 속상하게 한 것에 대해 화를 내며 다른 아이를 비난하지 마십시오, 이것은 도움이 되지 않을 것입니다,

무엇을 하든지 아이와 대화할 방법을 마련하는데 집중하십시오,

다른 부모들과 대화하기

부모와 자녀 사이의 관계를 관리하는 것은 복잡할 수 있습니다. 여러분은 당신의 아이를 속상하게 하는 아이의 부모와 친구일 수도 있습니다. 그렇다면 아이들과 이에 대해 이야기해야 할까요? 어떻게 아이를 도울 뿐만 아니라 좋은 친구가 될 수 있을까요?

일반적으로, 우리는 부모님들이 다른 가족들과는 접촉하지 말고 학교를 통해 소통할 것을 권장합니다. 학교는 두 가족 모두와 따로 그리고 익명으로 소통할 수 있으며, 상황이 개선되는 한, 이는 매우 긍정적인 방법일 수 있습니다. 하지만, 만약 여러분이 다른 부모님과 친구라면, 무슨 일이 일어나든 여러분의 우정에도 영향을 미칠 가능성이 있기 때문에, 이것은 정말 어려울 수 있습니다.

여러분은 함께 해결하려고 노력하지만, 다른 부모들에게 민폐를 끼친다고 느낄지도 모릅니다. 때로는 효과적일지도

모르지만, 아이에게 위협이 되는 문제 상황이 있을 때, 두 가족 모두 자연스럽게 아이를 보호하려고 하기 때문에 부모의 감정이 고조되는 경우가 많다는 것을 알아야 합니다. 학교가 주도적으로 문제를 해결하도록 하고, 사태가 해결될 때까지 서로에게 시간과 간격을 얼마나 줄 것인지는 함께 논의하는 게 좋습니다.

　이러한 시간은 여러분의 가족 모두에게 힘들 수 있습니다. 하지만 자녀가 죄책감을 느끼게 해서는 안 됩니다. 시간을 충분히 가지는 것과 이해하는 것은 종종 도움이 됩니다. 그 대신에 여러분은 다른 부모들에게 매우 화가 날 수도 있는데, 이 경우에도, 시간을 두는 것이 도움이 될 수 있습니다.

부모가 학교와 이야기를 했지만 상황이 개선되지 않는다면

　자녀가 여전히 괴롭힘을 당하고 있다면, 학교로 돌아가서 추가적인 모임을 요청하세요. 학교가 절차를 따르지 않거나 하지 않을 것처럼 느낀다면, 교장선생님 또는 시장에게 편지를 쓰세요(이들에게 연락하거나 건의하는 방법에 대한 정보는 학교의 웹사이트를 통해 제공되어야 합니다). 받아들일 만한 답변을 받지 못했을 경우 추가로 요청할 수 있습니다. 괴롭힘 방지 연합(Bullying Alliance)은 부모들을 위해 추가 정보와 웹 주소를 제공합니다(부록의 유용한 자료 참조). 지역 당국이 도움을 줄 수도 있고 참여해야 할 수도 있습니다(예를 들어 아이의 상황을 아동 서비스 보호 문제로 언급할 필요가 있다고 생각되는 경우). 관련된 모든 사람들이 지역에서 문제가 발생할 때마다 해결하려고 노력하는 것이 거의 항상 최선의 방법입니다.

벤이 괴롭힘을 당했는 사실을 알게 된 엄마: 다음 단계

벤이 도시락 사건 이후 집에 돌아왔을 때 벤의 엄마는 도시락 상자에 금이 간 것을 알아차렸습니다. 엄마는 벤에게 무슨 일이 있었는지 묻습니다. 처음에 벤은 엄마에게 도시락 상자를 떨어뜨렸다고 말했지만, 엄마는 벤이 어깨를 으쓱하고 말하면서 자신을 외면하는 것을 알아차렸고, 이를 통해 벤이 평소와 다르다는 것을 알게 되었습니다. 그런 다음 벤은 위층의 자기 방으로 달려가 문을 쾅 닫습니다. 엄마는 벤이 최근 평소보다 훨씬 더 위축되어 보였고 지난주에 그의 운동복 셔츠가 찢어진 것을 기억합니다. 엄마는 벤과 대화하기로 결정합니다.

엄마는 벤이 침대에서 울고 있는 것을 발견합니다. 안아준 후에 벤은 학교에서 몇몇 남학생들이 자신을 괴롭혔다는 것을 인정했으며 엄마에게 도시락에 대해 이야기합니다. 벤의 엄마는 그 날과 지난 며칠 동안 무슨 일이 있었는지, 괴롭힘이 얼마나 오래 지속되었는지 함께 확인합니다. 최근에 일어난 일인지 오래전부터 있었던 일인지 확인하고, 단순한 사고가 아닌지 확인합니다.

엄마는 벤을 안심시키고 무슨 일이 있었는지를 선생님에게 말할 수 있는지 이야기합니다. 벤은 선생님에게 말하고 싶지 않다고 말합니다. 그러나 엄마는 괴롭힘이 분명히 벤을 매우 불행하게 만들고 있기 때문에 담임 선생님과 이야기 할 것이라고 그에게 말했습니다. 벤은 처음에는 걱정스러워 보이지만 선생님이 알고 싶어할 것이며, 현재 상태로는 그 일이 계속되게 방치할 수 없음을 인정합니다. 엄마는 또한 벤을 향한 괴롭힘이 멈추고, 아이들이 서로 잘 지내고 서로의 차이점을 받아들이는 방법을 배우는 데 도움을 주고 싶을 뿐이라고 안심시켜 주었습니다. 벤은 괜찮을 것이라 생각하고 최근에 또래관계에 대해 이야기하면서 얻은 교훈에 대해 엄마에게 이야기합니다.

그날 저녁 늦게 벤의 엄마는 웹사이트에서 학교의 괴롭힘 방지 정책을 확인하고 다음날 아침 학교에 전화를 걸어 선생님을 만날 시간을 정합니다. 밴의 엄마를 만난 선생님은 엄마의 말을 경청하고 메모를 하고 벤, 샘 및 샘의 부모와 대화하는 데 동의를 했습니다.

우리는 이 장의 뒷부분에서 샘과 벤의 학교가 무엇을 하는지, 그리고 결과가 어떻게 되는지 알아볼 것입니다.

괴롭힘을 가하는 자녀

아이가 다른 아이들을 괴롭히는 일에 연루되어 있다는 말을 듣는 것은 부모로서 매우 힘들 수 있습니다. 여러분의 아이나 다른 아이에 대한 분노, 불신, 실망, 당혹감 및 수치심, 죄책감, 슬픔 등 다양한 생각과 감정을 경험할 수 있습니다. 이러한 감정을 스스로 관리하고 표현하는 방법과 자녀와 함께 상황을 해결할 방법에 대해 생각해야 합니다. 아이들이 자신에게 중요한 어른으로부터 강한 감정적 반응을 보는 것은 강력할 수 있지만, 부모는 자신의 감정을 통제하고 이전에 논의한 것처럼 한 사람으로서의 자녀보다는 괴롭힘 행동에 계속 초점을 맞춰야 합니다. 어렵긴 하지만 일반적으로 아이에게 이야기하기 전에 진정될 때까지 기다리는 것이 가장 좋습니다.

다시 말하지만, 괴롭힘이 발생하는 이유와 관련될 수 있는 요인의 범위에 대해 8장 254-264쪽의 논의한 내용을 되돌아보는 것이 도움이 될 수 있습니다. 이러한 관점에서 보면 누구나 특정 상황에서 괴롭힘에 가담해야 한다는 압박감을 느낄 수 있음을 알 수 있습니다.

1. 당신의 첫 반응

아이의 학교나 다른 부모로부터 상황에 대해 알게 되었다고 가정하면, 여러분의 첫 번째 반응과 행동은 이 첫 접촉과 관련이 있을 것입니다. 많은 부모들은 아이를 보호하기 위해 변명하거나 책임을 다른 사람에게 전가하고 싶어합니다. 어떤 사람들은 즉시 비난을 받아들이고 아이의 행동에 대해 사과할 수 있습니다. 그 대신 열린 마음을 유지하면서 침착하고 중립적이며 객관적인 태도를 유지하도록 노력해야 합니다.

자녀가 한 일에 대해 가능한 한 많은 정보를 얻으려고 노력하십시오. 그런 다음 여러분이 들은 내용에 대해 아이와 이야기하고 싶을 것입니다. 학교나 다른 학부모로부터 소식을 들은 후 가능한 한 빨리 이 대화를 해야 합니다. 그러나 언제 어디에서 할지를 생각해야 합니다. 예를 들어, 안전한 공간인 집에서 동생들의 방해를 받지 않고, TV나 X-Box 게임기를 끈 채로 있는 것은 아이와의 어려운 대화를 하는데 도움이 될 수 있는 조건입니다.

2. 아이의 관점 이해하기

여러분은 들은 내용을 아이에게 설명하는 것으로 시작할 수 있습니다. 중립적 입장을 유지하려고 노력하십시오. 즉각 아이들이 죄가 있다고 가정하거나 잘못한 것이 없다고 가정하고 학교를 비난하기보다는 상황에 대한 그들의 관점을 알아내고 무슨 일이 일어났을지 이해하려고 노력해야 합니다. 아이나 학교를 비난하는 것은 누구에게도 도움이 되지 않습니다.

이전과 마찬가지로 핵심은 경청입니다. 아이가 학교의 괴롭힘 방지 정책 및 자신의 행동이 괴롭힘 행동으로 보일 수 있는 이유에 대해 알고 이해하고 있는지 확인하십시오. 상처를 받은 아이에 대한 연민과 공감을 불러일으키고 자신의 행동이 다른 사람에게 미치는 영향에 대해 이해하도록 해야 합니다.

3. 학교와 협력하기

무슨 일이 일어났는지 논의하고, 학교의 입장을 보충하고, 자녀가 괴롭힘에 연루된 경우 제재 및 개입을 고려하기 위해 학교에서 아이와 회의에 참석하라는 요청을 받을 가능성이 높습니다. 이는 사건의 심각성에 따라 다릅니다. 9장 271-276쪽을 참조하십시오. 학교는 제재만 할 수도 있으며, 처벌에 집중하기보다는 관계 회복을 목표로 하는 회복적 접근 방식을 사용할 수도 있습니다. 후자의 경우, 당신의 아이는 괴롭힘을 당한 아이를 돕기 위한 방법을 논의하기 위해 그룹 회의에 참가할 수도 있습니다.

여러분이 학교에 협조하고 접근법을 돕는 경우 가장 성공적인 결과가 나올 가능성이 높습니다. 학교와 가정이 함께 협력하고 있다는 명확한 메시지가 도움이 될 것입니다. 또한 여러분은 가정에서 이루어진 논의를 통해 학교에서 시행되는 제재를 강화하고 싶을 수도 있지만 학교의 입장에 대한 여러분의 생각이나 관점, 그리고 다른 사람들에게 어떻게 행동하는지에 대한 학교의 접근 방식이 충분한 교훈을 주었다고 생각하는지에 달려있습니다.

아이가 자신의 행동에 대한 명확한 메시지를 받고 괴롭힘 행위가 더 이상 용납되지 않도록 하는 것이 중요합니다. 아이가 왜 괴롭힘에 관여하게 되었는지, 아이에게 사회적 및 정서적인 역량에 관한 도움이 필요한지에 대해서도 생각해 보십시오.

- 아이는 다른 아이들이 어떻게 생각하고 느끼는지 이해하고 있으며 자신의 행동과 타인의 행동이 미치는 영향에 대해 이해하고 있나요?
- 아이들이 자신의 사회적 기술에 어려움을 겪거나, 너무 가까이 있으려 해서(개인적인 거리를 두는 것에 대해 이해하지 못함) 다른 사람들을 속상하게 하거나, 지나치게 독단적으로 행동하나요?
- 아이들이 화가 났을 때 공격적으로 변하기 때문에 자신의 감정과 행동을 더 효과적으로 관리하는 방법을 배우는 데 도움이 필요한가요?
- 아이들이 자신의 기분이 좋아지기 위해 다른 아이들을 괴롭혔다면, 무엇이 이러한 행동에 기여했을까요?
- 아이들이 긍정적으로 또래관계를 유지하고 있나요? 아니면 어떤 식으로든 또래 그룹에서 높은 위치를 얻거나 심지어 인정을 받기 위해 상황을 잘못 판단했나요?

아이의 행동이 도움을 받아야 하는 어려움에 처했다고 느낀다면 아이를 잘 알며 정기적으로 아이를 가르치는 선생님과 대화하는 것이 도움이 될 수 있습니다. 특수 교육 담당 선생님과도 대화할 수 있습니다. 마찬가지로, 부모와 대화하는 것은 학교 직원들이 또래 집단에서 일어나는 일에 대해 더 명확한 견해를 갖도록 도울 수 있고, 그들이 관련된 아이들의 문제에만 초점을 맞추기보다는 전체 학급과 또래 집단의 문제에 대해 더 많이 생각하도록 도울 수 있습니다.

담임 선생님이 샘의 엄마에게 연락합니다.

샘의 엄마는 담임 선생님으로부터 전화를 받고 만날 시간을 정합니다, 샘의 엄마는 한동안 이런 요청을 받지 않았지만, 샘이 또 문제가 생긴 것은 아닌지 궁금해 합니다. 샘이 반에서 한 아이를 괴롭혔다는 말을 듣고 충격을 받았고 속상했지만 아주 놀라지는 않았습니다. 샘의 엄마는 선생님이 샘과 친구들에게 이야기를 해줘서 감사하다고 말하며 집에서는 무엇을 할 수 있는지 묻습니다. 샘의 엄마는 샘에게 다른 사람들을 불행하게 만드는 것은 적절한 행동이 아니라는 분명한 메시지를 확실히 전달하기를 원합니다.

담임 선생님이 아이들과 이야기를 한 후 부모는 샘이 3일 동안 골든 타임과 아침 놀이시간을 포기해야 할 수도 있고, 선생님이 점심시간이 끝나기 5분 전에 매일 샘을 만나 상황이 어떻게 진행되는지 논의할 것이라는 데 동의합니다. 또한 담임 선생님은 학교운동장에서 시간을 보내며 점심시간 관리자들과 이야기를 나눌 것이고 관리자들에게 반에 있는 남학생들, 특히 직접적으로 관련된 학생들을 주시할 것을 요청할 것이라고 합니다. 또한 샘과 그 친구들과 특별한 만남을 계획하는 것에 대해서도 논의하고, 학급의 관계를 개선하기 위해 무엇을 할 수 있는지 논의할 것입니다.

샘의 엄마는 담임 선생님에게 무엇이 샘을 이렇게 행동하도록 만들었다고 생각하는지를 물었고, 샘이 수학에서 겪었던 어려움과 친구들의 칭찬이 그에게 얼마나 중요한 것처럼 보이는지에 대해 이야기합니다. 그들은 샘이 그러한 칭찬을 받을 수

있는 다른 방법들과 수학 공부에서 도움을 받음으로서 어떤
이득이 있을지에 대해 이야기합니다. 담임 선생님은 샘의 엄
마와 논의된 행동을 실행으로 옮기는 데 동의하고 4주 후에
샘의 엄마를 다시 만나 샘의 상황이 어떤지 확인하고 추가 조
치가 필요할지 논의할 것입니다.

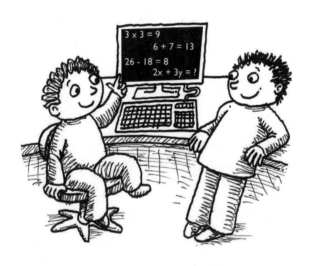

벤과 샘을 위한 다음 단계

샘의 엄마와 샘과 이야기를 나눈 후, 담임 선생님은 벤 부모
님과 함께 벤이 겪고 있는 어려움과 학교에서 개인적인 도움
이 필요한지에 대해 이야기합니다. 선생님은 벤이 학교 상담
교사와 이야기해보는 것을 제안하지만, 벤은 교실에서 상황
이 개선되기만 하면, 지금은 괜찮을 것이라고 생각합니다. 담

임 선생님은 샘의 엄마와 논의한 바와 같이, 벤의 엄마에게 담임 선생님이 운동장에서 시간을 보내고 점심시간 관리자들과 이야기할 것이라고 안심시킵니다. 벤은 해리포터 클럽과 체스 클럽에 규칙적으로 가기 위해 노력하기로 결심합니다. 그는 또한 피구 클럽에도 참여하기로 결심합니다.

담임 선생님은 본인이 알게 된 것과 앞으로의 계획에 대해 교장선생님과 특수 교육 선생님과 논의합니다. 또한 서로의 차이점을 존중하고 서로의 취미에 대해 더 많이 찾아보는 것을 중심으로 수업 전체 프로젝트를 개발하기로 결정합니다. R, J, 팔라시오의 책 원더(Wonder)[1]를 아이들이 차이점에 대해 생각하는 것을 돕는 방법으로 사용할 계획입니다.

집에서 벤은 태권도를 해보고 싶다고 말합니다. 엄마는 이것이 좋은 생각이라고 생각하고 벤을 도장에 등록시킵니다. 담임 선생님의 수업 전체 프로젝트의 일부로, 벤은 반 학생들에게 그의 새로운 취미에 대한 프레젠테이션을 발표하였으며, 이전에는 몰랐던 아흐메드와 공통된 관심사를 가지고 있다는 것을 알게 됩니다.

담임 선생님은 벤과 그의 엄마, 그리고 샘과 그의 엄마와 진행 상황에 대해 다시 확인합니다. 벤은 진행 상황에 대해 만족해합니다. 심지어 벤은 샘의 수학 공부를 도울 수 있는 공동 프로젝트에도 참여했습니다. 샘은 벤과 함께 프로젝트를

---

1) R. J. 팔라시오의 데뷔작 『원더』는 헬멧 속에 자신을 숨겼던 아이 '어기'가 처음 만나는 세상의 편견에 맞서며 진짜 자신을 마주하는 용기를 전하는 감동적인 이야기이다.

하는 것뿐만 아니라 수업 시간에 보조교사로부터 수학에 대한 추가적인 도움을 받았습니다. 샘의 엄마가 집에서 그를 돕고 그의 성공을 칭찬할 수 있도록 가정 교육용 교재가 마련되었습니다.

핵심 포인트

- 아이가 괴롭힘에 연루되었다는 것을 알게 되면 부모들은 매우 속상하고 힘들어할 수도 있습니다. 특히 아이가 괴롭힘을 당하고 있을 때는 더욱 그렇습니다. 또한 가족과 학교 사이의 더 넓은 관계에 영향을 미칠 수도 있습니다.

- 부모로서, 여러분의 가장 중요한 역할은 아이가 괴롭힘을 당하고 있다고 말하거나 다른 아이가 괴롭힘을 당하고 있다는 것을 알 때 아이의 말을 듣고 아이들의 관점을 이해하는 것입니다.

- 아이들이 문제를 해결할 수 있도록 돕습니다. 아이가 무엇을 할 수 있는지, 누구에게 말할 수 있는지, 어디서 도움을 받을 수 있는지를 생각합니다.

- 아이의 학교와 연계하고 여러분 자신과, 아이, 학교 사이에 개방적이고 정직한 의사소통을 하는 것이 핵심입니다.

- 아이가 방관자이거나 다른 아이를 괴롭히는 데 관여한 적이 있을 때, 괴롭힘을 당하는 아이에 대한 공감을 이끌어내고 자신이나 다른 아이들의 행동이 다른 사람들에게 미치는 영향에 대해 이해하는 것을 돕도록 하는 것이 중요합니다.

- 괴롭힘 상황이 개선되지 않으면 부모로서 학교나 다른 기관과 함께 이 문제를 계속 논의하고 조치가 취해지지 않으면 추가로 요청하는 것이 중요합니다.

- 아이의 정신 건강과 삶의 질에 대해 우려되는 경우 소아정신과 의사와 상담하여 적절한 지원을 받을 수 있도록 합니다.

- 여러 단체들로부터 활용 가능한 자원들과 인터넷을 통한 서비스들이 있습니다.

감사의 말

우선, UCL 교육심리학 단체에게 감사의 말씀을 올립니다. 심리학이 아이들, 가족 및 학교에게 전문적인 임상 진료에 대해 효과적으로 알릴 수 있도록 우리의 생각을 자극해 주었습니다. 또한, 이 책의 삽화를 제공해준 아주 멋진, 창의적인 친구인 Peter Lang (피터 랭)에게도 감사드립니다.

우리를 지지해주고 지탱해주는 가족들에게도 특별한 감사를 드립니다. 아이들이 커 나가고 성장해나가는 것을 지켜보는 것은 아이들의 또래 관계에 대한 흥미로운 통찰력을 제공해주었고, 부모로서 아이들의 사회적 세계를 탐색하는 데 있어 도전 과제들과 복잡한 문제들에 대해 알게 해주었습니다.

참고 자료

단체

• 국내

대한소아청소년정신의학회

소아청소년 정신건강을 증진시키고 정신장애의 예방과 치료에 힘쓰며 그리고 가족의 삶의질 향상을 위해 노력하는 전문가들의 모임입니다. 소아청소년 정신의학 정보와 소아청소년 정신과 병원 검색이 가능한 웹사이트입니다.

http://www.kacap.or.kr/public/public01.php

학교폭력예방교육지원센터

학교폭력 예방을 위한 전문가 컨설팅 및 교육 연수, 어울림 프로그램을 제공합니다.

https://www.stopbullying.re.kr/mps

학생위기상담 종합지원 서비스

학교, 교육청, 지역사회가 연계하여 학생들의 건강하고 즐거운 학교생활을 지원하는 다중의 통합지원 서비스망입니다.

https://www.wee.go.kr/home/main/main.do

푸른나무재단(청소년폭력예방재단)

학교폭력 예방과 피해자 치유, 사회변화를 기본가치로 활동하는 비영리공익법인입니다.

https://btf.or.kr/

1388 청소년사이버상담센터

위기청소년 상담 및 복지지원이 필요한 청소년을 발굴하는 상담채널이며, 카카오톡, 페이스북을 통한 문자상담 및 전화상담을 제공합니다.

https://www.cyber1388.kr:447/

한국청소년상담복지개발원

학교 밖 청소년, 미디어 과의존 청소년 등 위기청소년 지원과 함께 청소년 정책연구 및 프로그램 개발, 상담복지 전문인력 양성 등 다양한 사업을 수행하는 단체입니다.

https://www.kyci.or.kr/userSite/index.asp

경찰서(안전Dream) 온라인 신고 접수

학교폭력에 대한 신고, 처벌 근거에 대한 정보를 제공하고,
학교폭력에 대한 신고가 가능한 웹사이트입니다.

https://www.safe182.go.kr/index.do

• 영국

Anti-Bullying Alliance

부모와 보호자들을 위한 괴롭힘에 대한 정보를 제공하는 단
체입니다.

www.anti-bullyingalliance.org.uk/tools-information/advice-
parents

Childline

모든 아이들이 겪고 있는 다양한 문제에 관해서 이야기할 수
있는 단체입니다.

www.childline.org.uk

Kidscape

아이들을 괴롭힘에서 벗어나게 할 수 있는 조언, 훈련, 연습
을 제공하는 단체입니다.

www.kidscape.org.uk

NSPCC (National Society for the Prevention of Cruelty to Children)

아이들을 보호하고 학대를 예방하며 아동 학대를 과거의 잔재로 만들기 위해 노력하는 단체입니다.

www.nspcc.org.uk

The Royal College of Psychiatrists

다양한 영역과 관련된 아이들, 청소년 및 부모/보호자를 위한 조언과 지침을 제공하는 단체입니다.

www.rcpsych.ac.uk/mental-health/parents-and-youngpeople

Young Minds

부모와 아이들을 위한 다양한 정보를 제공하여 소아청소년의 정신 건강을 증진시키는 것을 목표로 하는 단체입니다.

www.youngminds.org.uk

특수 교육이 필요한 장애 아이들을 위한 단체

• 국내

중앙장애아동, 발달장애인지원센터
장애아동이 받을 수 있는 복지 서비스에 대한 정보를 제공합니다.
https://www.broso.or.kr/mainPage.do

한국장애인개발원
발달장애인 부모교육지원사업, 가족휴식지원사업, 부모상담지원사업 등 다양한 사업을 진행하며, 장애인 일자리에 대한 정보를 제공합니다.
https://www.koddi.or.kr/service/children.jsp

한국장애인부모회
장애인 부모 교육지원사업, 장애인가족 동료상담사업, 직업재활사업, 발달장애인 공공후견지원사업 등을 제공합니다.
http://www.kpat.or.kr/

대한소아청소년정신의학회 주의력결핍 과잉행동장애 (ADHD) 홈페이지

이미 인터넷에 많은 ADHD 관련 정보가 있지만, 대한소아청소년정신의학회에서는 전문가들에 의해 입증된 신뢰할 만한 정보를 제공합니다.

http://adhd.or.kr/

• 영국

SENDIASS (Special Educational Needs and Disabilities Information, Advice and Support Service)

지역 정책과 특수 교육이 필요한 장애 아이들에 관련된 법을 수집, 이해 및 해석하고, 필요한 경우 대리인을 포함한 부모/보호자, 아이들 및 청년들을 위한 지원과 조언을 제공합니다.

www.kids.org.uk/sendiass

National Autistic Society

자폐가 있는 아이들을 지원하기 위해 권장되는 다양한 접근 방식과 정보를 제공하는 단체입니다.

www.autism.org.uk

ADHD Foundation

ADHD, ASD 및 관련 학습 문제에 대한 더 나은 이해와 환자 자신의 자기 관리를 통해 정서적 안녕, 교육적 성취, 행동 및 삶의 기회를 개선하는 것을 목표로 하는 단체입니다.
www.adhdfoundation.org.uk

ICAN
아이들의 언어, 말하기, 의사소통 능력 개발을 지원하는 국가
적인 자선 단체입니다.
www.ican.org.uk

The Communication Trust
언어, 말하기, 의사소통 능력이 필요한 영국의 소아청소년들
과 함께 일하는 사람들을 지원하는 단체입니다.
www.thecommunicationtrust.org.uk

안전한 온라인 환경을 위한 정보

• 영국

www.safetynetkids.org.uk
www.saferinternet.org.uk/advice-centre/parents-andcarers/
parents-guide-technology
www.gov.uk/government/organisations/uk-council-forinter-
net-safety

부모를 위한 다른 정보

• 영국

'Behaviour and Discipline in Schools: Advice for head teachers and school staff', Department for Education (2016)
'학교에서의 행동과 훈육: 교장 선생님과 교직원을 위하여', 교육부 (2016)
https://assets.publishing.service.gov.uk/government/uploads/system/uploads/attachment_data/file/353921/Behaviour_and_Discipline_in_Schools_-_A_guide_for_headteachers_and_school_staff.pdf

'Preventing and tackling bullying: advice for head teachers, staff and governing bodies', Department for Education(2017)
'괴롭힘 예방 및 없애기: 교장 선생님, 교직원, 행정기구를 위하여', 교육부 (2017)
https://assets.publishing.service.gov.uk/government/uploads/system/uploads/attachment_data/file/623895/Preventing_and_tackling_bullying_advice.pdf

'Mental health and behaviour in schools', Department for Education (2018)

'학교에서의 정신 건강과 행동', 교육부 (2018)

https://assets.publishing.service.gov.uk/government/uploads/system/uploads/attachment_data/file/755135/Mental_health_and_behaviour_in_schools__.pdf

'Special educational needs and disability code of practice: 0 to 25 years', Department for Education and Department of Health (2015)

'특수 교육이 필요한 장애 아이들을 위한 지침: 0세부터 25세까지', 교육부 및 보건복지부 (2015)

https://assets.publishing.service.gov.uk/government/uploads/system/uploads/attachment_data/file/398815/SEND_Code_of_Practice_January_2015.pdf

Symbols 이미지 모음 사이트 – www.widgit.com

Social Stories 사회적 이야기 사이트 – carolgraysocialstories.com

아이들을 위한 책

• 국내

코끼리 놀이터, 서석영 저, 주리 그림, 번역 안선재, 바우솔: 풀과바람
코끼리의 기다림을 통해 다른 사람을 돕는 일이 주는 행복이 어떤 것인지, 어린이들이 직접 실천할 수 있는 배려는 무엇인지도 함께 이야기해 볼 수 있다.

똑같을까?: 이희은 그림책, 이희은 저, 사계절출판사
얼핏 보면 똑같아 보이는 두 개의 빨간 동그라미가 이 책의 주인공이다. 둘의 모습은 닮았지만, 서로 같기도 하고 다르기도 하다. 친구일 수도 있고 가족일 수도 있는 두 동그라미를 통해 누군가와 처음 관계를 맺기 시작할 때 서로를 이해하는 과정이 중요하다는 것을 알려준다.

단톡방을 나갔습니다, 신은영 저, 히쩌미 그림, 소원나무
이 책은 단톡방이라는 소재를 사용하여 친구들 사이에서 누구나 느낄 수 있는 질투, 열등감, 용서 등의 감정을 이야기하며, 틀어진 관계를 바로 잡으며 성장하는 아이들의 모습을 그리고 있다. 이 책을 읽으면서 어린이들이 지켜야 하는 단톡방의 예절과 진정한 친구 관계, 또 우정의 의미를 생각해보는 계기가 되길 바란다.

친구의 전설: 이지은 그림책, 이지은 저, 웅진주니어: 웅진씽크빅

우리는 살면서 어쩔 수 없이 작별의 순간을 맞지만, 떠난 이가 남긴 추억과 친구가 되어 한동안 살아갈 수 있다고 다독인다. 덧붙여, 이 책이 작가의 전작 <팥빙수의 전설>에 등장하는 눈 호랑이의 프리퀄이라는 걸 알고 본다면 더 재미있을 것이다.

내 짝꿍 최영대, 최인선 저, 정순희 그림, 재미마주

실제로 우리 아이들 학교에 하나씩은 있음직한 왕따 최영대는 작가의 딸이 들려준 이야기란다. 영대의 이야기가 세상에 널리 알려지면서 아이들은 친구들과 잘 어울리지 못하는 장애를 가진 친구들에게 더욱 많은 관심을 갖고 보살피며 도와준다는 것이다.

6학년 1반 구덕천, 허은순 저, 곽정우 그림, 현암사

"꼭 주먹으로 때려야만 폭력이 아니야. 말과 눈빛으로도 얼마든지 주먹보다 더 사람을 아프게 때릴 수 있지. 무책임하게 내뱉은 너희들의 말과 행동은 끝내 한 아이를 벼랑 끝으로 몰고 있는 거야. 그걸……모르겠니?"(본문 중에서)라고, 아이들과 자신을 향해 꾸짖는 유 선생의 말은 결국 우리 모두를 향한 작가의 꾸짖음인 것이다.

청소년을 위한 비폭력 대화, 김미경 저, 우리학교

학교 현장에서 만난 아이들의 경험을 비롯해 부모, 형제, 친구, 교사 등 여러 관계에서 마주치는 청소년의 현실과 관련한 사례들이 다양하게 들어 있어 독자들이 글의 내용을 이해하고 공감하는 데에도, 아이들이 일상에서 대화법을 적용해 보는 데에도 실질적인 도움이 될 것이다. 또한 각 장이 끝날 때마다 활동 프로그램을 삽입해 교사와 학생이 함께 참여하며 직접 경험해 보고 활용할 수 있도록 했다. 비폭력 대화로 말하고 들으며 그를 통해 상대와 공명하는 경험은 우리 청소년들에게 든든한 성장의 밑거름이 되어 줄 것이다.

벙커, 추정경 저, 놀

작품 속 '벙커'는 상처 입은 존재들의 유일한 도피처인 동시에, 보지 않으려던 나와 타인의 아픔을 차근차근 대면하게 하고, 마침내 화해와 성장에 이르게 하는 신비한 공간이다. 페이지를 넘기다 보면 감동과 함께 모른 척 외면하던 마음 속 상처 또한 점점 뚜렷하게 떠오르며 자신에게 말을 건다. 이제 『마음이 쉬어가는 곳: 벙커』를 읽고, 내 마음의 문을 열 차례다.

• 영국

이제 막 학교에 들어가는 아이들을 위한 책 - Harry and the Dinosaurs Go to School, Ian Whybrow, Adrian Reynold 저

해리와 공룡 친구들이 학교 첫 날 겪는 일들에 대해 쓰여 있는 그림책입니다. 해리는 처음에는 학교가 재미없다고 느꼈지만, 공룡들이 해리를 만나러 온 뒤 어떤 일이 일어나는지 그려진 그림 책입니다.

아이들과 감정 조절에 위해 이야기하는 책 - *심술궂은 무당벌레*, 에릭 칼 저, 엄혜숙(옮긴이)

심술궂은 무당벌레가 다른 동물들에게 시비를 거는 내용으로, 결국 다른 동물들이 전부 심술궂은 무당벌레를 떠나는 이야기입니다. 반면 이야기에서 등장하는 상냥한 무당벌 레는 심술궂은 무당벌레에게 된통 당했음에도 나중에 그를 따뜻하게 반겨주는 모습을 보여줍니다.

어린 아이들이 불안을 극복하게 도와주는 책 - *Katie Morag and the Grand Concert*, Mairi Hedderwick 저

Struay 섬에서 벌어지는 대규모 콘서트에 관한 그림책입니다. Katie와 그의 삼촌들은 Struay의 섬에서의 음악회를 준비하며 각각 부를 노래를 준비합니다. 그런데 갑자기 삼촌이 음악회 당일 목소리를 잃게 되고, Katie가 음악회에서 활약하며 음악회는 성공적으로 마무리됩니다.

정직함에 대해 이야기하는 책 - *진짜야, 내가 안 그랬어*, 로렌 차일드 저, 김난령(옮긴이)

찰리는 롤라라는 여동생이 있습니다. 롤라는 집에 친구인 소찰퐁을 초대하게 되고, 소찰퐁은 찰리가 아끼는 학교에서 1등상을 받은 수퍼로켓을 망가뜨리게 되면서 롤라가 겪게 되는 상황을 묘사한 그림책입니다. 평소에는 변명쟁이이던 롤라가 본인의 잘못을 인정해 나가는 과정을 통해 잘못을 인정하는 것을 두려워하는 유아의 심리를 이야기하고 있습니다.

어린 아이들에게 협동과 나눔에 대해 설명하는 책 – *Sharing a Shell*, Julia Donaldson 및 Lydia Monks 저

이 이야기는 게가 조개껍질 집을 찾는 과정으로 시작합니다. 바닷속에 사는 그 누구도 집을 공유해주지 않고, 결국 갈매기가 나타나 게를 잡아먹으려는 순간, 집을 발견하여 살아남게 됩니다. 이후 게는 말미잘과 갯지렁이와 함께 집을 나눠 쓰면서 서로서로 지켜주며 돕게 됩니다.

함께 일하고 실수하는 법에 대한 책 - *Felicity Wishes: When the Magic Began*, Emma Thomson 저

Felicity Wishes는 요정으로, School of Nine Wishes의 입학 시험을 통과해야 합니다. Felicity Wishes는 시험 하루 전에 다른 요정 친구들과 시험에 대비하지만, 그녀는 시험 연습은 자꾸만 어그러지기만 합니다. 시험을 보기 위하여 요정 대모 앞에 섰을 때, Felicity Wishes는 합격할 수 있을지 걱정하지만, 결

국 모든 것이 잘 해결됩니다.

새로운 일을 배우고 다른 사람들을 도와주는 행동에 대한 긍정적 메시지가 담겨 있는 책 - *노래하는 인어 아가씨*, 글 줄리아 도널드슨 글, 그림 리디아 몽크스, 우순교(옮긴이)

이 이야기는 서커스 단장인 샘이 인어 아가씨의 노래를 듣게 되면서 시작됩니다. 단장인 샘은 아름다운 노랫소리에 인어 아가씨를 본인의 서커스단에 들어오게 하려고 좋은 조건들을 제시합니다. 인어 아가씨는 처음에는 좋은 조건에 기뻐하였지만, 이후 바다의 자유로움을 갈망하게 됩니다. 이후 갈매기와 서커스 곡예사가 인어공주를 구하면서 이야기는 마무리됩니다.

다른 사람에게 베푸는 배려와 공감에 관한 좋은 예시를 들어주는 책 - *우리 마을 멋진 거인* 글 줄리아 도널드슨, 그림 액설 셰플러, 고정아(옮긴이)

마을에는 꾀죄죄하게 차려입은 거인이 있었습니다. 어느 날, 거인은 마음을 먹고 옷을 잘 차려 입었습니다. 하지만, 거인은 길을 가면서 많은 동물들을 만나게 되고, 동물들에게 자신의 옷을 나눠주며 원래의 꾀죄죄한 거인으로 돌아오게 됩니다. 거인은 옷은 꾀죄죄했지만 옷을 받은 동물들이 거인에게 왕관과 편지를 선물하며 이야기는 끝을 맺습니다.

나이가 많은 아이들에게 다른 아이들을 돌보도록 독려하는

책 - 나 정말 아프단 말이야, 로렌 차일드 저, 김난령(옮긴이)

이 동화책은 감기에 걸린 동생 롤라가 오빠 찰리에게 투정을 부리며 시작됩니다. 롤라는 축구시합에 나가려는 오빠에게 같이 놀아달라고 떼를 쓰기도 합니다. 하지만 찰리는 롤라의 투정에도 재치 있는 아이디어로 기분을 맞춰줍니다. 그런데 다음 날, 찰리는 감기에 걸리고 맙니다. 이후 롤라가 찰리를 위하여 비스킷과 딸기 우유를 가져오며 이야기는 끝을 맺습니다.

다른 사람의 이야기를 귀담아 듣지 않는 경우에 생길 수 있는 일에 대해 설명하기 위한 책 - 앵무새 열 마리, 퀸틴 블레이크 저

뒤퐁 교수는 앵무새 10마리를 키우고 있습니다. 매번 앵무새들을 보러 온실로 들어올 때마다 뒤퐁 교수는 '안녕! 나의 멋진 깃털 친구들!'이라고 인사합니다. 뒤퐁 교수의 반복되는 인사에 지친 앵무새들은 뒤퐁 교수를 골려주기 위해서 항상 주변에 있지만 시야에서는 벗어나 있습니다.

아이들의 경우에 맞지 않는 행동과 사회 기술에 대해 이야기하기 위한 책 - *Hairy Maclary Scattercat*, Linley Dodd 저

털북숭이 개 Maclary가 다양한 이웃 고양이들을 괴롭히는 이야기입니다. 이 이야기는 Maclary가 마지막에 마을에서 가장 힘 센 고양이인 Scarface claw를 마주치면서 도망가는 이야기로 끝을 맺습니다.

개개인의 차이와 강점에 대해 이야기하기 위한 책 - *A Duck So Small*, A. H Benjamin, Elisabeth Holstein 저

이 이야기는 Duffel Duck의 이야기로부터 시작합니다. 다른 오리들은 Duffel Duck이 작고 아무것도 할 수 없다고 놀립니다. 불쌍한 Duffel Duck은 다른 오리들이 자신을 놀리지 않도록 다양한 활동을 시도하나, 번번히 실패하고 맙니다. 하지만 오리들에게 생명의 위협이 닥치고, Duffel Duck이 오리들을 멋지게 구하면서 이야기는 끝이 납니다.

나이가 많은 아이들과 다름에 대해 이야기하기 위한 책 - *원더*, R. J. 팔라치오 저, 천미나(옮긴이)

이 이야기는 두개안면 이상으로 인하여 헬멧 속에 자신을 숨겼던 아이 '어기'가 처음 만나는 세상의 편견에 맞서며 진짜 자신을 마주하는 용기를 전하는 감동적인 이야기입니다. '어기'는 남들과 다른 모습으로 인하여 갖은 모욕과 수모를 당하지만, 사회에서 자신을 바라보는 시선을 끝내는 극복하게 됩니다.

용기와 다른 사람들에 대해 배우는 것에 대해 설명하기 위한 책 - *Sir Charlie Stinky Socks and the Really Frightful Night*, Kristina Stephenson 저

이 책은 Charlie Stinky Socks 경의 모험을 그리고 있습니다.

Charlie Stinky Socks 경은 공주의 곰인형을 되찾기 위해 위험이 도사리는 지하실로 들어갑니다. 번개가 번쩍이고, 천둥이 치는 무서운 상황에서 Charlie Stinky Socks 경의 고군분투를 그리고 있습니다.

자아 정체성과 괴롭힘에 대해 어린 아이들과 이야기하기

위한 책 - *기린은 춤을 못 춰요*, 글 자일스 안드레아, 그림 가이 파커-리스, 강민경(옮긴이)

이 이야기는 춤을 못 추는 기린에 대한 이야기입니다. 기린 제럴드는 정글 댄스 대회에 나가 다른 동물들과 함께 춤을 추고 싶어합니다. 하지만 다리가 얇은 제럴드는 매번 대회에서 넘어지기만 했고, 다른 동물들도 기린 제럴드를 무시합니다. 하지만 결국 제럴드는 자신에게 맞는 음악을 찾아 정글 댄스 대회에서 멋진 춤을 출 수 있게 됩니다.

색인

국문 찾아보기

ㄱ

ㄷ

ㄹ

ㅁ

ㅂ

ㅅ

ㅇ

ㅈ

ㅊ

ㅌ

ㅍ

ㅎ

영문 찾아보기

A

C

E

K

P

S

T

V